NOVVELLES EXPERIENCES SVR LA VIPERE

PAR

M. CHARAS

Cornue

Alambic

Recipient

Cucurbite
á
Col estroit.

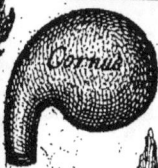

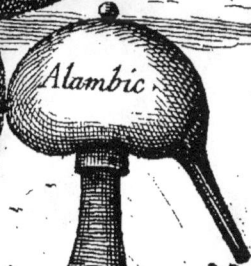

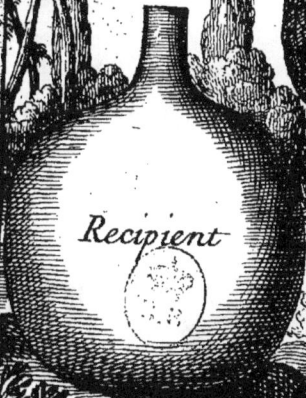

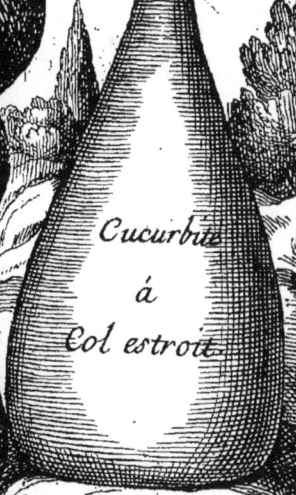

a Paris chez l'Auteur au Fauxbourg St Germain.

NOUVELLES
EXPERIENCES
SUR
LA VIPERE,

OÙ L'ON VERRA UNE DESCRIPTION
exacte de toutes ses Parties, la source de
son Venin, ses divers effets, & les Remedes exquis que les Artistes peuvent tirer
du corps de cét Animal.

Par MOYSE CHARAS, Docteur en Medecine,
de l'Academie Royale des Sciences.

SECONDE EDITION
Reveuë & augmentée par l'Auteur.

F.3753.

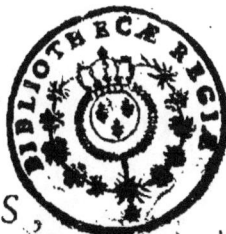

A PARIS,
Chez LAURENT D'HOURY, ruë Saint Jacques,
devant la Fontaine S. Severin, au Saint Esprit.

M. DC. XCIV.
Avec Privilege du Roy.

Multa Patres olim, nos plurima, plura Futuri

Invenient ; Nova mille scias quærenda manere.

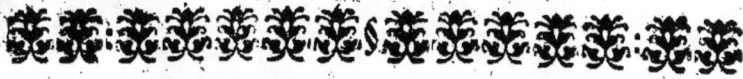

PREFACE.

L'OPINION qu'on auroit, que ce que tant de celebres Auteurs ont écrit de la Vipere, en doit avoir épuisé la matiere, pourroit bien faire craindre quelque mauvais succez pour moy, qui sans trop m'arréter à ce que d'autres ont fait, choisis aujourd'hui cét Animal pour le sujet de ce Livre; Mais si l'on considere avec attention toutes les merveilles que le corps de la Vipere fournit, & tout le bien & le mal qui peuvent en provenir, on avoüera qu'on n'en sçauroit faire la recherche avec trop d'exactitude, & que c'est un Ouvrage, sur lequel les Curieux & les Sçavans trouveront long-tems de-quoi s'exercer.

Ce que ces grands hommes nous ont laissé de leurs Observations, quoi qu'au dessous de la perfection necessaire, ne laisse pas de servir à ceux qui les ont sui-vis, pour découvrir ce qui étoit échappé

ã

PREFACE.

à leur diligence fur ce fujet. En effet,
fans ce fecours, il m'eût été bien plus
difficile d'entreprendre cét Ouvrage, où
l'on verra, que je me fuis propofé quatre
chofes principales, qui peuvent beaucoup contribuer à l'éclairciffement de
l'hiftoire naturelle de la Vipere. La premiere a été, d'examiner plufieurs Obfervations des Anciens, qui ont paffé jufqu'à prefent pour veritables, & dont la
plûpart ne le font point; La feconde
d'en rapporter d'autres qui ont été in-
connuës à ceux qui nous ont précedez;
La troifiéme de découvrir au vrai le fiege, la nature & les effets du Venin de
la Vipere; Et la quatriéme de trouver
dans la Vipere, qui caufe tant de maux,
ou par d'autres moyens, des Remedes
fpecifiques contre fa morfure, qui n'a-
voient pas encore été bien découverts, &
qui peuvent fervir à la guérifon de plufieurs maladies fâcheufes, que les Remedes
ordinaires ne peuvent furmonter.

On peut dire que mon entreprife eft
grande, & j'avouë que j'euffe bien eu de

PREFACE.

la peine à m'y déterminer, ſi tous les
Medecins qui avoient fort ſouvent aſſiſté
aux Diſſections & aux Experiences que
j'avois entrepriſes, n'euſſent refuſé de le
faire, & s'ils n'euſſent unanimement jugé, que toutes choſes ayant paſſé par mes
mains, perſonne n'en pouvoit mieux té-
moigner que moy, ni les faire plus fidelement connoître à la poſterité ; Je reconnois toutefois, que leur preſence m'a
beaucoup encouragé à approfondir des
matieres auſſi obſcures, que peu connuës de nos devanciers ; & que, ſi pluſieurs perſonnes de la premiere qualité
tant de France, que des Païs étrangers,
ne m'euſſent ſouvent fait l'honneur de
venir à mes Aſſemblées, l'exactitude avec
laquelle je tâchois de faire toutes choſes,
auroit pû ſe r'allentir, & ſe trouver au
deſſous de la perfection, que meritoient
des recherches ſi nouvelles & ſi curieuſes.

Car on s'eſt aſſemblé avec plaiſir chez
moy preſque tous les jours pendant trois
mois, pour y voir l'emploi continuel que
je faiſois d'une fort grande quantité de

ã ij

PREFACE.

Viperes vivantes, mâles & femelles, qu'on
m'apportoit de divers endroits du Roïau-
me, dont je deftinois une fort grande
partie à des Diffections, & l'autre à des
Experiences que je faifois de leurs morfures fur divers Animaux vivans, pré-
parez à cela. Chacun à l'envi fe montra
fort curieux de toutes chofes, & on ne
fe contenta pas d'examiner les corps des
Animaux ouverts immediatement aprés
leur mort, arrivée par les morfures; mais
on rechercha avec moy des Remedes qui
répondiffent aux conjectures, qu'on pouvoit en tirer, & on fit de concert les réflexions neceffaires, tant fur les effets du
Venin, que fur le fuccez des Remedes.

Je n'ai pas été rebuté, ni par la terreur
que les Anciens avoient de la Vipere, ni
par l'horreur naturelle que la plûpart des
hommes en ont, ni par la longueur du
tems qu'il m'y falloit employer, ni par
la dépenfe confiderable, où mes Experiences & les fuites de mon deffein m'en-
gageoient ; car j'ai manié ces Animaux &
fait toutes chofes avec plaifir & fans pei-

PREFACE.

ne ; & j'ai toûjours été preſt à débour-
ſer le neceſſaire & à mépriſer tous mes
interêts , en travaillant utilement pour
le Public.

En diſſequant ce grand nombre de Viperes , j'ai été ſoigneux de rechercher
toutes les parties que les Auteurs ont remarquées , ou repreſentées dans leurs Livres ; mais les conférant avec les naturelles que je produiſois à la Compagnie,
j'ai fait voir beaucoup d'ômiſſions de parties fort conſiderables, une introduction
de quelques-unes mal imaginées , & des
repreſentations & ſituations de pluſieurs,
auſſi mal placées, que mal deſſinées. On
a crû que je réüſſirois en tâchant de faire
quelque choſe de plus accompli ; Et M.
Boſſe, dont l'intelligence & le ſçavoir en
l'Art de deſſiner & de graver , étoient
connus de tout le monde , ſe trouvant
par bonheur en une de mes Aſſemblées,
témoigna dés-lors qu'il ſeconderoit volontiers mes bonnes intentions ; en ſorte
qu'ayant eu de moy des ſujets à ſuffiſance,
il prit le ſoin de deſſiner aprés le naturel,

PREFACE.

& enfuite graver les parties plus confiderables de cét Animal : En un mot, je
n'ai rien ômis ni épargné de ce qui pouvoit faire réüffir mon deffein au gré des
Sçavans & des Curieux.

Ayant donc à parler d'une matiere
qui a été fouvent traitée, & ne pouvant
m'empêcher de redire quelquefois ce qui
peut avoir été dit, j'ai crû le devoir faire en forte qu'on n'en fût pas ennuyé.
J'ai donné une Defcription Anatomique
des parties plus confiderables de la Vipere, dont il étoit à propos de faire connoître auffi-bien les veritables, defignées
fuccinctement par ceux qui m'ont précedé, que les nouvelles que j'ai décrites
& fait dépeindre autant bien qu'on pouvoit le defirer. Le furplus du Livre que
je fis alors, étant un Parterre de nou-
veautez, auffi utiles qu'elles font diver-
tiffantes, le Lecteur y pourra trouver
quelque fatisfaction.

Je n'ai pas crû à propos de faire aucun
Volume à part des Experiences qui ont
fuivi les premieres, dont même quelques-

PREFACE.

unes font affez nouvelles , puis qu'elles
font fur un même fujet , qu'elles confirment celles qui ont précedé , & qu'elles
en éloignent & furmontent les diffi-
cultez.

Je me fuis moins attaché à la beauté
& à la pureté de la Langue Françoife,
qu'à la netteté de mes expreffions , qui
étoit d'autant plus neceffaire , que je
crois être le premier , qui ait donné à
la France , un Traité fur la Vipere en fa
Langue naturelle , dans laquelle il étoit
fort à propos , que ceux qui n'entendent
pas les autres , trouvaffent quelque fatisfaction.

Mais defirant , que fans rien déroger
à l'avantage des François dans la joüif-
fance de mon Ouvrage , les Etrangers y
euffent quelque part ; Je leur ay bien
voulu donner en un Poëme Latin , que
j'ai compofé exprés , une idée des mo-
tifs & du deffein de mon Livre , & une
Defcription Anatomique des parties du
corps de la Vipere , qu'aucun Auteur ne
leur avoit encore donnée , & que j'ai

tâché de faire auſſi exacte, que la petiteſſe du ſujet, & la Poëſie Latine me le
pouvoient permettre.

J'eſpere auſſi qu'on ne trouvera pas
hors de propos, que j'y aye joint une
Conférence que j'eûs de loin en Vers Latins, avec un Medecin curieux du Mont
de Marſan en Guienne, au ſujet du venin
de la Vipere, puis qu'il concourt à l'éta-
bliſſement de mes premiers ſentimens, &
que toutes ces diverſes pieces jointes enſemble, ne font qu'un Volume fort rai-
ſonnable.

DESCRIPTION

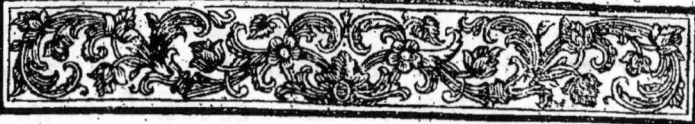

DESCRIPTION ANATOMIQUE DE LA VIPERE.

REMARQUES GENERALES sur l'histoire naturelle des Viperes.

SECTION PREMIERE.

De la generation de ces Animaux.

CHAPITRE PREMIER.

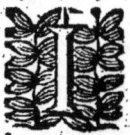

JE ne sçay sur quoy les Anciens, qui ont écrit de la Vipere, se sont fondez, quand ils ont dit, que dans le coït le mâle introduisoit sa teste dans la gueule de la femelle, & qu'il y versoit sa semence, qui tomboit de là dans sa matrice, où elle formoit

A

premierement des œufs, & enfuite des vipereaux ; que la femelle fe fentant chatoüillée
par cette emiffion de femence, coupoit avec
les dents la tefte de fon mâle & le faifoit mourir ; & que les vipereaux étans prefts à naître,
perçoient la matrice & les flancs de leur mere, pour fe faire paffage, de forte qu'en luy
donnant la mort ils vengeoient en quelque
façon celle de leur pere.

La raifon & l'experience m'ayant fait connoître la fauffeté de cette Hiftoire, ou plûtôt
de cette Fable, je ne puis que m'oppofer au
fentiment de ces Anciens, & faire voir leur
erreur. J'avoüe bien que la Vipere, qui eft
une efpece de Serpent qui rampe, eft engen-
drée par la copulation du mâle avec la femelle ; mais je foûtiens que cela fe fait par le
moyen des parties naturelles deftinées à la
generation, lefquelles cet animal a commu-
nes avec tous les autres, & en plus grand
nombre même que la plûpart. J'en feray la
defcription en leur lieu.

La Vipere eft differente des autres Serpens,
non feulement en ce qu'elle rampe plus len-
tement, & qu'elle ne bondit, & ne faute jamais ; mais principalement en ce que fes petits reçoivent leur entiere perfection dans fa
matrice, & qu'ils en fortent vivans en la maniere ordinaire ; au lieu que les femelles des
autres Serpens font des œufs, qu'elles cou-

vent & font éclorre, ou au Soleil, ou dans leur retraite.

La Vipere passe dans l'esprit de plusieurs personnes pour une image de malice & de cruauté ; mais en effet elle n'est rien moins que cela ; si on ne luy fait du mal , & si on ne l'irrite ; car en ce cas , elle devient furieuse , & fait des morsures fort perçantes, mais elle n'attaque jamais ni les hommes, ni les bestes ; si on ne luy en donne sujet : Et s'il arrive par fois qu'elle morde quelque personne endormie à la campagne , il faut necessairement que cette personne l'ait foulée & pressée sans y penser, autrement elle ne l'auroit jamais morduë.

On peut dire que ce fut par là que réüssit le stratagême d'Annibal , lors qu'il fit jetter une quantité de pots de terre remplis de Viperes dans les Navires de son ennemi ; parce que d'un côté les pots , en se cassant , blesserent & irriterent les Viperes & les exciterent à mordre ce qui étoit à la portée de leurs dents ; & de l'autre , la veuë de ces animaux épars & rampans çà & là dans les vaisseaux , effraya les soldats, les mît en desordre, & hors d'état de combattre.

La Vipere neanmoins attaque & tuë les animaux qu'elle veut devorer pour sa nourriture , comme les Cantharides , les Scorpions, les Grenoüilles , les Souris , les Taupes , les

A ij

Lezards , & quelques autres femblables, qu'elle avalle tous entiers , aprés les avoir tuez avec fes groffes dents : Elle met les plus petits dans fon eftomach , & fourre les plus gros, en partie dans fon eftomach , & en partie dans fon œfophage.

A peine fe peut-il faire aucune digeftion parfaite dans l'eftomach des Viperes , tant parce que la chaleur n'y eft pas bien unie, à caufe de la grande ouverture qu'il y a à l'embouchûre de l'eftomach, où aboutit l'œfophage , que parce qu'elles n'ont pas affez d'humidité pour aider à la fermentation & à la cuiffon des alimens. Cela n'empêche pourtant pas, que le fuc & la plus fubtile partie des animaux qu'elle a avalez, ne foient portez à toutes les parties de fon corps pour les nourrir : Ce qui ne fe fait que dans l'efpace de plufieurs jours, pendant lefquels les excremens & les fuperfluitez de la nourriture, font envoyez aux inteftins , dont les parties les plus groffes font rejettées par la gueule.

Nous avons remarqué cela depuis peu en une grande partie du corps d'un Lezard, qu'une Vipere a vomi douze jours aprés avoir été prife ; où nous avons vû , qu'à la tefte & aux jambes de devant, & à la partie du corps qui les touchoit, & qui avoit pû être placée commodément dans l'eftomach de la Vipere, il ne reftoit guere que les os ; mais

qu'une bonne partie du tronc, avec les jambes de derriere, & toute la queuë, étoient
presque dans le même état, que si la Vipere
les eut avalées ce jour-là, comme on le verra
dans la figure que j'en ay fait graver. Mais
on fut surpris, entre autres choses, de voir
que les parties qui n'avoient pû entrer dans
l'estomach, & qui avoient resté dans l'œsophage, se fussent conservées si long-tems,
sans souffrir aucune alteration en la peau,
bien que celles du dessous eussent de la lividité, qui étoit en apparence un effet du venin de la morsure.

Les Viperes peuvent vivre plusieurs mois
sans aucune nourriture, & ne mangent plus
dés qu'on les a prises, ne se nourrissans que
de l'air qu'elles respirent. Et quoy qu'elles
soient assez avides de Lezards, lors qu'elles
sont en liberté, j'ay éprouvé neanmoins que
jettant des Lezards vivans, dans le baril où
je tenois un bon nombre de Viperes en vie,
& les y laissant des jours & des nuits, les
Viperes ne faisoient aucun mal aux Lezards,
ni ceux-ci aux Viperes.

La substance de la Vipere est visqueuse &
resserrée, & ne se dissipe que fort tard &
avec peine : Leur peau écailleuse, qui les
défend des injures de l'air, fait que les esprits s'unissent si fortement avec le corps,
qu'il est tres-difficile qu'ils l'abandonnent ; &

A iij

l'on voit qu'ils demeurent encore plufieurs heures dans la tefte & dans toutes les parties du tronc, aprés qu'il a été écorché, vuidé de toutes fes entrailles, & coupé en plufieurs morceaux : Ce qui fait, que le mouvement & le fléchiffement y continuënt fort long-tems ; que la tefte eft en état de mordre, & que fi on l'irrite, fa morfure eft auffi dangereufe, que lors que la Vipere étoit tout entiere ; & que le cœur même, quand il eft arraché du corps, & feparé des autres entrailles, conferve fon battement pendant quelques heures : D'où l'on peut conclure, que la Vipere qui eft compofée de parties fi fortement unies enfemble, & en qui fe rencontrent des efprits fi parfaits, peut bien faire part aux hommes de ce qu'elle a de plus achevé, & en une fi grande abondance : C'eft pourquoy il ne faut pas s'étonner fi les remedes que nous tirons de fon corps, font d'une vertu tout à fait extraordinaire.

La Vipere ne rend pas beaucoup d'excremens, & même ils ne font pas puans, au lieu que ceux des Couleuvres le font beaucoup & ont une puanteur d'urine gardée & corrompuë ; Nous n'avons auffi jamais remarqué aucune mauvaife odeur en ouvrant les vaiffeaux, dans lefquels nous avons accoûtumé de tenir les Viperes en vie, à moins qu'il n'y

eut quelque Vipere morte & corrompuë,
En mon particulier je n'ay jamais reçû d'incommodité du mauvais air, que l'on pretend
sortir quand on ouvre ces vaisseaux-là.

Les Viperes ne font point de trou dans la
terre pour s'y cacher, comme font d'autres
Serpens, mais elles se cachent d'ordinaire
sous des pierres ou sous des vieilles masures,
où on les trouve assez souvent entassées &
entortillées en grand nombre : Quand il fait
beau, elles se cachent aussi sous des buissons
& sous des herbes touffuës.

Elles s'accouplent d'ordinaire deux fois
l'année : Elles commencent au mois de Mars,
& portent quatre ou cinq mois leurs vipereaux, lesquels étans parvenus à leur perfection, sortent les uns aprés les autres, par
l'ouverture ordinaire de la matrice, & en
assez grand nombre. Ils entraînent avec eux,
en sortant, une petite envelope qui dépend
de leur nombril, & qui est comme leur
arriere-faix, que la mere separe peu-à-peu
avec sa langue, à mesure qu'ils sont nez.

Les Viperes quittent une peau tous les Printemps, & même quelquefois en Automne ;
Ce qui fait que l'on a crû avec raison, qu'elles
possedent une vertu qui est propre à renouveller, & à conserver les forces de ceux qui
s'en servent pour preservatif ou pour remede.

A iiij

DES PARTIES QUI COMPOSENT
la Vipere ; & premierement de sa forme
ou de sa figure exterieure.

CHAPITRE II.

LE s Viperes mâles & femelles que nous
avons en France, ayant pris leur croisſance, sont par le milieu du corps, de la
grosseur d'un bon pouce ; mais celuy des femelles est plus gros, lors que leurs vipereaux
sont prests à voir le jour. Elles ont d'ordinaire deux bons pieds de long : Il s'en trouve
même qui ont quelque chose de plus : * Leur
teste, qui est platte, a comme un rebord à
l'entour des extrêmitez de sa partie superieure, & sur tout le museau retroussé presſque de même que celuy des Cochons, mais
proportionné à la petitesse de la teste qui le
porte ; differant en cela des Couleuvres, qui
ont tout ce tour émoussé & rabattu, & la
teste plus pointuë & plus étroite, à proportion de leur corps. La teste de la Vipere a
en tout un pouce de long, & vers son sommet elle est de sept à huit lignes de large,
puis diminuant peu à peu, sa largeur n'est
plus que de quatre ou cinq lignes à l'endroit
des yeux, & de deux lignes seulement vers
le bout du museau. Elle a deux lignes & de-

mie de hauteur ou d'épaiſſeur. Son col conſideré dans ſon commencement, eſt environ
de la groſſeur du petit doigt : Celuy des mâles eſt d'ordinaire tant ſoit peu plus gros que
n'eſt celuy des femelles : Il s'en trouve neanmoins quelques-unes qui étant pleines, paroiſſent avoir le col plus gros même que n'eſt
celuy des mâles : La queuë de ceux-ci eſt
toûjours plus longue & plus groſſe, que celle
des femelles, à cauſe qu'elle contient les
deux membres qui ſervent à la generation :
& que dans leur entre-deux, il y a auſſi deux
petites veſſies longuettes, qui leur ſervent de
reſervoir de ſemence & qui augmentent la
groſſeur de leur queuë. Elle a environ quatre travers de doigt de long, mais celle des
femelles n'en a guere que trois. Le haut de
la queuë des mâles, eſt dans ſon commencement aſſez conforme en groſſeur à leur
col, & finit en pointe de même que la queuë
des femelles qui eſt beaucoup moins groſſe.
Ces queuës ne piquent ni l'une, ni l'autre,
& elles n'ont aucun venin.

De la Peau de la Vipere.

CHAPITRE III.

ON ne voit point de Vipere qui n'ait
la peau marquetée. Mais le fond de la

couleur y eſt aſſez different ; car il eſt tantôt blanchâtre , tantôt rougeâtre , tantôt gris,
tantôt jaune , & tantôt tanné. Ce fond eſt
toûjours ſemé de taches noires , ou du moins
beaucoup plus obſcures que le reſte ; elles paroiſſent comme des chifres ou des caracteres
differens, arrangez par des eſpaces aſſez égaux
& relatifs les uns aux autres , ſur tout deſſus
& aux côtez du corps : il y en a auſſi ſur la
teſte , & entre les autres , deux en forme de
cornes, qui prennent leur naiſſance au deſſus
& entre les deux yeux , & qui s'ouvrent &
s'étendent vers les deux côtez du ſommet de
la teſte , ayant parfois chacune quatre ou
cinq lignes de long & une demi-ligne de
large. A l'oppoſite du milieu de ces deux
cornes , ſe preſente une tache de la grandeur d'une petite lentille , ayant la figure d'un
fer de pique ; * C'eſt celle-là, qui eſt comme
la premiere & la principale de toutes ces taches, & qui ſemble les guider tout du long
de l'épine du dos , où l'on voit une rangée
de ces taches preſque toûjours contiguës ,
qui s'entreſuivent juſques prés du bout de
la queuë , repreſentans des petites ondes de
Mer, ou la figure qu'on donne au Verſeau ,
ſigne celeſte. On voit auſſi aux côtez &
tout le long du deſſus des coſtes , des groſſes
taches noires , d'eſpace en eſpace , qui re-
gardent & correſpondent à la partie enfoncée

de ces ondes, avec une tres-belle fymmetrie.

La peau eft entierement couverte d'écailles, dont les plus grandes, les plus fortes, & les plus confiderables, font celles du deffous de tout le corps, & quelques-unes fous une partie de la tefte : leur grandeur & leur force leur eft neceffaire, parce qu'elles fortifient la Vipere dans l'endroit le plus foible, & le moins capable de défence; & d'ailleurs elles la foûtiennent, & lui fervent comme de pieds pour ramper, & pour porter fon corps deçà & delà : Ces grandes écailles font toûjours de couleur d'acier bien poli, d'un bout à l'autre, & different de celles des Couleuvres qui font d'ordinaire marquetées de jaune & de noire. Elles s'ouvrent & s'accrochent lors qu'elle veut avancer, & elles s'applatiffent, lors qu'elle veut s'arrêter. L'extrémité de ces grandes écailles eft comme coufuë au bas d'autres petites écailles qui couvrent tout le corps. Celles du deffous de la tefte s'étendent en largeur vers les deux machoires; elles font plus petites, plus étroites & plus molles que celles du deffous du ventre, & aboutiffent à d'autres petites écailles qui achevent de couvrir tout le deffous de la tefte, & qui commençant leurs rangs vers les bouts du devant, les continuent aux côtez de celles-là jufques vers le fond des machoires.

Depuis le commencement du col, jufqu'au

commencement de la queuë, il y a autant
de grandes écailles qu'il y a de vertebres, &
comme chaque vertebre a de chaque côté
une cofte, chaque écaille rencontre par fes
deux bouts la pointe de toutes les deux, &
leur fert comme de défence & de foûtien.
Elle aboutit auffi de chaque côté à la fin d'un
rang des petites écailles, dont tout le refte
du corps eft couvert, & il femble qu'elle y
foit placée pour les recevoir. Ces petites
écailles font merveilleufement bien arrangées; on les voit couchées les unes fur les
autres, & elles reprefentent chacune comme un demi-rond vers leur extrémité ; leurs
rangs paroiffent toûjours en biais, tant en les
regardant du côté droit au côté gauche, que
du gauche au droit ; à peu prés comme les
rangs des petites ardoifes, qui font taillées
en demi-rond, & qu'on voit fur les toits de
quelques maifons. Ces écailles font plus ou
moins grandes, felon que la partie du corps
qu'elles couvrent, eft plus ou moins grande ; la fymmetrie y eft toûjours fort jufte
& fort égale, & fe rapporte aux grandes
écailles, qui s'uniffent à leurs rangs par le
bas. On remarque auffi au deffus de ces
écailles, & tout le long du dos, plufieurs lignes deliées & diftinctes, qui vont de droit
fil, depuis le derriere de la tefte, jufqu'au
bout de la queuë.

Les écailles qui sont au deffous de la queuë
depuis son commencement jufqu'à sa fin,
sont divisées dans leur milieu, & néanmoins
elles paroiffent unies & arrangées par un
compartiment fort regulier & fort agreable ;
& leur grandeur va en diminuant de même
que la queuë.

La peau de la tefte eft auffi couverte de
petites écailles, jufques vers le bout du mufeau & tout le long des lévres. Il y a auffi
au deffus de chaque fourcil, une écaille gran-
delette en ovale qui les couvre, & qui étant
luifante représente de loin un autre œil. Il y
a encore fous le bout des machoires inferieures entre leurs extrémitez deux écailles
ovales l'une prés de l'autre, de la grandeur
de celles qui couvrent les fourcils, qui peuvent fervir à fortifier le mufcle, auquel les
bouts des deux machoires font annexez.

On ne remarque que fix ouvertures dans
la peau de la Vipere : la plus grande eft celle
de la gueule ; les autres font celles des deux
narines, & celles des deux yeux ; la derniere
eft celle qui eft au bas du ventre, joignant le
commencement de la queuë, qui enclôt non
feulement le trou de l'inteftin, deftiné pour
vuider les excremens, mais auffi ceux des parties de la generation tant des mâles que des
femelles. Cette ouverture eft bouchée par la
derniere des grandes écailles, qui eft avancée

en forme de demi-rond, & qui s'ouvre au
tems du coït, de même que lors que les Vipereaux naissent ; comme aussi lors que les
Viperes vuident leurs excremens. * La gueule s'ouvre & se ferme au gré de l'animal, les
narines demeurent toûjours ouvertes, &
quoi-que les yeux ayent des paupieres pour
les couvrir au besoin, la Vipere les tient
ordinairement fort ouverts lors qu'elle voit
quelqu'un, & son regard paroît intrepide.
Il n'y a point d'ouverture dans la peau pour
donner le passage à l'oüye, la nature emploïe
à cela les ouvertures des narines, & deux petits nerfs qui viennent du cerveau.

Les Viperes quittent d'ordinaire deux fois
l'année cette peau écailleuse, sous laquelle
elles se trouvent revêtuës d'une autre, qui est
toute formée, & qui paroît d'abord bien plus
belle, & d'une couleur beaucoup plus éclat-
tante que celle qu'ils ont quittée. Il s'en forme encore insensiblement une nouvelle, qui
se prepare aussi pour servir à son tour lors que
celle qui la couvre se separera : En sorte que
la Vipere a en tout tems une double peau ;
& toutes ces peaux, quoi-que garnies d'é-
cailles, sont neanmoins transparentes, quand
on les regarde à travers le jour.

Cette description exterieure pourroit bien
suffire à ceux, qui ne desireront que de sçavoir discerner les Viperes d'avec les autres

Serpens ; mais la defcription anatomique de toutes les parties qui font fous la peau, fera beaucoup plus fatisfaifante & plus neceffaire, pour les perfonnes qui voudront fçavoir au vray tout le bien & tout le mal que la Vipere contient.

DES PARTIES DE LA TESTE
de la Vipere.

SECTION II.

Du Mufeau & des Narines.

CHAPITRE I.

EN commençant par le bout de la tefte, on remarque le mufeau & les narines : le premier eft compofé d'un os en partie cartilagineux, garni aux environs de quelques bouts de mufcles, qui venans de plus loin fervent à l'élever & à l'abaiffer, & font accompagnez de quelques petites veines & de quelques petites arteres. Cet os eft encore couvert de la peau écailleufe, retrouffée, comme nous avons dit, dans fes extrémitez ; Il paroît au deffus plat & ovale, & divifé en droite ligne par une future dans fon milieu. Il y a deux conduits dans fes deux côtez qui forment les narines, lefquelles ont chacune

une ouverture petite & ronde à droit & à gauche fur le devant, & leur nerf propre, qui vient depuis la partie anterieure du cerveau, jufqu'à leur orifice, & qui leur communique l'odorat. Les mêmes conduits fervent auffi à recevoir deux petits nerfs, qui fortent chacun de la partie laterale du crane, pour porter aux narines la faculté de l'oüye. Cet os cartilagineux a tout autour divers angles, & eft articulé par de forts ligamens au dedans & autour de la partie creufe & anterieure du crane, ce qui n'empêche pas qu'il ne foit un peu flexible dans cette articulation, & que la Vipere ne le releve lors qu'elle veut mordre.

Du Crane de la Vipere.

CHAPITRE II.

LE Crane fe trouve creufé dans fa partie anterieure, & reprefente une forme de cœur dans ce creux, lors qu'on en fepare l'os du mufeau. Il a deux pointes avancées, qui embraffent en partie cét os-là. * Ces pointes font fortifiées chacune d'un petit os, qui paroît affez folide, qui femble les embraffer, & qui fert à foûtenir l'alveole de la groffe dent. Il eft entouré en fa partie fuperieure, d'un petit bord avancé en forme de corniche;

il

il eſt échancré aux deux côtez, où les yeux
ſont ſituez, & il y forme leurs orbites, dont la
partie poſterieure eſt étenduë en pointe, qui
répond à celle de devant : Tout le Crane en
toutes ſes parties eſt d'une ſubſtance fort
compacte, & fort dure. Il y a trois ſutures
principales dans ſa partie ſuperieure : l'une,
qu'on peut nommer ſagittale, & qui diviſe de
long en long la partie du deſſus des deux
yeux ; l'autre, qui ſe peut nommer coronale, diviſe le Crane en travers derriere les
deux orbites ; & la troiſiéme, qui le ſepare
encore en travers prés du commencement
de l'épine. Dans la ſuperficie de la partie
ſuperieure du Crane, on remarque la forme
d'un cœur bien repreſenté, & ſitué dans ſon
milieu, qui a ſa baſe prés de la ſuture que
j'ay nommé coronale, & qui porte ſa pointe
vers la partie poſterieure du Crane, laquelle
eſt ſeparée par la troiſiéme ſuture. Il y a auſſi
une autre grande ſuture, tout autour des
parties laterales inferieures du Crane, par laquelle il ſe peut diviſer en deux corps ; l'un
ſuperieur & l'autre inferieur : Ce dernier eſt
fait en forme de dos renverſé, allant de long
en long, creuſé au dedans, & repreſentant
la forme d'un ſoc, qui a comme des aîle-
rons à ſes côtez ; & dont la pointe avance
au deſſous de l'entre-deux des yeux. Sa partie poſterieure deſcend juſques vers le fond

B

du gofier, où elle a dans fon deffous une
pointe defcendant en forme de monti-
cule renverfé, & pointu dans fon milieu.
Toutes les futures du Crane font fi bien unies
dans leur jonction & fi fortement annexées,
qu'il eft affez difficile de les diftinguer, & encore plus d'en feparer les parties fans les caf-
fer, à moins que de faire boüillir le Crane
dans quelque liqueur, de même que je l'ay
fait, afin de ramollir les ligamens prefque
imperceptibles de toutes les futures.

Du Cerveau de la Vipere.

CHAPITRE III.

LA fubftance du Cerveau de la Vipere eft
divifée en cinq corps principaux, dont
les deux premiers font ronds & longuets, chacun de la grandeur & de la forme d'un grain
de femence de cichorée. Ils font fituez de
long en long entre les deux yeux ; & c'eft
de ces corps que partent les nerfs de l'odorat.
Les trois autres font dans la partie moyenne
du Crane, & au deffous de cette forme de
cœur dont j'ay parlé : Chacun de ces corps
approche la groffeur d'un grain de femence
de *milium folis*, & reprefente à peu prés la
forme d'une poire, dont la pointe eft tour-

née vers la partie anterieure de la teste : deux de ces corps sont situez en la partie superieure de long en long, & à côté l'un de l'autre : le troisiéme qui est tant soit peu plus petit, est situé sous le milieu des deux, & peut-être nommé le cervelet ou le petit cerveau.

La moëlle spinale semble être un même corps avec ce dernier, quoy qu'elle ait sa place separée dans la partie posterieure du Crane : Elle est d'une substance un peu plus blanche & un peu plus molle que les corps dont je viens de parler, & de la grosseur d'un petit grain de froment : Elle produit un corps de même substance, qui s'étend en long, & passant en droite ligne au travers de toutes les vertebres de l'épine du dos, vient aboutir à l'extrémité de la queuë. Les corps du cerveau de la Vipere sont couverts d'une tunique assez épaisse, & qui leur est assez adherante, qu'on peut nommer dure-mere : Elle est de couleur noire, d'où est arrivé que quelques Auteurs qui n'avoient pas pris la peine de regarder sous la tunique, ont dit que le cerveau de la Vipere étoit de couleur noire. Dessous cette dure-mere, chaque corps du cerveau a encore separément une petite membrane qui l'enveloppe, qu'on peut nommer pie-mere. On remarque de petits interstices entre ces corps, & même

B ij

dans le corps de la moëlle ſpinale, qui pourroient paſſer pour des ventricules : & je ne
doute pas que ſi le ſujet étoit un peu plus
gros, on n'y pût remarquer la plûpart des
parties conſiderables, qui ſe voyent dans les
animaux plus grands.

***

*Des Yeux de la Vipere ; de leurs parties prin-
cipales, & de celles qui ſervent à l'oüye.*

CHAPITRE IV.

LE s Yeux de la Vipere ſont fort vifs, &
leur regard eſt fort fixe & fort hardi :
ils ont leurs nerfs, leurs muſcles, leurs veines, leurs arteres, leur prunelle, leur cryſtal-
lin, leur vuée, leur cornée, leurs paupieres,
& leurs autres parties aſſez conformes à celles des yeux des autres animaux. Les nerfs
les plus conſiderables ſont les optiques, qui
partant du derriere des deux yeux, ſe viennent rencontrer, ſe joignent lateralement
au commencement du cervelet, & y forment
comme un X, & s'entr'ouvrant aprés cette
jonction, ils entourent ce petit corps par ſes
côtez, & ſe rendent au commencement de
la moëlle ſpinale qui les reçoit : La petiteſſe
de toutes les autres parties rendant leur examen difficile, & d'ailleurs ne s'y pouvant

trouver rien de bien particulier ; je penfe que comme il feroit fort mal-aifé d'en faire la re-cherche, il feroit auffi fort inutile d'en faire une defcription plus ample.

Les deux corps fuperieurs du cerveau en-voyent chacun de leur partie laterale ante-rieure, un petit nerf qui perçant le crane, coule le long de fa partie temporale, où il fe joint aux glandes falivaires, dont je p rleray, & les fuivant il paffe au deffous de l'œil, où il fe divife en deux branches, dont la prin-cipale s'infere dans l'os, & dans le conduit des narines, pour y porter la faculté de l'oüye, & la moindre defcendant vers les dents canines, y finit, aprés s'être divifée en plufieurs rameaux.

Des Os de la Tefte, qui font articulez au Crane de la Vipere.

CHAPITRE V.

A chaque côté fuperieur du milieu de ce cœur, que l'on voit au deffus du crane, il y a un petit os plat, qui a environ une ligne & demie de long, & qui lui eft fortement ar-ticulé, lequel fuivant & adherant au même côté du crane jufqu'à fa partie pofterieure, vient s'articuler de nouveau à un autre os

B iij

plat, plus long & plus fort, & y forme comme un coude : ce dernier os defcend en bas, & vient s'articuler fortement au bout interne de la machoire inferieure; au milieu de laquelle articulation , la machoire superieure vient aboutir & s'y articule , mais non pas si fortement , parce qu'elle a d'autres articulations dont l'inferieure eft dépourvûë. * Ces os, qui font comme des clavicules, fervent de foûtien aux machoires , ils fervent encore à les ouvrir & refferrer , & ils y font aidez par les nerfs, & par les mufcles dont la nature les a pourvûs, parmi lefquels les uns font extenfeurs , ou éleveurs , & les autres fléchiffeurs, ou abaiffeurs.

Il y a auffi à chaque bout avancé de l'orbite un petit os plat, ayant environ deux lignes & demie de long, lequel eft articulé fortement, & conjointement avec l'alveole de la dent canine, & qui par fon autre bout, n'eft pas moins fortement articulé au milieu de la machoire fuperieure , tant pour la foûtenir, que pour la faire avancer enfemble avec la groffe dent, lors qu'elle fe releve pour mordre. **La** machoire fuperieure eft divifée en deux fur le devant , & eft feparée par l'os cartilagineux du mufeau , où fes deux bouts font articulez de chaque côté. **Ces** deux machoires font beaucoup plus internes que celles de deffous; & les groffes dents font fituées hors

de leur rang & à leur côté, en tendant en
dehors, & leur servent comme de défence:
* Elles font composées chacune d'un feul os,
qui a environ dix lignes de long, lequel
toutefois paroît divifé par une petite articulation vers fa partie anterieure, pour pouvoir s'élever lors que la Vipere veut mordre. L'os de ces machoires a en fa partie
pofterieure derriere les dents qui y font plantées, une éminence en forme de crête, laquelle répond à une pareille qui eft en un même endroit de l'os de la machoire inferieure.

La machoire de deffous eft auffi divifée
en deux : ces machoires font annexées par
devant l'une à l'autre, par un mufcle qui les
ouvre ou les refferre au gré de l'animal, &
n'ont autre articulation que celle que nous
avons dit de leur bout interne avec la clavicule qui defcend du crane, & avec le bout
interne des machoires fuperieures. Chacune
de ces machoires eft compofée de deux os,
articulez enfemble vers le milieu de la machoire; celuy du devant embraffe deffus &
deffous celuy du derriere, & fe peut ployer
en dehors en cét endroit, lors que la Vipere
veut mordre, & il eft tant foit peu recourbé en dedans vers fon extrémité; c'eft fur
cét os feul que les dents de deffous font fichées.

B iiij

Des Dents de la Vipere.

CHAPITRE VI.

LES opinions des Anciens ayant été fort differentes, touchant le nombre des grosses dents des Viperes, & la plûpart ayant voulu que la femelle surpassât en cela le mâle, & que la pluralité de grosses dents fût une des marques principales par où on la devoit distinguer d'avec luy. J'ay été soigneux de m'éclaircir là-dessus, & me suis attaché à foüiller avec beaucoup de patience les gencives d'une infinité de Viperes ; mais tout bien examiné, je n'ay trouvé aucune veritable difference d'un sexe à l'autre, & tantôt plus, tantôt moins de dents à l'un & à l'autre ; j'ay bien rencontré par hazard, mais fort rarement en quelqu'un des côtez deux grosses dents fixes, situées prés à prés, & à côté l'une de l'autre, aussi-bien aux mâles qu'aux femelles ; mais en la plûpart de l'un & de l'autre sexe, je n'en ay trouvé qu'une fixe de chaque côté, environnée jusques vers les deux tiers de sa hauteur d'une tunique ou vesicule assez épaisse, remplie d'un suc jaunâtre transparent, & mediocrement liquide, & dans cette vesicule, au milieu de ce suc, sous la grosse & principale dent, & dans une al-

veole deftinée à cela , un nombre different
de dents mal plantées , les unes plus longues
que les autres , & toutes crochuës , dont j'ay
conté differemment depuis deux , jufques à
cinq , fix & fept, d'un même côté fous une
même dent , & dans la même alveole.

Ces groffes dents font feulement en la partie fuperieure , & fituées à côté , & hors des
machoires de l'animal, où elles font comme
des boulevards ; elles ont environ deux lignes
de long , & font crochuës, blanches, creufes , & diaphanes par tout , jufques prés de
leur pointe, qui eft tres-fubtile , & tres perçante. Elles ont plufieurs petits creux vers
leur racine , dans lefquels les autres dents
font plantées. Ces dents demeurent d'ordinaire couchées le long de la machoire , &
leur pointe ne paroît qu'au moment que la
Vipere veut mordre ; car alors elle les redref-
fe & les avance conjointement avec la machoire fuperieure , tirée par l'os , qui d'un
bout eft articulé dans fon milieu , & de l'autre à l'alveole de la groffe dent. Le fuc jaune contenu dans la veficule , fert non feulement à humecter les ligamens , & à les rendre propres au fléchiffement des dents ; mais
à les nourrir , & à faire croître celles qui y
font comme dans une pepiniere , & s'il faut
ainfi dire, comme des dents d'attente, pour fervir en la place des principales , foit qu'elles

manquent par effort, soit qu'elles tombent
d'elles-mêmes.

Toutes les machoires de dessus & de dessous sont munies de dents crochuës, creuses, diaphanes, & subtiles, de même que les
grosses dents canines, mais elles sont beaucoup plus petites. Leur nombre est assez in-
certain, soit que la nature en forme tantôt
plus, tantôt moins, soit que leur subtilité
les rende cassantes. Il n'y a guere de difference pour le nombre de celles de dessus à
celles de dessous ; Il y a d'ordinaire huit dents
à chaque machoire, mais j'en ay trouvé par
fois neuf, dix, & même onze à chacune. Les
plus avancées sont tant soit peu plus grandes
que les plus profondes ; & même, comme
celles de dessous répondent en situation aux
dents canines qui sont au dessus d'elles, elles
ont sur le bout de chaque côté une dent un
peu plus grosse que toutes celles des autres
machoires, & une autre plus petite à côté,
au bout de la partie recourbée en dedans.

Il y a une grande difference des dents &
des machoires des Viperes, d'avec celles des
Couleuvres ; car celles-cy n'ont point de
dents canines ; & quoi-que leurs machoires
soient toutes divisées en leur partie anterieure de même qu'aux Viperes, elles les
surpassent neanmoins en nombre de machoires, & en nombre de dents : car elles ont

quatre machoires superieures, & deux inferieures : deux des superieures sont situées
tout le long & prés du bord de la lévre, &
servent comme de défences aux deux autres
machoires, qui sont situées au même endroit que celles des Viperes : J'ay outre cela
conté treize dents à chaque machoire exterieure du dessus, & autant à chacune des inferieures, & vingt à chaque machoire superieure interne ; en sorte que j'en ay conté
jusqu'à quatre - vingt - douze en une seule
Couleuvre, & toutes ces dents sont crochuës,
subtiles, creuses, blanches, & diaphanes,
de même que celles des Viperes.

   * Tout ce grand nombre de dents, ne pouvant pas penetrer si avant que les grandes
dents des Viperes, & n'étant pas animé d'u-
ne colere pareille à celle dont les Viperes
sont capables ; on ne doit pas s'étonner,
qu'on n'entende gueres parler de morsure
de Couleuvre, ni de ce qu'elles souffrent
qu'on les manie, sans qu'elles se mettent en
état de mordre. Je veux pourtant croire,
qu'on doit se méfier de celles qui étant de-
venuës bien grandes, & pourvûës de dents
proportionnées à la grandeur de leur corps,
en peuvent être plus fieres, & plus dis-
posées à se servir des armes que la nature
leur a données pour leur défence, & pour
les employer à la proye des Animaux,

qu'elles devorent entiers à l'imitation des Viperes.

Des autres Os de la Vipere , & des Parties principales qui en dépendent.

CHAPITRE VII.

LE grand nombre des os , qui restent au corps de la Vipere aprés ceux de la teste, ne consiste qu'en vertebres & en costes. Les vertebres commencent à la partie posterieure du crane, à laquelle la premiere est articulée ; les autres sont arrangées de suite, fortement articulées l'une à l'autre, & continuent jusqu'à l'extrémité de la queuë. Chaque Vipere, tant mâle que femelle, a cent quarante-cinq vertebres , depuis la fin de la teste jusqu'au commencement de la queuë, & deux cens quatre-vingt-dix costes , qui est le nombre double des vertebres , à chacune desquelles il y a deux costes articulées , une de chaque côté , qui sont ployées & qui embrassent les parties vitales & les naturelles de la Vipere , & dont chaque pointe vient se rendre à un des bouts de la grande écaille de dessous le ventre, qui est propre à toutes les deux , en sorte qu'il y a autant de grandes écailles sous le ventre , depuis la fin de la tête

jusqu'au commencement de la queuë, qu'il y
a de vertebres assorties de leurs deux costes ;
Outre cela, il y a vingt-cinq vertebres depuis le haut de la queuë jusqu'à son extrémité ; & ces vertebres n'ont plus de côtes,
mais elles ont en leur place, des petites
apophyses, qui diminuent en grandeur, de
même que les vertebres, en tendant vers le
bout de la queuë.

Les vertebres ont une apophyse épineuse
en leur partie superieure, qui va de long en
long, & qui a prés d'une ligne de haut ; elles
en ont au dessous une autre pointuë, qui est
courbée vers le côté de la queuë, & qui est
de même hauteur que la superieure : elles
ont aussi des apophyses transverses aux deux
côtez, ausquelles les costes sont articulées ;
elles sont creuses dans leur milieu, & reçoivent le corps de la moëlle qui part du derriere de la teste, qui fournit autant de pai-
res de nerfs qu'il y a de vertebres, & qui
continuë jusqu'à l'extrémité de la queuë.

Il y a quatre grands muscles, bien forts
& bien longs, qui prennent leur origine du
derriere de la teste, & qui descendent, deux
de chaque côté des apophyses épineuses ; l'un
joignant l'épine, & l'autre au côté & un peu
au dessous du premier, qu'il accompagne de
long en long jusqu'au bout de la queuë. Il y
a aussi deux grands muscles de pareille lon-

gueur, qui font attachez à la partie interieure
des vertebres & qui les accompagnent d'un
bout à l'autre, de même que les superieurs.
J'ay aussi remarqué de chaque côté, autant
de mufcles intercoftaux qu'il y a de vertebres, fervant au même usage que ceux des
autres animaux, qui feparent les coftes depuis leur articulation jufqu'à leur pointe;
Tous ces mufcles font aussi accompagnez
de veines & d'arteres, de même que les plus
grands.

Des Nerfs, des Veines, des Arteres, & des
Mufcles de la Tefte de la Vipere en general.

CHAPITRE VIII.

LEs nerfs principaux de la tefte de la
Vipere font en premier lieu, ceux
dont nous avons parlé, fçavoir ceux de l'o-
dorat, ceux des yeux, & ceux de l'oüye; Il
y a outre cela ceux du goût; celuy qu'on peut
appeller la fixiéme paire errante, qui fe dif-
tribuë aprés dans toutes les parties vitales &
naturelles; & ceux qui fortans de la moëlle
fpinale, font portez par toute l'habitude du
corps. Il y a aussi plufieurs nerfs qui partent
de la partie inferieure du cerveau, & qui
paffent au travers du crane, mais à caufe de

leur délicateſſe, il eſt tres-difficile de les ſuivre juſqu'à leur inſertion.

Il y a encore un nerf conſiderable, qui ſort du crane, derriere celuy de l'oüye, qui laiſſe dans l'entre-deux une petite apophyſe au crane, & qui deſcendant le long de la clavicule, fait ſon cours ſur la machoire inferieure, & s'inſere dans ſon milieu; puis il pourſuit au dedans juſqu'à ſon extrémité, & ſe diſtribuë dans toutes les dents qui y ſont fichées.

La teſte a auſſi ſes veines & ſes arteres, qui venant du foye & du cœur, s'y diſtribuent en une infinité de rameaux, dont toutes ſes parties ſont arroſées. Elle eſt auſſi garnie de pluſieurs muſcles, aux côtez & au deſſous du Crane, & aux environs des clavicules, & des machoires ſuperieures & inferieures, qui ſervent non ſeulement à remplir les creux du Crane, & à couvrir les os qui y ſont articulez, mais à donner le mouvement à toutes les parties qui en ont beſoin : à quoy auſſi les nerfs contribuent de leur part.

Des Glandes Salivaires de la Vipere.

CHAPITRE IX.

LEs Anciens vouloient que le ſiege du venin de la Vipere fût au fiel, &

que de là il montât aux gencives par des vaiſſeaux aſſez mal imaginez : mais cette opinion
m'ayant paru trop éloignée de toute apparence pour la ſuivre , j'ay crû que cela meritoit
bien une recherche toute particuliere, & qu'il
étoit important d'en découvrir la verité.

D'ailleurs les obſervations curieuſes, faites
ſur ce ſujet par Monſieur Redi , Gentil-
homme Florentin , dont le merite eſt connu & eſtimé de tous les Sçavans , me ſembloient , comme à tous ceux qui les ont vûës
& examinées, non ſeulement raiſonnables &
poſſibles , mais j'étois tout à fait perſuadé de
la ſincerité & de la ſuffiſance de cét homme
illuſtre. Sur ſon rapport , je n'ay point du
tout apprehendé de goûter pluſieurs fois du
fiel de la Vipere , de même que du ſuc jaune
contenu dans les veſicules des gencives ; &
j'ay trouvé en l'un & en l'autre, la verité de
tout ce qu'il y a remarqué , ſçavoir une grande amertume , & une grande acrimonie au
fiel ; & un goût de ſalive aſſez fade, & aſſez
approchant du goût de l'huile d'amandes douces, au ſuc jaune des gencives.

Ces grandes differences de qualitez en l'un
& en l'autre , m'ont fait croire qu'il y avoit
une grande diverſité en leur matiere, de même qu'en leur origine ; & j'ay crû d'abord , à
l'imitation de Monſieur Redi , qu'il y pouvoit avoir en la Vipere des vaiſſeaux ſalivaires,

vaires, comme on en a trouvé depuis quelque tems en l'homme, & en plusieurs animaux. En effet, aprés plusieurs recherches
faites avec assez d'attachement & de patience, dans plusieurs testes de Viperes, j'ay enfin découvert des glandes, propres à former
& à envoyer ce suc aux gencives : & aprés
en être bien persuadé, je les montray à quelques-uns des Medecins, qui s'assembloient
chez moy au tems de mes experiences. Ces
Messieurs voulurent s'en éclaircir eux-mêmes ; & aprés avoir bien examiné les parties que je leur montrois, ils les trouverent
non seulement veritables, mais ils y virent
encore de petits vaisseaux en plus grand
nombre qu'ils ne m'avoient paru ; dont les
uns, qui sont des arteres & des veines, passent au dessus des Glandes, & les autres, qui
sont des vaisseaux limphatiques, coulent au
dessous : de sorte qu'aprés les avoir reconnus avec moy, ils jugerent que je pouvois
décrire & assurer hardiment, comme choses
certaines, ces Glandes que je nomme *Salivaires*, bien que M.r Redi n'eût osé en parler affirmativement, parce qu'il ne les avoit
pas découvertes, & qu'elles n'avoient été décrites par aucun Auteur de leur connoissance,
ni de la mienne.

Ces Glandes se trouvent dans toutes les
testes de Vipere, tant des mâles que des fe-

G

melles ; elles font fituées aux deux côtez , &
joignant le crane , en la partie pofterieure de
chaque orbite , & en la même hauteur que
l'œil. Il y en a plufieurs petites jointes enfemble , qu'on peut appeller des Glandes conglomerées ; elles font fort aifées à diftinguer
par leur forme , & par leur couleur , laquelle
eft un peu plus vive que celle des mufcles qui
leur font voifins , & dont même il y en a un,
qu'on peut nommer temporal , qui les couvre
en partie de fon bout. Ce tas de glandes paroît
là , de la groffeur de l'œil qui lui eft voifin , &
s'étendant en longueur , il continuë fon progrés dans l'orbite , au deffous & en partie, derriere l'œil. Chaque Glande a fon petit vaiffeau limphatique , qui en part comme d'un
petit mammelon , & qui fe vient dégorger
dans un vaiffeau plus grand , qui coule tout
le long & au deffous de ces Glandes , & qui
vient fe rendre dans la veficule de la gencive,
& aboutir au milieu de l'articulation , qu'a la
racine de la groffe dent avec le coin avancé
de l'orbite , & avec le petit os , qui de fon autre bout eft articulé au milieu de la machoire
fuperieure , * & par confequent dans l'alveole
des grandes dents peu fixes qui font au deffous des grandes canines. Ce vaiffeau principal , qui confideré feul , eft fort petit en
apparence , mais qui en effet n'eft pas fi petit , puis qu'il reçoit la décharge de tous les

petits vaiſſeaux qui viennent de chaque glande, ſe vuide dans la veſicule des gencives, &
y porte ce ſuc ſaliveux, qui peut avoir des
qualitez approchantes de celles de la ſalive
des hommes, ou de la bave de pluſieurs
animaux.

Le Nerf qui porte aux narines la faculté
de l'oüye coule, pendant quelque eſpace, le
long de ces Glandes, qui ſont auſſi accompagnées, comme j'ay déja dit, de petites
veines & de petites arteres.

Or ayant bien conſideré la ſubſtance, la
qualité, & la ſituation de ces Glandes, j'ay
jugé que ce n'étoit pas en vain qu'elles
étoient formées ; mais que leur uſage apparemment étoit de recevoir les* humiditez,
tant du cerveau, que des yeux, & des parties voiſines, & que leur décharge étoit fort
commode : & de plus, très-neceſſaire aux
parties qui reçoivent cette liqueur, tant pour
humecter les ligamens des groſſes dents, &
pour les tenir en état de fléchir, lors que la
Vipere veut mordre, que pour arroſer, &
pour donner accroiſſement aux dents, que
la nature a formées & plantées au milieu de
ce ſuc.

D'ailleurs en examinant les Glandes & le
ſuc, toute la compagnie trouva leur goût
fort ſemblable à celuy des gencives, que
Monſieur Redi a décrit, ſçavoir fort appro-

chant de l'huile d'amandes douces, fans aucune amertume, quoy qu'il laiffe quelque
tems aprés, une petite acrimonie à la bouche, telle qu'on la peut difcerner en toute
forte de falive.

Quant aux petites Glandes que Monfieur
Redi a remarquées au fond des veficules qui
contiennent ce fuc, je puis dire que je les ay
cherchées avec beaucoup d'exactitude, &
que j'y ay bien trouvé des apparences de
Glandes ; mais que les ayant ouvertes, je n'y
ay vû que de petites dents qui y étoient enfermées, & qui font du nombre de celles
que j'ay nommées *dents d'attente*, fans y
avoir rien remarqué de glanduleux, ni qui
approchât de la forme, de la fubftance,
ni des qualitez des Glandes que je viens de
décrire.

Je ne dois pas ômettre que la Vipere
n'eft pas la feule entre les Serpens qui ait des
Glandes falivaires ; car j'en ay auffi trouvé
dans la tête des couleuvres, lefquelles étoient
entaffées en long, & fituées au deffus & fort
prés de chaque machoire fuperieure externe,
qui leur fert de défence, à peu prés comme
les dents canines à la Vipere. Ces confiderations, appuyées d'ailleurs fur plufieurs experiences que j'ay faites, & que je rapporteray dans la fuite, m'ont porté à donner à
ces Glandes le nom de Salivaires, & à leur

attribuer la veritable fource de ce fuc jaune,
contre lequel on a tant declamé , qui a été
fi mal connu , & qui n'eft qu'une pure &
fort innocente falive.

J'efpere que ceux qui prendront la peine
de rechercher aprés moy ces glandes, & ce fuc
des gencives , embrafferont volontiers mon
parti ; & qu'on ne fera pas furpris , de ce
qu'ayant formé le deffein de donner une Defcription Anatomique des parties du corps de
la Vipere, pour découvrir la vraye fource de
fon venin ; & fçachant que la plûpart des Anciens & même des Modernes, l'avoient imputée au fuc jaune ; j'en aye fait une perqui-
fition fi exacte, que j'ay heureufement trouvé
derriere & le long des orbites des yeux, ces
deux gros tas de Glandes inçonnuës à tous
ceux qui avoient écrit avant moy. On ne s'é-
tonnera pas auffi de ce qu'aprés avoir examiné
leur fituation, leur grand nombre, leur fubftance, leur goût, & leurs autres qualitez,
de même que leurs ufages ; & fait voir que
ces vaiffeaux n'étans que comme des éponges
pour tirer & recevoir les humiditez du cerveau
de la Vipere, pour les convertir en fuc jaune,
& pour envoyer ce dernier aux groffes dents ;
j'aye fuffifamment prouvé que ce même fuc
eft abfolument innocent , & qu'on ne peut
luy attribuer la veritable fource du venin dont
on l'accufe.

C iij

J'avouë que ne m'ayant pas été défendu de profiter des écrits de ceux qui ont trouvé avant moy des glandes falivaires dans la tefte de l'homme & dans celles de quelques gros Animaux, pour découvrir avec moins de peine celles de la Vipere, je fouhaiterois qu'à l'avenir on élevât plus haut mon édifice commencé ; & que des perfonnes plus fçavantes & plus exercées dans l'Anatomie, mieux aflorties d'inftrumens appropriez à la délicatefle des parties de la Vipere, plus agiles de la main, & plus patientes, pouffaflent plus loin leurs recherches, & que découvrans quelques autres petites glandes, ou quelque nouveau refervoir de fuc jaune, qui pourroient être échapez à mes yeux & même feconder mes fentimens, ils augmentaflent ma Defcription Anatomique des parties plus connoiffables de la Vipere, d'une quantité confiderable d'os, & d'un nombre prefque innombrable de mufcles, de nerfs, de tendons, de membranes, de veines, d'arteres &c. qui étoient hors de mon étenduë, mais qui pourroient fe trouver d'autant plus aifément foûmifes à leur fagacité, qu'elles peuvent avoir beaucoup de rapport avec celles des plus grands animaux, qui leur font parfaitement connuës.

DES PARTIES INTERNES
de la Vipere.

SECTION III.

De la Langue.

CHAPITRE I.

LA Langue , que la Vipere lance en dehors & qu'elle retire souvent & fort vite , se presente la premiere. Elle est située entre les deux machoires de dessous , & est composée de deux corps charnus longs & ronds, qui finissent en pointes fort subtiles & fort ployables : Ces deux corps sont contigus, & adherent l'un à l'autre de long en long , depuis leur racine jusqu'environ les deux tiers de leur longueur. La moitié interne de ces corps est de couleur de chair, & sa substance est fort conforme à celle des muscles ; mais l'autre moitié , je veux dire celle qui est souvent poussée hors de la gueule , est de couleur noirâtre, & couvre de ses bouts deux fort petits tas de glandes qui y sont cachez, & dont le suc, semblable à celuy dont j'ay parlé , m'a paru necessaire à humecter le muscle, qui unit les deux machoires inferieures en leur bout & aide à leur mouvement.

C iiij

La Langue peut avoir en tout un pouce & demy de long : Sa racine commence environ demi-pouce plus bas que le fond de la gueule ; & est annexée fortement au dessous du col, d'où partent aussi deux corps tendineux qui la soûtiennent, & qui se joignans dans leur bout avancé, y forment comme une pointe de pique & aident beaucoup au mouvement de la langue. Ces corps sont fort blancs & ont cinq à six lignes de long ; & font à peu prés, à la langue de la Vipere, la fonction que l'Os Hioïde fait à celle des plus grands animaux ; ce qui a donné lieu à quelques-uns de donner à ces corps tendineux le nom d'Os Hioïde. Il y a aussi des Viperes, dont la langue a tantôt trois & tantôt quatre pointes. Ces pointes, quoique souvent dardées, ne piquent point, & ne font mal à personne ; elles pourroient neanmoins donner de la terreur à ceux qui ne le sçauroient pas. Elles servent principalement aux Viperes, pour attraper de petits animaux qu'elles veulent devorer. La langue est enveloppée d'une espece de gaine d'un bout à l'autre. Sa situation est de long en long au dessous de la Trachée Artere, qui la couvre presque toute.

De la Trachée Artere, & du Poûmon.

CHAPITRE II.

LA Trachée Artere est située au dessus, & tout le long de la Langue, & luy sert comme de couverture par sa partie anterieure : Elle a son commencement à l'entrée de la gueule, où elle presente un trou en ovale, relevé & peu à peu racourci vers le haut, & ayant comme un petit bec en sa partie inferieure, qui vient aboutir à l'entre-deux des deux petits tas de glandes qui sont prés du bout des deux machoires inferieures. Elle est composée, à l'entrée, de plusieurs anneaux cartilagineux, joints les uns aux autres : qui continuent environ la longueur d'un bon pouce, & qui se jettent dans le côté droit de la Vipere, où ils rencontrent le Poûmon ; Depuis cet endroit-là, on ne voit plus que les demy anneaux renversez, lesquels étant joints des deux côtez à des membranes qui dépendent du Poûmon, & qui luy sont annexées par dessous d'un bout à l'autre, étant aidez du même Poûmon, servent à la respiration, & continuent leur rang & leur connexion, jusques vers la quatriéme partie du foye, qui luy est soûmis

aussi-bien que le cœur. La Trachée Artere
a en tout huit ou neuf pouces de long ; & à
l'endroit où ses demy anneaux finissent, elle
s'unit avec une membrane qui attire & reçoit
l'air, jusqu'au commencement des intestins,
où elle forme comme un cul de sac en rond.

Le Poûmon étant joint à la Trachée artere, & faisant avec elle un même corps,
est par consequent situé comme elle au côté
droit ; il commence là où finissent les anneaux entiers de la Trachée artere. Le Poûmon est fait en forme de rets, il n'a aucuns
lobes, il est d'une couleur rouge, fort claire & fort vive, d'une substance assez min-
ce, assez transparente, & un peu rugueuse,
à cause de la quantité de veines & d'arteres
qui le traversent ; il est attaché par des membranes à la partie superieure des anneaux
imparfaits, il a sept ou huit pouces de long,
& un petit travers de doigt de large. Il est
tout semé de veines & d'arteres.

Du Cœur & du Foye.

CHAPITRE III.

LE Cœur & le Foye sont aussi situez
au côté droit de la Vipere ; il y a au
devant du cœur un petit corps charnu &

un peu plat , de la groſſeur d'un petit pois ;
qui eſt ſitué deux ou trois lignes au deſſus
du Cœur & autant au deſſous du Poûmon,
& rempli d'eau. Ce petit corps eſt ſuſpendu
par les mêmes membranes qui ſoûtiennent
le Cœur & le Foye. On le peut prendre
pour une eſpece de fagouë ou de *Thymus* ,
& il peut avoir les mêmes uſages.

Le Cœur eſt ſitué , environ quatre ou cinq
pouces au deſſous du commencement du
Poûmon , il eſt de la groſſeur d'une feve-
role ou d'une petite feve , il eſt longuet,
charnu , & environné de ſon pericarde qui
eſt compoſé d'une tunique aſſez épaiſſe ;
il a deux ventricules, l'un du côté droit &
l'autre du côté gauche ; il a auſſi deux ouvertures. Le ſang qui vient de la veine-cave
entre dans le ventricule droit , & ſe jettant
dans le gauche , en ſort par l'Artere Aorte,
qui ſe diviſe d'abord en deux gros rameaux,
dont l'un monte vers les parties ſuperieures,
& l'autre paſſant au deſſous de l'Oeſophage,
& prenant ſon chemin en biais , ſe diviſe
dans ſa ſuite en pluſieurs rameaux, qui s'é-
pandent, & ſont portez à toutes les parties
juſqu'au bout de la queuë.

Le Foye eſt un corps charnu , de couleur
de rouge brun , ſitué demy pouce au deſſous
du Cœur , & ſoûtenu des mêmes membranes, ſa longueur & ſa groſſeur ſont aſſez

inégales, mais les plus grands foyes ont juſqu'à cinq & ſix pouces de long, & un demy
pouce de large : Le Foye eſt compoſé de
deux grands lobes, dont le droit deſcend
un bon pouce plus bas que le gauche : Ces
deux lobes ſont arroſez de la veine-cave qui
ſemble les ſeparer de long en long en deux
corps, & même elle le fait dans leur moitié inferieure, coulant dans leur entre-deux,
& leur ſervant pour les joindre en un même
corps ; la moitié ſuperieure du Foye eſt continuë & ne ſe peut diviſer ſans la couper.
Le tronc de la veine-cave ſe diviſe en deux
rameaux en ſa partie ſuperieure, dont le
principal & le plus gros aboutit au Cœur,
& l'autre paſſe ſous le Poûmon & de là aux
parties ſuperieures ; la même veine-cave dans
ſa partie inferieure ſe diviſe en pluſieurs rameaux, qui deſcendent dans toutes les parties du deſſous. Le Foye des Viperes femelles
eſt à l'ordinaire beaucoup plus long, plus
large, & plus mol, & même plus pâle que
celuy des mâles.

La Vipere eſt dépourvûë de diaphragme,
n'y ayant aucune tunique ſolide tranſverſale
qui ſepare les parties vitales d'avec les naturelles : On pourroit neanmoins dire, que
cette tunique deliée qui dépend de la Trachée artere, & du Poûmon, & qui deſcend vers les Inteſtins, & y forme comme

un cul de fac, en fait en quelque forte la
fonction.

Du Fiel , & du Pancreas , que les Anciens
ont nommé Ratte.

CHAPITRE IV.

LA veſſie du Fiel eſt ſituée un travers de
doigt au deſſous du Foye & à côté du
fond de l'eſtomach , & elle panche ſur le
côté gauche ; Elle eſt preſque de la forme
& de la groſſeur d'une petite feve couchée
ſur ſon plat. Le fiel eſt d'une couleur fort
verte, ſon goût eſt tres-amer & tres-acre,
ſa conſiſtance approche de celle d'un ſyrop
peu cuit. Je n'ay trouvé en la veſſie du fiel
qu'une iſſuë par un petit vaiſſeau , qui ſor-
tant du côté interne de ſa partie ſuperieure,
eſt recourbé dés ſon origine , & deſcendant
& adherant , même dans ſon commencement , à la partie interne de cette veſſie , ſe
diviſe aprés en deux rameaux , dont le principal & le plus droit, paſſant par ce corps
que les Anciens ont pris pour la Ratte , ſe
jette dans le Duodenum , qui eſt le premier
Inteſtin qui le reçoit , & l'autre moindre , en
rebrouſſant chemin , ſemble remonter contre le foye ; mais ſe diviſant en pluſieurs pe-

tits rameaux, on ne fçauroit plus le difcerner ni le fuivre. Ce n'eft pas en ce lieu que
je veux combattre le fentiment des Anciens,
fur la qualité veneneufe qu'ils ont attribuée
au fiel, je renvoye cela en un autre endroit,
où je tâcheray de foûtenir la qualité balfamique de ce fuc, en faifant voir qu'il eft
exempt de toute forte de venin.

Le Pancreas, que tous les Auteurs ont
nommé Ratte, eft fitué prés & tant foit peu
au deffous du fiel, & au côté droit de la
Vipere; Il eft de la groffeur d'un bon pois,
de fubftance charneufe en apparence, mais
en effet glanduleufe. Sa fituation, qui eft
tout joignant le fond de l'eftomach, & vers
l'entrée des inteftins, confiderée avec fa fubftance glanduleufe, me fait croire que c'eft
plûtôt un pancreas qu'une ratte; j'en laiffe
neanmoins la décifion à ceux qui voudront
prendre la peine de l'examiner.

De l'Oefophage, & de l'Eftomach.

CHAPITRE V.

L'OESOPHAGE prend fon commencement au fond du gofier, fa fituation eft
au côté gauche, & fon chemin eft tout droit
au côté du poûmon & du foye, jufqu'à fon

union avec l'orifice de l'Eſtomach. Il eſt
compoſé d'une ſeule membrane, fort molle & fort aiſée à s'étendre, en ſorte qu'on
peut même l'enfler juſqu'à la groſſeur de
deux doigts : C'eſt luy qui reçoit le premier
tous les animaux que la Vipere tuë avec ſes
groſſes dents, & qu'elle avalle tout entiers ;
l'œſophage eſt tres-propre à cét uſage, tant
par ſa large capacité, que par ſa longueur
qui eſt d'un bon pied.

L'eſtomach qui ſuit l'œſophage, eſt comme
couſu à ſon fond, & ſemble ne faire qu'un
même corps avec luy ; il eſt toutefois beaucoup plus épais ; il eſt compoſé de deux fortes
tuniques l'une dans l'autre, & adherantes
l'une à l'autre. L'épaiſſeur de ſes tuniques
fait qu'on ne peut l'enfler de la même maniere que l'œſophage, car il ne peut guere ex-
ceder la groſſeur d'un pouce ; Il a trois à
quatre pouces de long ; Son orifice eſt aſſez
large, de même que ſon milieu, mais ſon
fond va en étreſſiſſant, & eſt d'ordinaire
fort étroitement fermé, & ne s'ouvre que
pour rejetter ſes excremens dans les inteſtins.
Sa tunique interne eſt pleine de rugoſitez
lors qu'il eſt vuide, & on y trouve fort ſouvent pluſieurs petits vers de la longueur &
de la groſſeur de petites épingles. L'eſtomach
eſt ſitué du côté gauche, comme l'œſophage ; mais ſon fond eſt tourné vers le milieu

du corps, pour se vuider dans le premier
intestin.

La longueur & la capacité de l'œsophage,
& la largeur de l'entrée de l'estomach, sont
fort accommodez au naturel de la Vipere,
laquelle n'envoye rien de maché à son estomach, mais avalle pour sa nourriture des animaux tous entiers, quelquefois plus gros, &
quelquefois plus petits; & lors qu'ils se rencontrent plus longs que la profondeur de
l'estomach, le reste demeure dans l'œsophage, en attendant que l'estomach ait tiré &
envoyé à tout le corps le suc des parties dé-
vorées qu'il pouvoit contenir; aprés quoy il
reçoit celles qui restoient encore dans l'œ-
sophage; mais il faut un grand tems pour
tout cela, à cause que l'estomach ne se ferme point, & qu'il ne sçauroit ramasser aucune chaleur considerable pour faire une
prompte digestion.

Des Intestins, des Reins, & des Testicules
de la Vipere; De la Graisse & d'une tuni-
que qui enveloppe ces parties par dessous.

CHAPITRE VI.

LEs intestins des Viperes sont situez au
milieu du corps, sous l'épine du dos, &
immediatement

immediatément aprés le fond de l'eſtomach.
J'en ay remarqué ſeulement trois, dont le
premier & le plus étroit de tous, peut être
appellé *Duodenum* ; le ſecond, qui eſt plus
large, & qui eſt remply de pluſieurs ſinuo-
ſitez, peut être nommé *Colon* ; & le troiſiéme & dernier *Rectum*, lequel auſſi eſt fort
large & fort droit ; il a ſon ouverture au
deſſous & prés du commencement de la
queuë, par où les excremens ſortent. Ces
inteſtins ont à leurs côtez les teſticules avec
leurs vaiſſeaux, tant des mâles que des femelles, & les deux corps de la matrice des
dernieres, dont je parleray aprés cette Section ; Ils ont auſſi à leurs côtez les reins avec
leurs vaiſſeaux qui en partent, & qui ſont
accompagnez de leurs veines & de leurs arteres, de même que tous les vaiſſeaux qui
ſervent à la generation ; mais les inteſtins
n'en ſont pas dépourvûs.

Les Reins ſont ſituez au deſſous des Teſticules, ils ſont compoſez de pluſieurs corps
glanduleux, contigus, & rangez de long en
long, les uns aprés les autres ; Ils ont d'ordinaire deux pouces & demy de long, &
deux lignes & demie de large ſur leur ron-
deur, qui eſt un peu applatie ; ils ſont de
couleur rouge-pâle : le droit eſt toûjours ſitué plus haut que le gauche en l'un & en
l'autre ſexe ; ils ont auſſi leurs ureteres, par

D

où ils déchargent les serositez prés de l'extrémité de l'intestin.

Tous les Intestins, les Testicules, & les Reins sont couverts de graisse fort blanche & fort molle, laquelle étant fonduë, demeure en forme d'huile ; on voit aussi par fois en certaines Viperes quelque peu de graisse auprés du cœur, du poûmon & du foye, & sur tout prés du fiel, & prés de cette partie que les uns prennent pour la Ratte, & les autres pour le Pancreas. Toutes ces parties sont envelopées d'une tunique forte, & fermement attachée aux extrémitez des costes, qui peut passer pour Epiploon, si on y joignoit la graisse ; mais comme la Vipere, qui est une espece de Serpent, ne peut passer que parmy les animaux imparfaits, je ne détermineray pas le nom de cette tunique, à laquelle ceux qui seront plus éclairez que moy, donneront le nom qui leur semblera le plus raisonnable.

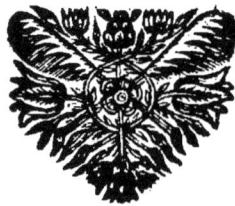

DES PARTIES DE LA VIPERE,
qui servent à la generation.

SECTION IV.

Des parties du Mâle.

CHAPITRE I.

LE Mâle a deux Testicules, qui sont de forme longue, arrondie, & un peu applatie dans sa longueur ; ils vont aussi un peu en pointe vers les deux bouts. Leur couleur est blanche, & leur substance glanduleuse ; leur longueur est inégale, car le droit a plus d'un pouce de long, mais le gauche est plus court, & un peu moindre en grosseur. L'un & l'autre ne sont pas plus gros que le tuyau d'une plume de l'aîle d'un gros Chapon. Leur situation est differente, car le droit commence proche & au dessous du fiel, au lieu que le gauche commence environ huit lignes plus bas que le droit : Ils sont tous deux suspendus en leur partie superieure par deux fortes membranes qui viennent du dessous du foye, & sont d'ordinaire enveloppez de graisse, qui fait qu'on a de la peine à les discerner, à cause de la conformité de couleur qu'ils ont avec cette graisse.

D ij

Du milieu & de la partie interne de chacun de ces Testicules, on voit sortir un petit corps long & menu, assez solide, & même un peu plus blanc que la substance des Testicules, qui descend, & qui leur est attaché tout le long, jusqu'à leur bout inferieur. On le peut appeller Epididime. On voit au bout de chacun, le commencement d'un petit vaisseau variqueux, qu'on peut nommer spermatique à cause de sa fonction, qui est un peu aplati, de couleur fort blanche, & assez luisante, & qui est d'ordinaire rempli de semence, en forme d'un suc laiteux. Ce vaisseau est assez delicat, & il est replié en tout son cours, en forme de plusieurs S jointes ensemble, d'une façon fort agreable à voir : de là il descend entre l'intestin & le rein, duquel il suit l'uretere jusqu'au trou du dernier intestin, par où sortent les excremens. Il est aussi accompagné de veines & d'arteres d'un bout à l'autre, de même que les Testicules, & il cesse d'être anfractueux, un peu avant que d'arriver à l'ouverture de l'intestin. Chacun de ces deux vaisseaux spermatiques vient se rendre à son propre reservoir de semence, dont il y en a deux qu'on peut nommer Parastates, qui sont comme des glandes blanches, chacune de la longueur, de la grosseur & de la forme d'un grain de semence de chardon benit. Ces glan-

des font fituées de long en long, au deffous
& entre les deux parties naturelles ; elles font
toûjours remplies d'un fuc laiteux , & tout
femblable à celuy des vaiffeaux fpermatiques,
que je viens de décrire : & pour fournir à
l'éjaculation lots du coït, elles tranfmettent
la femence qu'elles contiennent dans les canaux éjaculatoires des deux parties naturelles
qui leur font voifines.

Je puis dire là-deffus, que ceux qui ont
pris ces deux refervoirs de femence pour
d'autres Tefticules , fe font bien trompez
dans l'opinion qu'ils avoient , voulant dire
que puis qu'ils avoient deux parties naturelles, il devoit auffi y avoir pour chacune
deux Tefticules : mais leur fubftance étant
tout-à-fait differente des veritables Tefticules que j'ay décrits , & leur fonction étant
de recevoir & non de former, je ne les reconnois que pour Paraftates, qui reçoivent peu
à peu la femence que les Tefticules leur
envoyent; qu'ils refervent, & qu'ils tiennent
toute prefte pour le tems du coït ; & pour
faire dans un moment & à propos , ce que
les vaiffeaux fpermatiques ne fçauroient executer fi tôt , ni fi bien , à caufe de leur longueur , & de leur entortillement.

Le mâle a deux parties naturelles toutes
pareilles , qui étant arrachées , font chacune
de la longueur de la queuë de l'animal. Leur

D iij

naiſſance vient de l'extrémité de la queuë, ſous laquelle elles ſont ſituées de long en long, l'une prés de l'autre : elles vont en groſſiſſant de même que la queuë, au commencement de laquelle elles finiſſent, & elles ont leur iſſuë auprés & à côté l'une de l'autre, & tout joignant l'ouverture de l'inteſtin, qui fait en quelque ſorte leur ſeparation.

Chacune de ces parties eſt compoſée de deux corps longs & caverneux, ſituez enſemble l'un contre l'autre, & qui ſe joignent vers leur ſommité en un même corps, qui ſe trouve environné de ſon prépuce, & qui a ſes muſcles érecteurs, conformément à ceux de pluſieurs animaux. Ces parties ſont remplies par dedans de pluſieurs aiguillons, fort blancs, fort durs, fort pointus, & piquans, qui y ſont plantez, & qui ont leur pointe diverſement tournée, dont la grandeur & la groſſeur ſe rapportent à l'endroit de la partie naturelle où ils ſont ſituez, en ſorte que comme la ſommité eſt plus grande & plus groſſe, ſes aiguillons le ſont auſſi, & ils ne s'avancent & ne paroiſſent que lors que le prépuce, qui les couvre, s'abaiſſe, qui eſt lors que l'animal ſe diſpoſe pour l'accouplement.

Ces parties naturelles ſont d'ordinaire cachées, & elles ne s'enflent & ne ſortent que pour le coït, ſi ce n'eſt qu'ayant pris l'ani-

mal, on les fasse sortir par force, en les pressant, car alors on les voit sortir toutes deux
également, chacune environ de la grosseur
d'un noyau de datte, & des deux tiers de sa
longueur, & leur sommité se trouve toute
couverte, & toute environnée de ces aiguillons comme la peau d'un Herisson ; ces aiguillons se retirent & se cachent sous le prépuce, lors qu'on cesse de les presser.

L'issuë de ces deux parties est environnée
d'un muscle bien fort & bien épais, auquel
la peau est fortement attachée, & en sorte
qu'il est fort difficile de l'en separer : le même muscle sert aussi à ouvrir & à resserrer
l'intestin.

*Des parties de la Vipere Femelle qui servent
à la generation.*

CHAPITRE II.

LA Vipere femelle a deux Testicules, de
même que le mâle, ils sont toutefois
plus longs & plus gros, mais de la même
forme. Ils sont situez aux côtez & proche
du fond des deux corps de la matrice, & le
droit est plus haut que le gauche, de même
qu'aux mâles : leur substance & leur couleur
sont aussi fort semblables : le droit a environ

D iiij

un pouce & demy de long, & deux lignes &
demie de large, le gauche a quelque chofe
de moins; ils ont leur epididime , & leurs
vaiffeaux fpermatiques , qui portent la femence dans les deux corps de la matrice, &
qui font bien plus courts que ceux des mâles.
Je diray neanmoins , que ces Tefticules ne
paroiffent pas toûjours tels en toutes les femelles, fur tout en celles qui font amaigries,
ou par maladie , ou pour avoir été long-tems
gardées, car leurs Tefticules s'accourciffent,
fe rétreffiffent , & fe deffeichent , de même
qu'en celles qui ont leurs œufs déja grands;
ayant remarqué qu'en celle-ci les Tefticules
font fort raccourcis , & fort deffeichez , &
même qu'ils font defcendus plus bas , quoi-
que le droit fe trouve toûjours plus haut
que le gauche.

La matrice commence par un corps affez
épais, qui eft compofé de deux fortes tuniques , & qui étant fitué au deffus de l'ouverture inferieure de l'inteftin , a au même lieu
fon orifice , qui eft large , & qui fe dilate aifément, pour recevoir tout à la fois, par une
même ouverture , les deux parties naturelles
du mâle dans l'accouplement. Ce corps eft
environ de la grandeur de l'ongle d'un doigt
mediocre , & il fe divife fort prés de fon
commencement en deux petites poches, ouvertes au fond , & que la nature a formées

pour recevoir & pour embrasser les deux membres du mâle dans le coït. Leur tunique interieure est pleine de rugositez & est fort dure, de même que celle de tout le corps, dont nous avons parlé ; en sorte que la Vipere souffre, & même prend plaisir au picotement des aiguillons des membres du mâle, sans en être blessée, quoique leur pointe soit fort piquante.

La matrice commence par ces deux petites poches, à se diviser en deux corps, qui montent chacun de leur côté le long des reins, & entre-eux & les intestins, jusques vers le fond de l'estomach, où ils sont suspendus par des ligamens, qui viennent d'auprés du foye, étans aussi soûtenus d'espace en espace, par divers petits ligamens qui viennent de l'épine du dos. Ces deux corps sont composez de deux tuniques molles, minces & transparentes, qui sont l'une dans l'autre : leur commencement est au fond de ces deux petites poches qui embrassent les deux membres du mâle, dont ils reçoivent la semence chacun de leur côté, pour en former des œufs, & ensuite des Vipereaux, par la jonction de leur propre semence que les Testicules y envoyent. Ces deux corps de matrice sont fort aisez à se dilater, pour contenir un grand nombre de Vipereaux jusqu'à leur perfection. Ce qui repugne au sen-

timent de quelques-uns , qui ont voulu que
la matrice de la Vipere n'eût qu'un seul
corps , situé au milieu & tout le long de l'é-
pine du dos ; * Car quoy qu'il y ait des corps
separez pour loger les œufs, & les vipereaux,
qui dépendent de cette matrice , cela n'empêche pas qu'elle ne soit divisée en deux
corps distincts , assortis chacun de leurs Ovai-
res qu'on peut discerner, sur tout lors que
la Vipere n'a pas encore conçû : mais j'estime que le sujet de leur méprise a été en
ce que ces veritables corps de matrice étant
fort délicats , & fort transparans , sur tout
lors qu'ils sont enflez & étendus par les œufs,
ou par les vipereaux qu'ils contiennent, n'ont
pas passé , à ce qu'ils ont crû, pour de veritables corps de matrice , & qu'ils ont pris
pour elle les intestins qui sont situez au milieu , qui paroissent assez gros & assez épais,
& qui semblent ne faire qu'un même corps ,
avec le premier corps épais de la matrice,
sous lequel le commencement du premier
intestin est attaché & situé.

La Vipere n'est pas la seule qui a sa matrice divisée en deux corps semblables , & situez également chacun de leur côté , & le
long des intestins qui les separent ; car j'ay
remarqué la même chose en plusieurs Couleuvres que j'ay ouvertes pour en sçavoir la
verité.

De la Generation & de la naiſſance des
Vipereaux.

CHAPITRE III.

P A R la deſcription exacte que je viens
de faire, des parties qui ſervent à la Vipere pour la generation, il eſt aiſé de renoncer à toutes les Fables que nous trouvons dans
les Livres, touchant la copulation des Viperes, & touchant la naiſſance des Vipereaux,
dont auſſi je ne veux pas ennuyer le Lecteur.
Il ſuffit de dire que par le moyen de l'introduction des deux membres du mâle dans les
deux poches de la matrice que j'ay décrites ; par l'éjaculation de la ſemence, faite
également par tous les deux, dans les deux
corps de la matrice qui ſont unis & annexez au fond des poches, & par le concours
de la propre ſemence de la femelle, laquelle
ſes Teſticules envoyent lors du coït ; les œufs
deſcendent & deviennent feconds dans l'un &
dans l'autre corps de la matrice. Je dis qu'ils
ſont couverts chacun de leur petite tunique ;
que même tous ceux de chaque corps de
matrice ſont enſemble enveloppez d'une
membrane commune, qui eſt & qu'on peut
nommer leur Ovaire ; que le tout eſt enfer-

mé dans fon propre corps de matrice ; que
les œufs y prennent leur accroiffement ; que
les Vipereaux s'y forment, & s'y perfectionnent ; qu'ils en fortent les uns aprés les autres, par la même voye par où la femence
du mâle eft entrée ; & qu'ils naiffent vivans,
de même que plufieurs autres animaux , fans
qu'il y ait aucune neceffité que la mort de la
mere intervienne.

Je puis afsûrer la verité de toutes ces circonftances , pour les avoir bien verifiées ,
aprés avoir exactement examiné toutes les
parties en divers tems , & fur un grand
nombre de fujets ; pour avoir vû l'extenfion
& la dilatation de ces deux corps de matrice , lors même que les Vipereaux étoient per-
fectionnez & prefts à naître , de même que
le chemin libre par où ils devoient fortir ,
& pour les avoir vû naître vivans , fans aucun dommage de la mere.

J'ay remarqué que le corps droit de la matrice de la Vipere , eft d'ordinaire beaucoup
plus rempli d'œufs & de Vipereaux , que n'eft
le gauche ; que le nombre des œufs eft affez
inégal ; qu'il y en a quelquefois vingt & vingt-
cinq ; & que par fois auffi il y en a la moitié
moins ; que les Vipereaux prennent leur forme & leur perfection dans l'œuf ; qu'ils y
font fituez & entortillez diverfement , &
d'une maniere fort divertiffante ; qu'ils ont

chacun dans leur œuf une efpece d'arriere-
faix, qui pend de leur nombril, par où ils
tirent leur nourriture; qu'en naiffant ils l'entraînent avec eux, & en font en partie enveloppez; & que leur mere les en délivre, & les
nettoye en les léchant lors qu'ils font nez.

Or quoi-que j'aye décrit le plus exactement
qu'il m'a été poffible, toutes les parties internes & externes de la Vipere, tant du
mâle que de la femelle; Afin qu'on puiffe
mieux comprendre toutes chofes, je renvoye
le Lecteur aux Eftampes qui fuivent, dans
lefquelles il pourra voir les mêmes parties
que je viens de décrire, reprefentées & tirées, aprés le naturel, avec leur explication
dans les Tables qui les precedent. J'efpere
qu'il y trouvera dequoy fe contenter.

L E Lecteur fera averti, qu'ayant fait
reprefenter au commencement de ce Livre, deux Viperes mâle & femelle joints enfemble, au tems du coït, & que n'y ayant
dans la forme exterieure de leur corps, aucune difference confiderable de l'un à l'autre,
qu'en leur queuë, dont il verra feparément
la reprefentation dans la deuxiéme Eftampe.
J'ay crû qu'il n'étoit pas neceffaire de donner
à part le portrait entier du mâle; & je me

*suis contenté qu'on repreſentât la femelle en
l'état auquel elle eſt, lors qu'elle ſe délivre de
ſes Vipereaux, qui eſt celuy qui m'a ſemblé le
plus conſiderable pour ſa figure exterieure.*

*Il ne s'arrétera pas auſſi à la ſituation en
laquelle la Vipere eſt repreſentée dans l'Eſtampe, lors que ſes Vipereaux naiſſent, parce
qu'outre la ſymmetrie qu'on y a recherché, on
y a auſſi voulu faire voir des parties qui me
ſembloient bien neceſſaires, & qui n'auroient
pû être bien repreſentées ailleurs.*

Explication de ce qui eſt repreſenté dans la premiere Eſtampe.

A A A. Vipere femelle mettant au jour
ſes Vipereaux, preſentant le deſſous de ſon
corps, où l'on verra les grandes écailles avec
leſquelles elle rampe.

B B B B. Quatre Vipereaux, chacun en
un des coins de l'Eſtampe, repreſentez entortillez, & en la même poſture & même
ſituation, que nous les avons vûs vivans &
preſts à naître, dont deux paroiſſent ſans
enveloppe, un couvert de ſa tunique, &
l'autre ayant une piece de ſon arriere-faix
dépendant de ſon nombril.

C C C C. Quatre autres Vipereaux, au
dedans du rond que la Vipere forme, l'un

defquels paroît rampant & nettoyé de fon arriere-faix, le fecond ayant encore fon arriere-faix dépendant de fon nombril, le troifiéme naiffant & traînant avec foy fon enveloppe, & le dernier enveloppé de fon arriere-faix, & en l'état qu'il pouvoit être lors qu'il étoit preft à naître.

D D. Une partie du corps d'une Vipere femelle, repréfentée ouverte fous le ventre de long en long, & renverfée depuis l'endroit du fiel, jufqu'à l'orifice de la matrice, & placée dans le rond que la Vipere forme.

E. le Fiel.

F. le Pancreas, que plufieurs ont appellé Ratte.

G. le fond de l'Eftomach.

H. le commencement des Inteftins.

I. I. I. les Oeufs contenus dans les deux corps de la matrice, mais qui font en beaucoup plus grand nombre dans le droit que dans le gauche.

K. une partie du dernier Inteftin.

L. l'Orifice de la matrice, & de l'Inteftin.

M M. les deux petites poches, qui font joignant le commencement des deux corps de la matrice.

N N. une partie de chacun des Reins.

Explication de ce qui eſt repreſenté
dans la ſeconde Eſtampe.

A A. Premiere moitié du corps de la Vipere mâle, écorchée, renverſée, & ouverte ſous le ventre d'un bout à l'autre, contenant,

B B. La Trachée Artere.

C C. le Poûmon.

D. la Fagouë, ou le Thymus.

E. le Cœur.

F. le Foye.

G. la Veine-cave.

H H. l'Oeſophage.

I. le Rameau de l'Artere Aorte qui monte.

L. le Rameau de l'Artere Aorte qui deſ-

M. l'Eſtomach.　　　　　　　[cend.

N N. Seconde moitié du corps, au même état que la premiere, contenant,

O. le fond de l'Eſtomach.

P. la Veſſie du Fiel.

Q. le Pancreas, ou ſi on veut, la Ratte.

R R R. les Inteſtins.

S S. les Teſticules, avec leur Epididime.

T T. les Vaiſſeaux ſpermatiques.

V V. les Reins.

a a. la Queuë d'un mâle, à laquelle ſont
annexées les parties qui ſuivent.

b b.

b b. les deux Membres, en la maniere qu'ils fortent, au tems de l'accouplement.

c c. les deux Paraſtates, ou reſervoirs de ſemence,

d d. les deux Vaiſſeaux ſpermatiques.

e e. les deux Teſticules.

f f. les deux Epididimes.

g g g. les Inteſtins.

h h. les deux Reins.

i i. la Queuë d'une femelle, à laquelle ſont jointes les parties qui ſuivent.

l l. l'Orifice de la matrice.

m m. les deux petites poches.

n n n n. les deux corps de la matrice.

o o. les deux Teſticules avec leurs epididimes, & leurs vaiſſeaux ſpermatiques.

p p. les Inteſtins.

q q. les deux Reins.

r r. Une grande partie du corps d'une Lezarde, de la même longueur & de la même groſſeur qu'elle a été vomie par une Vipere, pluſieurs jours aprés avoir été priſe.

ſ ſ. Reſte de la teſte, & reſte des jambes de devant de la même Lezarde, vomis en même tems.

t t. l'Oeſophage qui avoit contenu la grande partie du corps de la Lezarde.

u u. l'Eſtomach, qui avoit contenu & tiré peu à peu la ſubſtance du reſte du corps de cét animal.

E

Explication de ce qui eſt repreſenté
dans la troiſiéme Eſtampe.

A. Squelet entier de la Vipere.

B. Teſte ayant la gueule fermée, repreſentée avec une partie de ſon coû.

C. Teſte ayant la gueule en partie ouverte, écorchée en ſa partie laterale, & y preſentant les Glandes Salivaires, avec leurs vaiſſeaux limphatiques, au deſſus des groſſes
dents.

D. Teſte ſans coû, repreſentée ayant la
gueule ouverte.

E. Autre teſte ſans coû, plus ouverte, &
preſentant diſtinctement toutes ſes parties internes qui s'y peuvent repreſenter, & qui ſe
pourront aiſément comprendre, en liſant les
endroits où j'en ay parlé.

F. Le Crane entier d'une Vipere.

G. La partie inferieure de ce Crane ſeparée.

H. Les Glandes Salivaires conglomerées,
repreſentées avec leurs vaiſſeaux limphatiques, un peu plus groſſes que les naturelles,
pour les faire mieux comprendre, & autant
bien que leur petiteſſe le permet.

I. Les mêmes Glandes Salivaires, les deux
yeux avec leurs nerfs optiques, les cinq

corps du Cerveau, & celuy de la moëlle spinale, adherans ensemble, separez du Crane,
& representez par la face de dessus.

L. Les mêmes corps joints ensemble, representez par la face du dessous.

M. Diverses grosses dents, les unes seules,
les autres dans leur vessie, les autres accompagnées de dents d'attente, qui leur sont
plantées au dessous dans la même vessie.

N. Machoire superieure articulée à un petit os, qui de son autre bout est articulé à la
racine de la grosse dent.

O. Machoire inferieure, composée de deux
os, & articulée à l'os inferieur de la clavicule ployée en coude, qui dépend de la partie
laterale posterieure du Crane.

P. Le Poûmon avec sa Trachée Artere
hors du corps.

Q. Le Cœur dans son pericarde.

R. Le Foye separé en deux lobes par la
veine-cave.

S. La vesicule du Fiel, avec le vaisseau
qui porte son suc dans l'intestin.

T. Le Pancreas, que quelques-uns prennent pour Ratte.

V. Les Intestins.

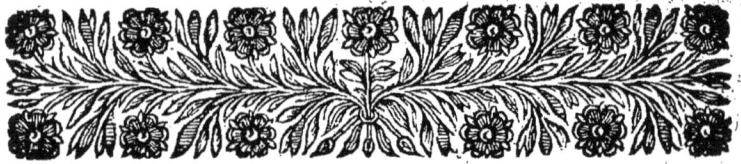

EXPERIENCES
SUR LA
VIPERE.

MORSURE DE VIPERE,
arrivée à un Homme.

CHAPITRE PREMIER.

U Mois de Juin de l'année 1668. je fis venir une grande quantité de Viperes vivantes, mâles & femelles, pour executer le deſſein que j'avois formé, de ſçavoir au vray tout le bien & tout le mal dont la Vipere étoit capable. Je fus aſſez heureux pour exciter la curioſité de plu-ſieurs perſonnes intelligentes, & entre-autres de quelques Medecins de mes amis, ſçavans & éclairez, qui voulurent bien prendre la peine de ſe rendre chez moy tous les jours, pour aſſiſter à mes experiences, & me communiquer leurs lumieres.

La premiere Assemblée parut d'abord assez funeste par un malheur bien surprenant. Un Gentil-homme étranger, attiré à mes experiences par sa propre curiosité, éprouva en sa personne, contre son attente, une grande partie des accidens fâcheux que la Vipere peut causer, & nous fournit, malgré nous, une experience, qui fut suivie de circonstances trop considerables, pour être supprimée; J'ay crû aussi être obligé d'en faire d'abord le recit, parce qu'elle a été non seulement la premiere, mais la seule qui a fourni plus de choses remarquables que toutes les autres qui ont suivi.

Ce Gentil-homme, âgé de vingt-cinq ans, s'étoit rencontré, par hazard, le jour precedent chez moy, lors qu'on venoit de m'apporter cinq ou six douzaines de Viperes : d'abord il voulut les voir, & souhaitant de ma part de satisfaire à sa curiosité, je tiray du baril une de ces Viperes; il ne se contenta pas de la voir, mais il la prit en sa main, & la tint environ un gros quart-d'heure, la laissant tournoyer & s'entortiller à l'entour de sa main & de son bras, sans que la Vipere fit aucun semblant de le mordre : il luy lia ensuite le coû, & l'ayant penduë par là, il l'écorcha, & la vuida de ses entrailles pour les examiner. Je suis asûré qu'il n'auroit pas

E iij

évité d'être mordu dés lors, si la Vipere eût
été irritée, mais n'ayant pas été mal-traitée,
& se plaisant à respirer un autre air que celuy du vaisseau, où elle avoit été long-tems
enfermée, elle se laissa attacher, & ne pût
après faire le mal qu'elle auroit fait, si elle
n'eût été liée.

Ce fut toute autre chose le lendemain;
car ce Curieux s'étant trouvé chez moy à
l'heure de l'Assemblée, ayant vû sur la table une Vipere, qu'on avoit tenu long-tems
avec des pincettes, & qui étoit fort irritée;
la voulut prendre avec la main, quoy qu'on
l'eût fort exhorté de n'en rien faire, & qu'on
luy eût representé qu'il avoit déja eu trop de
hardiesse le jour precedent; il ne l'eût pas
plûtôt prise qu'elle tourna la teste afin de le
mordre, & elle atteignit d'une de ses grandes dents crochuës, la partie laterale interne du pouce droit, un peu au dessous de la
situation de l'ongle. La piqûre ne paroissoit
que comme celle d'une épingle, elle ne nous
sembloit même guere profonde, & nous ne
vîmes à la superficie qu'un fort petit trou,
avec tant soit peu de rouge; de sorte qu'elle
n'étoit connoissable que par sa couleur. Il
n'y eut au dessus, ni aux environs de ce petit trou, aucune trace de ce suc jaune contenu dans les vessies qui environnent les
grosses dents, & que l'on a coûtume de voir

épanché fur la playe, lors que la Vipere mord profondement : la piqûure neanmoins luy caufa d'abord de la douleur, mais le doigt n'en fut pas enflé pour lors, & l'enflûre ne parut que quelques heures aprés, comme je diray dans la fuite.

On trouva bon de fcarifier la partie, & de faire de fortes ligatures au deffus de la morfure, tant pour arrêter les effets du venin, que pour en décharger cette partie bleffée; mais le malade y refifta, ne croyant pas d'abord que fon mal fut de confequence, & ne pouvant qu'à regret fe refoudre à fouffrir quelque fcarification ; il n'endura qu'avec peine qu'on tint fort prés & au deffus de la morfure, une fpatule de fer fort chaude & réchauffée plufieurs fois ; ce qui fut fait, afin de tenir les pores ouverts, & de r'appeller & faire exhaler par là quelque partie du venin de la morfure : nous fîmes prendre cependant au bleffé, deux dragmes de Theriaque dans un demy verre de vin.

Dans moins de demy quart-d'heure aprés la morfure, le bleffé fentit quelque debilité, & demanda une chaife ; il devint en même tems fort pâle, & fon pouls fe trouva fort petit, fort frequent & fort foible, & même interrompu : Ces accidens furent fuivis de mouvemens convulfifs, & de roidiffemens de tout fon corps, & fur tout du coû, & des

E iiij

muſcles de la teſte : il ſe plaignoit auſſi en même tems d'une tres-grande douleur vers le nombril : les froideurs parurent aux extré-mitez, & même ſur tout le viſage, qui ſe trouvoit couvert de petites ſueurs froides ; ſes lévres étoient tumefiées, ſur tout celle du deſſous. En même tems ſe trouvant preſſé de ſes douleurs autour du nombril, & ſentant que ſon ventre ſe vouloit ouvrir, il ſe leva : mais ayant rendu quelques excre-mens, il tomba en foibleſſe, & rejetta en même tems par la bouche, non ſeulement la Theria-que qu'il avoit priſe, mais tout ce qu'il avoit mangé à dîner, qui n'étoit pas encore digeré : nous courûmes à ſon ſecours, & le trouvâmes ſi abatu, qu'il luy fut impoſſible de remonter à la chambre, d'où il étoit deſcendu.

Comme ſon pouls étoit toûjours petit, profond, frequent, & inégal, & que ſes défaillances étoient continuelles, auſſi-bien que ſes ſueurs froides, on trouva à propos de luy donner une dragme de poudre de Vipere dans de l'eau Theria-cale & de Chardon-benit, & de luy appli-quer un grand Epitheme de Theriaque ſur le cœur & ſur l'eſtomach, mais il rejetta d'abord ce qu'il venoit de prendre : Quel-qu'un voulut auſſi luy donner de l'Orvietan mêlé avec de nouvelle poudre de Vipere, il les vomit tout de même, & pria qu'on

lé mit fur un lit, & qu'on luy donnât d'autre fecours. Pendant tout cela, il ne manquoit ni de connoiffance, ni de bon raifon-
nement, nonobftant la foibleffe de fon corps,
& il avoit eu grande repugnance à l'Orvietan, pource qu'il n'y ajoûtoit point de foy,
& il ne confentit à le prendre que par déference à quelques-uns de ceux qui étoient
prefens, qui luy en avoient fait inftance.

Ce vomiffement ne donnant pas le tems
aux remedes de porter, ni de communiquer
leur vertu aux parties nobles ; je crûs fort à
propos de recourir au Sel volatile de Viperes,
parce qu'étant tout volatile, & tout propre
à être promptement porté à toutes les parties, mêmes les plus éloignées, le malade en
pourroit plûtôt & plus à propos reffentir les
effets, que de tous les autres remedes plus
groffiers, lefquels ayans été rejettez dés qu'ils
étoient entrez dans fon corps, n'avoient pas
eu le tems d'être reduits en acte par l'eftomach, ni de communiquer leur vertu aux
parties qui en avoient befoin.

Je fis donc diffoudre une dragme de ce
Sel volatile de Viperes dans de l'eau Theria-
cale, & de l'eau de Chardon-benit, & je luy
donnay environ le quart de ce mélange ; il le
garda quelque moment, puis il en vomit
une partie ; mêlée avec plufieurs flegmes fort
vifqueufes ; je luy fis prendre encore une

pareille quantité du même mélange , qu'il
garda encore quelque peu de tems , & aprés
il revomit ce qui en pouvoit être resté dans
son estomach , & parmy cela toûjours plusieurs flegmes. On continua à luy redonner
de ce mélange de tems en tems , à mesure
qu'il l'avoit revomy, & même on luy donna plusieurs lavemens , pour appaiser les
douleurs violentes & obstinées qu'il sentoit
à l'entour du nombril.

Ses lévres étoient toûjours fort tumefiées,
son pouls fort mauvais, & les sueurs froides,
de même que les foiblesses , continuërent
assez long-tems : mais ayant perseveré dans
l'usage du Sel volatile de Viperes , son vo-
missement cessa , & il garda la huitiéme prise , qui luy avoit été donnée environ quatre heures aprés la morsure ; Les symptomes
diminuërent dés-lors , la froideur commença
peu à peu à se retirer , & fit place à la chaleur naturelle , qui parut toute entiere environ cinq heures aprés la morsure ; son
pouls revint , & fut égal & robuste , mais
un peu émû.

Ce fut sur les dix heures du soir que les
accidens les plus fâcheux disparurent : le
malade fut heureux dans son malheur , d'ê-
tre secouru promptement & à propos. Je ne
le quittay point que ses accidens mortels ne
fussent cessez. Alors on le fit porter à son

logis, où je l'accompagnay, & fis mettre au lit, & par l'avis de ces Messieurs, qui le visiterent frequemment pendant que son mal dura, je fis un mélange d'une dragme de Confection de Hyacinthe, d'autant de celle d'Alkermes, d'une once de Syrop de limons, & de quatre onces d'eau de Chardon-benit, qu'on luy donna en trois fois, de trois en trois heures. On luy faisoit sentir des Citrons, & on luy en donnoit de tems en tems de petites roüelles sucrées. Il prenoit de bons boüillons, & bûvoit de la ptisanne faite avec la racine de Scorsonere, & la raclûre de corne de Cerf, dans laquelle on mêloit du Syrop de limons ; il bûvoit aussi quelquefois un peu de vin, & on dissolvoit de la Confection d'Alkermes, tantôt dans ses boüillons, & tantôt dans sa ptisanne.

C'est une chose assez remarquable, que pendant tous les grands accidens qu'il eut, son doigt n'étoit point changé, & qu'il n'y paroissoit aucune enflûre, mais elle commença lors que ces accidens cesserent. Et cependant les douleurs autour du nombril continüoient, quoy qu'elles fussent tant soit peu diminuées ; ce qui obligea les Medecins à luy ordonner souvent des lavemens ; son ventre étoit un peu tendu, mais non pas enflé ; sa langue étoit blanchâtre, sans être seiche, ses yeux étoient abatus & ternis, son viſage pàle, & ſes lévres toûjours tumefiées.

L'enflûre du doigt s'étendit la nuit par toute la main ; on l'oignit pluſieurs fois d'huile
de Scorpions compoſée de *Mathiole* , mêlée avec de l'eau de la Reine de Hongrie,
mais nonobſtant cette onction, l'enflûre paſſa juſqu'au bras dés le lendemain , avec douleur & rougeur, & s'augmentoit à vûë d'œil.
On trouva bon de luy appliquer des fomentations faites avec les racines d'Angelique,
d'Imperatoire , de Carline & d'Ariſtoloche,
& les ſommitez de Scordium , de Centaurée,
d'Abſinthe , de Mille-pertuis , & de Cala-
mente, boüillies dans du vin blanc, & de continuer toûjours les onctions de l'huile de Scorpions de Mathiole parmi ces fomentations.

Quoi - que cela fut fait bien ſoigneuſe-
ſement , on n'en reconnut pas pourtant un
grand effet : le malade étoit dégoûté , &
même il vomit une fois le boüillon qu'il
avoit pris ; mais ce vomiſſement ne continua
pas : Il uſoit toûjours des mêmes remedes internes & externes , & des mêmes alimens ;
mais bien qu'il ſentit ſes parties en fort bon
état, que ſon pouls fut fort égal & bien remis , qu'il ne fut point alteré , & qu'il ne
ſentit aucune chaleur, ni aucune douleur en
tout le reſte de ſon corps ; neanmoins celle
du nombril étoit obſtinée, & l'enflûre, la
douleur , & la rougeur de la main & du

bras augmentoient toûjours, & dés le troifiéme jour elles avoient gagné l'épaule du
même côté, & defcendoient fous l'aiffelle,
fur toute la mammelle, & fur toutes les parties voifines, & même fur toute la region
du foye, nonobftant l'ufage continuel des
fomentations, & des onctions d'huile de
Scorpions.

Toutes ces confiderations, jointes à la fai-
fon fort chaude où nous étions, faifoient ap-
prehender que la gangrene ne fe mit à ces
parties : On crût que puifque les remedes
exterieurs, qu'on avoit jugé les plus utiles,
n'avoient pas un bon fuccez, il falloit avoir
recours aux internes ; c'eft ce qui porta les
Medecins à luy faire donner le foir du troifiéme jour, une dragme de racine de Contrayer-
va en poudre, diffoute dans des eaux cordiales, avec autant de Confection d'Alkermes ;
mais on ne reconnut aucune diminution, ni
de la rougeur, ni de l'enflûre, ni de la douleur ; au contraire, nous remarquions que
l'enflûre fembloit vouloir gagner le côté
gauche.

Aprés avoir bien examiné toutes chofes,
on donna unanimement les mains aux in-
ftances que je faifois de revenir à l'ufage du
premier remede interne, qui avoit porté le
plus grand coup, & qui avoit manifeftement
operé ; je veux dire du Sel volatile de Vi-

peres. C'étoit le matin du quatriéme jour
aprés sa morsure. On luy donna donc une
demi-dragme de ce Sel volatile de Viperes,
dissoute dans quatre onces d'eau de Chardon benit, & on le fit bien couvrir pour luy
provoquer la sueur; le remede opera conformément à nôtre esperance & à nos de-
sirs, car non seulement le malade sua tres-
copieusement, mais il reçût un amandement tres-considerable en tous les maux qui
luy restoient : Sa douleur umbilicale n'étoit
presque plus sensible, l'enflûre de ses lévres,
& celle qui étoit survenuë à la region du
foye, à la mammelle, & sous l'aisselle, disparurent, & celle de l'épaule, du bras & de
la main fut beaucoup diminuée; de même
que la douleur & la rougeur. On jugea de
là, qu'asûrement on viendroit à bout de
tout le reste; & pour y parvenir, on donna au malade le lendemain matin une pareille dose de ce Sel volatile de Viperes, qui
le fit suer de nouveau fort abondamment :
la douleur du nombril cessa tout-à-fait, l'enflûre de l'épaule s'en alla entierement, celle
de tout le bras & de toute la main fut encore beaucoup diminuée; de même que la
rougeur & la douleur; Et pour ne pas laisser l'affaire imparfaite, encore que le malade
se trouvât en un fort grand amandement,
on luy redonna encore le jour suivant une

pareille dofe du même Sel, & même on la
réitera encore le jour d'aprés pour la derniere fois ; en forte que ce remede diffipa
toute l'enflûre, toute la rougeur , & toute
la douleur du bras, de la main, & du doigt
même, où on fe contenta d'appliquer un
petit emplâtre pour cicatrifer les incifions
qu'on y avoit faites , & qui furent confo-
lidées trois ou quatre jours aprés. Ce qui
n'empêcha pas le malade de fortir, & de va-
quer à fes affaires ; de même que s'il n'eût
jamais été mordu de la Vipere.

Ceux qui liront cette Hiftoire , & qui en
examineront bien toutes les circonftances,
les divers & les furprenans accidens de la
morfure de la Vipere qui nous ont paru, &
l'action puiffante des remedes dont on s'eft
fervi pour les furmonter , y trouveront un
fujet tres-ample pour exercer leur raifonnemens, & jugeront bien que j'ay eu grande
raifon de rechercher exactement , comme
je l'ay fait , toutes les parties de la Vipere,
pour les bien connoître , & pour en bien
fçavoir les effets ; de faire un grand nombre d'experiences fur toutes les parties, &
en toutes occafions, & de m'appliquer à la
préparation des remedes merveilleux , qui
fe peuvent tirer du corps de cét animal.

L'effet tout extraordinaire de fon Sel volatile, en arrétant & en furmontant en pre-

mier lieu le venin , qui exerçoit fi violem-
ment fa tyrannie fur la chaleur naturelle , &
fur toutes les parties nobles , & qui fans doute en eût tout-à-fait triomphé ; l'activeté ,
la penetration , & la force de ce même Sel,
allant trouver ce venin , & le chaffant des
parties les plus éloignées du corps , où il s'é-
toit fortifié , & d'où il tâchoit de regagner
la place qu'il avoit perduë , & où cependant il fembloit , s'il faut ainfi dire , fe moc-
quer des remedes ordinaires les plus puiffans.
Tout cela , dis-je , eft affez fuffifant pour le
faire admirer ; & on avouëra fans doute ,
que les maux que la Vipere peut faire , &
que prefque tout le monde peut éviter , ne
font rien au prix d'un tel remede que la même Vipere peut fournir , & qui peut fervir,
non feulement pour guerir fa morfure , mais
pour furmonter une infinité de maladies rebelles , contre lefquelles les remedes com-
muns ne peuvent rien : Sans parler de plufieurs autres belles préparations tirées de la
Vipere , que je décriray après mes experiences.

MORSURES

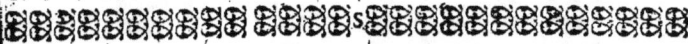

MORSURES DE VIPERES,
faites fur divers Animaux.

Experiences fur des Chiens.
CHAPITRE II.

LEs effets qui font furprenans, ont accoûtumé de toucher fenfiblement les
efprits des hommes ; ce font eux qui exci-
tent les Curieux à rechercher leur caufe :
& quoy qu'elle les precede toûjours, on
ne la connoîtroit pas, & l'on ne fçauroit pas
même qu'elle fût, fi fes effets n'avoient paru
les premiers. Ayant donc à traiter du venin
de la morfure de la Vipere, j'efpere qu'on
ne trouvera pas mauvais, que je commence
le recit de mes experiences ; par des exemples de fes effets. Et pour ne pas ennuyer
le Lecteur, par le rapport de tout ce qui a
été experimenté chez moy, en differens tems,
je me fuis feulement attaché à ce que j'ay crû
meriter davantage d'être communiqué, à ce
qui a le plus fervi à mon deffein, & à tout ce
qui peut le plus fournir aux Curieux la fatisfaction entiere de toutes mes experiences.
Une des plus confiderables fut faite fur

F

un Chien, qu'on fit mordre à la lévre inferieure par une Vipere irritée : le Chien ne
s'en émût pas beaucoup d'abord, mais peu
à peu il devint trifte , & la machoire commença à s'enfler : il vomit quelque tems
après la derniere nourriture qu'il avoit prife, & rendit quelques excremens : on luy
prefenta enfuite du pain, de la viande & de
l'eau, mais il n'y toucha pas : il demeuroit
couché fans fe plaindre ; l'endroit de la morfure devint livide , & la lividité s'étendit au
deffous du coû , & jufques vers la poitrine,
de même que l'enflûre. A la fin il mourut,
mais ce ne fut que quarante heures après la
morfure. Son ventre ne parut pas enflé , &
nous ne remarquâmes dans tout l'exterieur,
rien d'extraordinaire, que l'enflûre & la lividité à la partie morduë , & aux environs.
On ouvrit le Chien aprés fa mort : nous trouvâmes dans le tronc de la veine-cave quelque peu de fang caillé , & nous remarquâmes que le refte du fang en cét endroit,
dans le cœur, & par tout ailleurs, étoit d'u-
ne couleur obfcure , & d'une fort mauvaife
confiftence, comme d'un fang en partie diffout & corrompu. L'eftomach parut de couleur un peu obfcure , mais le mefentere &
les inteftins l'étoient davantage. Nous ne
trouvâmes aucune alteration au cœur, au
foye, au poûmon, ni à la ratte ; car toutes

ces parties étoient de fort belle couleur, & en leur état naturel.

Morsure faite à l'oreille d'un autre Chien.

CE Chien hurla dés qu'il sentit la mor-sure, & même il renouvella de tems en tems ses hurlemens pendant demi-heure, puis il demeura sans hurler ni se plaindre : l'endroit de la morsure devint livide & enfla, de même que les parties les plus voisines : ce Chien ne vomit pas, mais il rendit quel-ques excremens qui parurent naturels : il ne voulut ni manger, ni boire, non plus que le premier, & il mourut bien plûtôt, car il ne vêquit que vingt-quatre heures aprés avoir été mordu. Nous ne vîmes dans tout l'exterieur rien d'extraordinaire que la livi-dité & l'enflûre à la partie voisine, & aux environs ; & l'ayant ouvert, nous trouvâmes toutes les parties internes au même état que celles du Chien, dont je viens de parler : nous ne trouvâmes en celui-ci aucun sang caillé, ni dans le cœur, ni dans la veine-cave, ni ailleurs, mais il étoit de couleur obscure, & de fort mauvaise consistance, & dans une disposition visible à être coagulé.

F ij

Autre morſure au bout du nez d'un Chien.

ON fit mordre le bout du nez à un autre
Chien par une Vipere irritée. Le Chien
hurla, ſe ſentant mordu, mais il fut bien-tôt
appaiſé, & s'occupa à lécher l'endroit mordu, ou à le gratter de tems en tems avec ſa
patte : il ne ſe coucha point, & continua
quelque tems dans cét exercice, & il alloit
& venoit par la chambre. L'endroit de la
morſure devint un peu livide, mais il n'enfla
pas, & peu de tems aprés le Chien bût &
mangea tout de même que s'il n'eût pas été
mordu : peu à peu la lividité diſparut, & le
Chien n'eut autre mal. * Le reſſerrement de
la ſubſtance du bout du nez, & la petiteſſe
des vaiſſeaux qui s'y rencontrent, s'étant
trouvez fort oppoſez à la libre entrée des eſprits, furent apparemment un grand moyen
pour ſauver la vie à ce Chien mordu.

Autre morſure à la jambe d'un petit Chien.

UN Chien de ſept ou huit jours fut auſſi
mordu à la jambe par une Vipere irritée : le Chien commença à hurler dés qu'il
fut mordu, & il continua juſqu'à ce qu'il fut

mort, ce qui arriva environ une heure après : la partie étoit enflée & livide comme aux autres ; & l'ayant ouvert , nous ne recconnûmes rien d'extraordinaire dans son corps, que quelque espece de lividité à l'estomach, & aux intestins , & l'obscurité & la mauvaise consistance du sang, comme aux autres : car toutes les autres parties internes nous parurent fort saines.

Autre morsure faite au bas du ventre d'un Chien.

NOus fîmes aussi mordre un autre Chien au bas du ventre, par une autre Vipere irritée ; il hurla beaucoup à l'instant, mais cela ne dura pas long-tems. L'endroit de la morsure devint fort enflé , & fort livide, & l'enflûre & la lividité s'étendirent tout autour des parties naturelles : ce Chien bûvoit souvent, mais il ne vouloit pas manger, & il fut toûjours en cét état sans empirer. Deux jours après , pour être plus certains de la chose , nous le fîmes mordre par deux fois, prés du même endroit où il avoit été mordu. Il hurla encore beaucoup, & l'enflûre augmenta & s'étendit presque par tout le ventre, aussi-bien que la lividité : mais cela ne passa pas outre ; parce que le Chien léchoit souvent ses playes , & cependant il

F iij

buvoit de l'eau , & à la fin il fe mit à manger , de forte que fans autre remede que fa
langue , toute l'enflûre & toute la lividité
difparurent en cinq ou fix jours. Et le Chien
fe trouva au même état qu'il étoit avant
les morfures.

*

Autre morfure faite à la Langue d'un Chien.

CE Chien nous donna de la peine , car
il fe défendit long-tems avant que de
lâcher fa langue ; il y reçût neanmoins une
morfure profonde d'une Vipere irritée : d'a-
bord il fit des hurlemens tres-grands, qu'on
entendoit de fort loin , & qu'il continua toûjours en s'agitant & fe tourmentant pendant
demi-heure, au bout de laquelle il mourut.
Nous ne manquâmes pas de l'ouvrir , & bien
que le cœur, le foye, le poûmon & la ratte,
fuffent en fort bon état , la langue fe trouva
extraordinairement livide , tout le mefentere
couvert de taches noires , dont plufieurs
étoient plus grandes que des lentilles, fous lefquelles il y avoit un fang coagulé , l'eftomach
& les inteftins étoient auffi plus obfcurs que
ceux de tous les autres endroits ; au refte le
fang devenu noir , & commençant à fe coaguler dans le cœur, & dans la veine-cave, paroiffoit d'une confiftance de fang tourné &
corrompu.

Cette derniere experience nous satisfit
beaucoup, nous faisant toucher au doigt les
effets du venin de la morsure de la Vipere,
& nous faisant voir que ce n'est pas aux parties nobles qu'il s'adresse directement, puisque nous n'y avons jamais remarqué aucune
alteration; mais que c'est principalement sur
le sang qu'il agit, parce qu'il en corrompt la
substance, qu'il le coagule, ou qu'il en des-
unit les parties, qu'il en trouble la circulation, qu'il empêche en même tems la communication des esprits par tout le corps, en
en privant les parties nobles, ravissant au
sang la pureté, avec laquelle il avoit accoûtumé de les arroser, & détruisant indirecte-
ment & par accident ces parties en les privant des esprits animaux & du bon suc qui
les faisoit subsister.

Nous reconnûmes aussi que le progrés du
venin de la morsure de la Vipere, dépend
principalement de l'endroit qui aura été mordu, & de la grandeur des veines, ou des arteres que la dent aura attrapé : car la langue du Chien se trouvant remplie de veines
& d'arteres, il ne faut pas s'étonner si le
venin les rencontrant, & trouvant en elles
un grand chemin fort court & fort libre,
pour triompher de l'animal mordu, produi-
sit bien-tôt ses effets, & donna beaucoup
plus promptement la mort, que celuy qui ne

F iiij

rencontroit que de petits rameaux déliez &
tortus, par lesquels son chemin se trouvoit
plus étroit, plus détourné, & plus long, quoy
qu'il ne laissât pas d'executer à la fin, ce
qu'il auroit fait bien plûtôt, si le chemin eût
été plus libre.

On peut aussi juger par les effets du venin
de la morsure de la Vipere sur ces Chiens, &
principalement sur le dernier, que le vomis-
sement, & les douleurs extrémes, aux environs du nombril, arrivées au Gentil-homme
dont nous avons décrit l'Histoire, venoient
en partie du sang qui étoit coagulé, ou disposé à coagulation dans son cours, & qui ne
pouvoit bien circuler ; & en partie de ce que
les esprits, qui accompagnent le sang dans
sa circulation, trouvant des obstacles dans
leur chemin, tâchoient de se faire passage ;
& pour cét effet, faisant violence aux parties
laterales de leur chemin, excitoient en ces
endroits-là les douleurs extrémes que le malade y sentoit ; lesquelles aussi pouvoient être
augmentées par le sang, qui apparemment
s'étoit coagulé hors des grands vaisseaux, &
pouvoit être épars en forme de taches au
mesentere, ou ailleurs, de même que dans
le corps du Chien. On peut juger de même,
que les sueurs froides, les convulsions, & les
défaillances dont le malade étoit accablé,
ne venoient que du manquement du com-

merce ordinaire des efprits avec les parties
nobles, & de la bonté & pureté du fang deftiné pour les arrofer.

Pour ce qui eft du fuccés des remedes employez pour la guerifon du Gentil-homme,
j'en diray mes fentimens dans la fuite de
mes experiences, aprés que j'auray donné
des démonftrations fuffifantes pour les appuyer.

Quant aux Chiens qui ont été gueris par
le léchement de la playe, j'eftime que c'é-
toit un bon moyen pour rappeller & pour
faire retrograder le venin : & je donne fort
dans le fentiment de ceux qui ont crû, que
fi la perfonne morduë, ou quelque amy
pour luy, s'attache à fuccer long-tems &
fortement la morfure, elle peut être guerie,
pourvû toutefois que les dents de la Vipere
n'ayent pas attèint quelque grand vaiffeau,
par où le progrez du venin puiffe prévaloir
fur la force du fuccement. Je fuis auffi perfuadé que ces efprits fuccez & rappellez,
font incapables de nuire à celuy qui les fuc-
ce, tant pour avoir été affoiblis par l'action
qu'ils viennent de faire, que pour être privez alors des inftrumens propres à porter &
à feconder leur action, fçavoir les dents de
la Vipere.

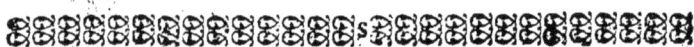

MORSURES DE VIPERES,
sur des Pigeons & sur des Poulets.

CHAPITRE III.

LEs experiences faites sur ces petits animaux m'ont encore beaucoup servi, pour bien connoître les effets de la morsure de la Vipere, qui se sont trouvez fort semblables dans les uns & dans les autres.

Je fis mordre par une Vipere irritée un Pigeon & un Poulet, tous deux de suite, & presque en même tems, en la partie la plus charnuë, sçavoir celle du dessous de la poitrine : on remarqua bien-tôt en l'un & en l'autre un battement de cœur fort frequent, & tout extraordinaire, qui alla toûjours en augmentant, & en telle sorte que le Poulet & le Pigeon furent morts en moins de demi-heure : nous les ouvrîmes aussi-tôt, & nous trouvâmes en l'un & en l'autre quelque peu de sang coagulé dans le cœur & dans la veine-cave, & tout le reste du sang noirâtre, disposé à coagulation, & comme tourné & corrompu ; mais le cœur & le foye, & toutes les parties internes & externes de fort belle couleur, & en fort bon état, à la

referve d'un peu de lividité, qui paroiffoit
fur la morfure.

Nous avons remarqué plufieurs fois la même chofe en plufieurs Poulets & en plufieurs
Pigeons ; mais il ne fera pas hors de propos
de dire ici le divers fuccez de deux Pigeons
que j'avois fait mordre également, & en un
même endroit par une Vipere irritée. J'avois
fait avaller au premier environ le poids de
demy écu de Theriaque, un moment avant
qu'il fut mordu, au lieu que je n'avois rien
fait prendre au dernier. Le premier mordu
alloit & venoit par la chambre, fans qu'il
parut avoir du mal, mais le dernier mourut
dans moins d'un quart-d'heure. Je fis aprés
mordre de nouveau le premier à la cuiffe :
alors il devint peu à peu malade, & enfin
mourut une demi-heure aprés : mais l'endroit de la premiere morfure fut beaucoup
plus livide que celuy du Pigeon, qui étoit
mort dans un quart-d'heure, & même davantage que l'endroit de la cuiffe où il avoit
été mordu en dernier lieu : nous jugeâmes
que les efprits irritez, n'ayant pû penetrer le
dedans du corps, qui étoit défendu par la
Theriaque, avoient agi fur l'exterieur, &
tout autour de la morfure, où ils avoient
coagulé le fang, & formé la lividité : au lieu
que des efprits pareils n'ayant trouvé aucune
refiftance en l'autre Pigeon, avoient gagné

& agi fur le dedans , & avoient comme dé-
laiffé & méprifé l'endroit par où ils étoient
entrez : nous ne nous étonnâmes pas auffi ,
de ce que la Theriaque qui avoit vigoureu-
fement repouffé les efprits introduits par la
premiere morfure , ne pût refifter aux derniers que pendant une demie-heure , & de
ce qu'elle fut enfin contrainte de ceder , at-
tendu que le nombre des ennemis étoit
grand , & qu'étant affoiblie du combat qu'elle
venoit de fouffrir , elle n'avoit pas la force
de foûtenir un nouvel affaut des derniers.

Je piquay auffi plufieurs fois , & bien profondement des Chiens , des Pigeons & des
Poulets , avec des longues dents de Viperes,
les unes tirées de la gueule des mortes , les
autres arrachées de celles des vivantes ; il y
eut auffi quelqu'un de la compagnie , qui
maniant une tefte morte , voulut piquer fon
doigt avec une des grandes dents , & le fit,
en forte que le fang en fortit. Je voulus auffi
moy-même en enfoncer une dans ma main,
& fi profondement qu'un tronçon de la dent
étoit refté , & demeura plus de demi-heure
caché dans la chair : * mais l'ayant enfin tiré
avec une épingle , je n'en reçûs aucun dommage , non plus que celuy qui s'étoit à deffein piqué avec une grande dent de Vipere
morte , en toutes lefquelles piqûures , on ne
reconnut aucune apparence de venin , ni

d'autre mal , que celuy qu'auroit fait la piqûure d'une épingle , ou de quelque cho- se semblable.

Nous plumâmes aussi un Pigeon à l'en- droit le plus charnu, & tenant des deux mains les machoires d'une Vipere vivante ouvertes, & luy faisant relever ses grandes dents , nous pressâmes les deux machoires à la fois , con- tre cét endroit charnu , & nous fîmes que les dents y entrerent profondement , & que le suc jaune des gencives eut bien le tems d'entrer dans les playes que les dents avoient faites. Nous vîmes en même tems , que le sang sortoit par les playes , & qu'il se mê- loit avec le suc jaune qui y avoit resté. Nous avions alors appresté une petite pierre venuë de Portugal , que ceux du païs appellent en leur Langue, *pierre aux Couleuvres*, qui est de couleur assez noire , luisante au dehors, de forme ronde & plate , & environ de la grandeur d'une piece de cinq sols de France, mais trois fois plus épaisse , laquelle nous appliquâmes d'abord sur la morsure, qui se trouvoit couverte du sang , & du suc jaune mêlez. La pierre s'attacha deslors à la playe, & nous ne reconnûmes rien d'extraordinaire au Pigeon ; nous eussions pû croire que cela provenoit de la vertu de la pierre , laquelle on nous vouloit assûrer être infaillible con- tre les morsures de la Vipere , & de toute

forte de Serpens, ſi nous n'euſſions éprouvé
quelques jours auparavant une pareille pierre, ſur un Pigeon mordu au même endroit
par une Vipere irritée, & ſi la morſure n'eut
été ſuivie de la mort du Pigeon, un quart
d'heure aprés. Nous crûmes que cela meritoit bien une nouvelle experience : & ayant
encore en main la même pierre, qui ſem-
bloit avoir ſauvé le Pigeon precedent, &
une autre pareille, que Monſieur l'Ambaſſa-
deur d'Eſpagne avoit confiée à ſon Medecin,
nous fîmes mordre par une même Vipere
irritée, deux Pigeons également gros & gras,
chacun au même endroit bien plumé : le ſang
parut ſur l'une & ſur l'autre morſure, mais
il y parut fort peu de ſuc jaune : Nous appliquâmes en même tems les deux pierres,
une ſur chaque Pigeon : elles s'attacherent
d'abord également aux morſures, mais nous
remarquâmes à l'inſtant, en l'un & en l'autre, un battement de cœur fort relevé &
fort frequent, qui fut ſuivi de la mort de
l'un & de l'autre Pigeon, ce qui arriva en
un même tems, & dans moins d'un quart
d'heure.

Je voulus ſçavoir ſi le venin, qui avoit
tant de force ſur le ſang, pouvoit faire auſſi
quelque mauvaiſe impreſſion ſur les parties
nobles ou ſolides des animaux mordus ; aprés
avoir choiſi de celles qui nous paroiſſoient

fort belles & en fort bon état, je pris un
de ces Pigeons morts de la morsure ; j'en
donnay à manger à une Chatte fort maigre,
qui en fit un bon repas ; & laquelle, bien
loin d'en avoir souffert aucune incommodité, en mangea beaucoup d'autres depuis,
aussi-bien que des Poulets, dont elle devint
fort engraissée.

Je voulus encore éprouver, si une même
Vipere pouvoit en un même tems, faire
mourir de sa morsure divers animaux les uns
aprés les autres, & si le venin étoit épuisa-
ble, en sorte que les animaux mordus les
derniers en pûssent être exempts. Pour en
sçavoir la verité, je fis mordre cinq Pigeons
l'un aprés l'autre, par une même Vipere que
j'irritois toutes les fois qu'elle mordoit. Tous
ces Pigeons moururent bien-tôt aprés ; &
même l'on remarqua que le dernier mordu
mourut le premier. Pour ce qui est du sang,
& de toutes les parties internes & externes,
ce fut à peu prés la même chose qu'au premier Pigeon mordu.

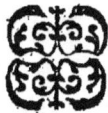

❦❦❦❦❦❦❦❦❦❦❦❦・❦❦❦❦❦❦❦❦❦❦❦❦

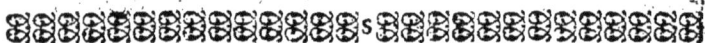

MORSURES DE VIPERES,
faites sur des Souris.

CHAPITRE IV.

QUELQUE tems aprés avoir cessé de
travailler à mes Experiences, j'appris
que certaines Dames de grande qualité, en
ayant oüy parler, regrettoient beaucoup de
n'y avoir pas assisté, & qu'ayant sçû que
j'avois toûjours chez moy des Viperes en vie,
elles desiroient d'y venir, pour me prier de
leur faire connoître l'un & l'autre sexe de
ces animaux, & en leur faisant voir quelques experiences de leurs morsures, d'en vouloir faire des nouvelles sur quelques Souris,
qu'elles avoient fait prendre exprés & attacher par la queuë avec de la ficelle. Je me
crûs dés-lors civilement obligé d'exempter
ces Dames curieuses, de la peine de venir
dans ma maison : Je priay pour cét effet un
de mes amis, de les asûrer de ma part, que
je me rendrois fort volontiers dans l'hôtel
qu'il leur plairoit me désigner, & de leur
dire que j'y ferois porter autant de Viperes
qu'il en faudroit pour satisfaire à leur curiosité. Mes offres furent acceptées, & m'étant
rendu

rendu à point nommé au lieu qu'on m'avoit indiqué, j'y trouvay une fort belle compagnie; en preſence de laquelle, aprés avoir fait connoître par les parties plus apparentes, & ſur tout par les naturelles, la difference des Viperes mâles d'avec les femelles, & fait voir l'effet de leurs morſures ſur quelques Poulets & ſur quelques Pigeons; les Souris que ces Dames avoient fait prendre & tenir en état, donnerent un grand divertiſſement à toute la compagnie: Car étant incomparablement plus remuantes que les Lezards, ni les Scorpions, ni divers autres animaux, que la Vipere devore de même que les Souris, lors qu'elle eſt en campagne, & qu'elle les peut attraper; elles ſe garantiſſoient non ſeulement de la morſure des Viperes, que je tenois ſur la table, & que j'irritois afin qu'elles les mordiſſent; mais quoy qu'attachées par la queuë, elles ne manquerent pas, chacune à leur tour, de courir d'abord contre la Vipere, à la morſure de laquelle on les deſtinoit, & allant droit contre ſa teſte, de la ſaiſir par le muſeau avec les dents, & en les ſerrant, la tenant ferme, & la ſecoüant, ne vouloir que bien difficilement quitter leur priſe; tellement que j'eus bien de la peine de dégager chaque Vipere des dents de ces Souris, & encore plus de faire en ſorte que la Vipere les pût attraper avec ſes dents, car

G

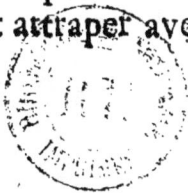

elles efquivoient toûjours ; & les Viperes ne
les euffent jamais atteintes, fi je ne les euffe
arrétées par force. Ce fut alors que chaque
Vipere eut moyen de mordre fa Souris,
& fi profondement, que la mort de chacune s'en enfuivit dans moins d'une minute
d'heure.

* La grande mobilité des Souris, & leur
difpofition à livrer combat aux Viperes,
faifant affez juger que ces premieres fçachant bien attaquer, elles fçavent bien fe
défendre ; l'on ne fçauroit concevoir l'artifice dont fe fervent les Viperes, pour attraper & devorer ces fortes de beftes, que
j'ay fouvent trouvées entieres dans leur eftomach, ou dans leur œfophage. Il y a lieu
auffi de s'étonner, que les Lezards, qui
font des animaux que la nature a pourvûs d'armes naturelles pour attaquer & pou-
fe défendre, fe laiffent devorer par les Viperes, dont la tefte & la groffeur du corp
font quelquefois moindres que les leurs ; &
qu'étant pris ils puiffent être long-tems dan
des vaiffeaux parmi des Viperes, fans fe nuire ni méfaire les uns aux autres, & fans quo
les Viperes fe prévalent de la facilité qu'elle
auroient alors à les devorer. Il y a grand
apparence, que les Viperes trouvent endo-
mis les animaux qu'elles devorent ; & quo
fe fentant prifes, la terreur qu'elles ont d

l'homme, les empêche de rien entreprendre
fur les autres animaux, & même de prendre aucune nourriture, dont j'ay verifié
qu'elles peuvent fe paſſer pendant pluſieurs
mois, avant que leur mort s'en enſuive.

* La longueur des dents de la Vipere ayant
penetré beaucoup plus avant dans le corps
des Souris, qu'elles ne le pouvoient dans
celuy des autres animaux plus grands, fur
lefquels j'avois fait mes experiences ; & ayant
par conſéquent donné lieu aux eſprits irritez, d'entrer avec celerité dans les plus
grandes veines ou arteres de ces petits animaux ; on ne doit pas s'étonner que leur
mort ait été beaucoup plus prompte, que
celle de tous les autres dont j'ay parlé, &
dont le retardement ou l'avancement dépen-
doient non feulement de la grandeur des
animaux mordus, mais de la grandeur des
veines ou arteres, que les dents de la Vipere avoient rencontrées.

Les diverſes experiences que je viens de
reciter, m'engagent infenſiblement à dire
ma penſée fur le venin de la Vipere, & fur
fon action : J'eſtime auſſi qu'il eſt à propos
de m'en expliquer ici, & d'employer aprés
le reſte de mes principales experiences, pour
appuyer ce que j'auray avancé.

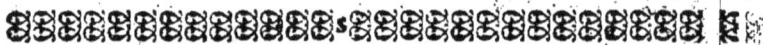

DV VENIN DE LA MORSVRE
de la Vipere, & de son action.

CHAPITRE V.

LEs Anciens, prévenus de l'opinion
qu'il y avoit fort peu de parties dans
la Vipere qui fussent exemptes de venin, ne
les ont examinées que fort legerement. Et
comme ils jugeoient que la colere de la Vipere contribuoit beaucoup au venin, croyant
qu'elle avoit son siege dans le fiel, ils y ont
aussi établi celuy du venin, & se sont imaginez que le goût de ce fiel, fort acre &
fort amer, en marquoit la malice, & que les
veines & les arteres qui passent prés du fiel,
qu'on peut suivre jusques dans les machoires, & qui paroissent de même que par tout
le corps, au dessus & au dessous du fiel,
étoient des canaux, que la nature avoit formé tout exprés, pour porter le suc du fiel
dans les gencives, & que c'étoit ce suc là,
qui causoit tous les accidens mortels, & la
mort même.

Mais s'ils eussent consideré que cette colere de la Vipere ne residoit pas dans le fiel;
s'ils eussent remarqué que les fiels d'un nom-

bre infini d'autres animaux ont un goût tres-
approchant de celuy de la Vipere, sans qu'ils
soient veneneux ; que les veines & les arteres, qui passent prés du fiel ; qui semblent
en partir, & qui s'étendent aux gencives,
& même à toutes les parties du corps, sont
des vaisseaux destinez seulement à porter le
sang ; que ces vaisseaux n'ont pas leur origine dans le fiel, & ne sçauroient porter un
suc qu'ils n'ont pû recevoir ; qu'il n'y a aucun goût de fiel dans tous ces vaisseaux imaginez, non plus que dans le suc des gencives, ni dans tout le reste du corps, au
dessus du fiel ; & qu'en toute la vessie du fiel,
il n'y a qu'un vaisseau tant soit peu considerable, quoi-que fort délié, lequel sortant,
comme nous avons dit, du côté interne de
la partie superieure du fiel, descend, bien
loin de monter, & se décharge dans le premier intestin, suivant la description que j'en
ay donnée, & suivant la figure qu'on en peut
voir dans l'Estampe. * Enfin tant de raisons
convainquantes me portent à dire, que les
Anciens ne seroient pas tombez dans les erreurs grossieres qu'ils ont avancé sur ce sujet,
s'ils eussent mieux examiné toutes choses.

Mais sans m'arréter à des principes si legerement établis, & si mal soûtenus, ayant
pour moy un grand nombre d'experiences,
sur lesquelles je me fonde ; Je dis, Que le

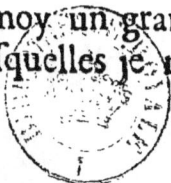

fiel de la Vipere eft tout-à-fait exempt de
venin , & qu'au contraire il poffede une vertu balfamique , mondificative , & fort propre
à plufieurs bons ufages ; Qu'il n'y a aucun
vaiffeau qui porte fon fuc aux veficules qui
environnent les groffes dents ; Que le fuc
jaune qui y eft contenu , eft en toutes chofes fort different de celuy du fiel , excepté
qu'ils font tous deux également dépoüillez
de venin ; Que ce fuc jaune eft amaffé &
formé , par les Glandes Salivaires que j'ay
décrites ; Qu'il eft porté dans les veficules
des dents par les vaiffeaux limphatiques qui
partent de ces Glandes ; Que ce fuc n'eft
qu'une pure & fimple falive , dont j'ay déja
marqué l'ufage ; Et que ce fuc ne contribuë
rien au venin de la morfure , puis qu'étant
goûté & avallé , comme je l'ay éprouvé plufieurs fois , il ne fait aucun mal ni aux hommes , ni aux beftes ; & que même étant mis
fur des playes ouvertes , & fur des incifions
faites dans la chair , foit en les en frottant,
foit en le mêlant avec le fang , il ne fait
aucun dommage.

J'avance toutes ces chofes , nonobftant le
fentiment d'une perfonne fort éclairée en
Medecine , & fur tout en ce qui concerne
la Vipere , lequel parce qu'il afûre d'avoir
fait plufieurs experiences qui fe trouvent
oppofées aux miennes , m'a obligé , par la

haute opinion que j'ay de la capacité & de la sincerité de cét homme celebre, d'y apporter encore plus d'exactitude, & de me fortifier par un tres-grand nombre d'experiences, qui se sont toûjours rencontrées semblables, dans la verité que je soûtiens ici, & dont je rapporteray des preuves evidentes & infaillibles.

Je dis de plus, qu'il n'y a aucun venin dans toutes les autres parties du corps ; qu'il n'y en a pas même dans les grandes dents, si la Vipere n'est vivante, & si la morsure n'est accompagnée des esprits irritez ; que le mal que la dent fait, lors que la Vipere mord, consiste principalement en ce qu'elle ouvre la porte aux esprits irritez, sans laquelle irritation la morsure de la dent n'est pas mortelle ; & qu'elle ne peut ni ne doit être considerée que par la playe profonde & étroite, que pourroit faire une dent aussi pointuë, aussi longue & aussi déliée, de quelque autre animal que ce soit. Dans lesquelles circonstances, le grand nombre d'experiences que j'ay faites, m'a rendu sçavant ; puisque j'ay remarqué une difference toute manifeste en la morsure de la Vipere irritée, d'avec celle de la Vipere qu'on faisoit mordre en luy tenant les machoires, & en enfonçant ses grosses dents sur le corps de quelque animal ; parce que cette action forcée luy

G iiij

fert plûtôt à retenir fes efprits, qu'à les pouſ-
fer ; à quoy la liberté de l'animal eſt neceſſaire , & ces efprits ne peuvent partir , que la
colere de la Vipere ne les ayt immediatement précedez & pouſſez. Car cette façon
de mordre, en luy tenant les machoires , &
en enfonçant fes dents fur quelque animal,
quoy qu'elle laiſſe plus de ſuc jaune fur la
partie morduë, que la morfure de la Vipere,
mordant d'elle-même par irritation , n'eſt
fuivie d'aucun accident fâcheux , & ſe guerit comme une fimple playe ; au lieu que
l'autre eſt fuivie de la mort, lors qu'on manque de moyens pour la détourner.

L'effet donc du venin étant tout fpiritueux , & n'agiſſant que felon que les efprits
font plus ou moins irritez & pouſſez, & felon qu'ils trouvent les voyes plus ou moins
libres ; j'ay droit de l'imputer aux efprits irritez, n'en ayant trouvé aucune trace, ni
réelle , ni apparente dans toutes les parties
viſibles. Mais pour mieux appuyer mes fentimens fur ce fujet, je marqueray ici ce que
je penfe, touchant l'action de ces efprits
irritez.

Ces efprits pouſſez par la colere que la Vipere avoit conçûë, trouvant les ouvertures
que les dents ont faites, fuivent leur inclination : & comme c'eſt leur propre d'avancer & de penetrer, ils en cherchent d'abord

toutes les voyes, & ils avancent plus ou
moins, suivant la facilité, ou la difficulté
qu'ils y rencontrent. De là vient que la morsure est bien plus dangereuse, lors que les
dents ont attrapé des grands vaisseaux, que
lors qu'elles n'ont trouvé que des chairs, ou
des petits rameaux de veines ou d'arteres.
De sorte que les esprits irritez de la Vipere,
rencontrant le sang & les esprits contenus
dans les vaisseaux de l'animal mordu, les
poussent & les pressent pour se faire passage,
& embarrassant les particules qui composent
le sang, y causent une coagulation, ou une
confusion, qui trouble sa circulation ordinaire, & qui empêche par ce moyen la communication des esprits aux parties principales, dont dépend leur subsistance, & leur
vie. Et par cette privation, elles sont con-
traintes de succomber, ou pour avoir été
attaquées dans leur fort par ces esprits irritez,
& en avoir été infectées, ou plûtôt parce
que ces esprits de la Vipere se sont rendus
maîtres des avenuës, & qu'ils ont bouché
les passages, par où le sang & les esprits
leur étoient communiquez.

Je conclus donc, que l'imagination de la
Vipere, étant irritée par l'idée de la vengeance que lui ont imprimée les maux qu'on
luy a faits, donne un mouvement aux esprits qui ne se peut exprimer, & les pousse

avec violence par les nerfs & par leurs fibres, &
vers la cavité des dents, comme dans un
entonnoir, & que de là ils font portez dans
le fang de l'animal, par l'ouverture qu'elles
luy ont faite, pour y produire tous les effets,
dont je tâche de rendre raifon. En attendant que quelques perfonnes plus capables
que moy, portent leurs raifonnemens encore
plus loin.

Au refte, quelques-uns ont penfé que ces
efprits irritez, ont en eux une acidité fecre-
te, capable de coaguler le fang, & d'empêcher la circulation, d'où viennent les accidens mortels : mais cét acide ayant pû être
produit dans la maffe du fang, par fes parties
mêmes, qui viennent à fe diffoudre & à fe
defunir, lors qu'elles font infectées du venin,
& que la corruption s'y gliffe, comme au
lait, qui s'aigrit & fe corrompt de lui-même,
fans qu'on y mefle aucun acide ; il n'eft pas
neceffaire de chercher un acide coagulatif
dans les efprits de la Vipere, qu'on ne fçauroit goûter pour en fçavoir la verité : & d'autant moins, que cét acide peut être naturellement formé dans le fang de l'animal
mordu, fans le chercher dans la Vipere,
comme s'il en étoit parti.

Quoy qu'il en foit, il faut demeurer d'ac-
cord que cette irritation, dans les efprits de
la Vipere, eft la principale caufe de l'activité

& de la penetration de son venin, & que sans elle il ne produiroit pas des effets si surprenans que ceux dont j'ay apporté divers exemples : Aussi n'est - elle pas le seul des animaux, dont la morsure est funeste, & va même quelquefois jusqu'à la rage, lors qu'ils sont irritez : les Chiens, les Loups, & les hommes même en font foy ; & pour ne pas sortir de nôtre sujet, la morsure des Serpens, dont la Vipere est une espece, est plus ou moins mauvaise, selon la nature de leurs esprits, & sur tout selon qu'ils sont irritez & poussez, & qu'ils ont les dents plus ou moins longues.

Il semble que Cleopatre étoit bien instruite sur cette matiere, lors que se voulant faire mourir, elle se fit apporter deux Aspics dans un panier de fruits, & les piqua avec une aiguille d'or, qu'elle tira de sa coëffure, & se fit mordre à l'instant par un de ces Aspics au bras droit, & par l'autre à la mammelle gauche, connoissant, comme dit un Auteur celebre, que leur fierté & leur cruauté naturelle ne suffiroit pas pour bien executer ce qu'elle desiroit, & qu'il falloit que cette piqûure servit à irriter les esprits pour suivre la morsure, & pour la rendre mortelle : S'il en est de leur morsure comme de celle de nos Viperes, qui aussi ont cela de particulier, que non seulement elles s'irritent aisément,

mais que dans le moment de l'irritation elles
mordent avec une celerité étrange ; ce qui
marque bien la subtilité & l'impetuosité de
leurs esprits, de laquelle dépend la force &
l'action de leur venin. On peut aussi remarquer, qu'en distillant des corps de Viperes,
on en tire des parties tres-subtiles & tres-
penetrantes, & en bien plus grande quantité, à proportion, que d'aucun autre animal.

Cependant ni l'obstacle que ces esprits irritez de la Vipere, font à la communication
des esprits de l'animal mordu, ni la coagulation, ou la confusion qu'ils causent au sang,
ne font pas de telle force, que des remedes
specifiques ne puissent les surmonter, & rétablir l'animal en l'état qu'il étoit avant qu'il
fut mordu. Ce que je prouveray dans la
suite par diverses experiences, où j'espere
de faire voir par quel moyen les remedes
surmontent l'action puissante de ces esprits
irritez.

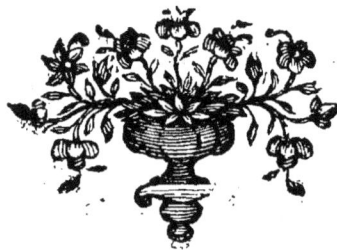

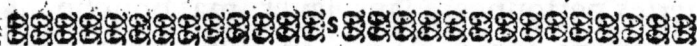

EXPERIENCES DU SUC

jaune contenu dans les veſicules des groſſes dents, faites ſur divers Animaux.

CHAPITRE VI.

Dans le deſſein que j'avois de bien éprouver toutes choſes, je pourſuivis mes experiences ; & pour être bien aſſûré de la qualité de ce ſuc jaune qu'on a crû ſi dangereux, je fis mordre par ſix Viperes irritées, ſeparément, & pluſieurs fois par chacune, une tranche de pain, & tant qu'elle eut bien épuiſé & retenu tout le ſuc jaune contenu dans les gencives de ces ſix Viperes : Je fis manger en même tems la tranche de pain à un Chien qui étoit à jeun, lequel n'en fut non plus incommodé que s'il eut mangé du pain ſec, & qui n'eût point été imbibé de ce ſuc.

J'ay auſſi fait avaler pluſieurs fois à des Poulets & à des Pigeons, des morceaux de pain trempez dans ce même ſuc, & je puis aſſûrer qu'aucun de ces animaux n'en a ſouffert aucun mal.

J'ay eu moy-même la curioſité de goûter pluſieurs fois de ce ſuc, en preſence de di-

verses personnes , sans laver ma bouche ni
avant , ni aprés : Il y a eu aussi des Medecins qui en ont goûté eux-mêmes dans mes
Assemblées , tant pour en sçavoir le goût
que pour être bien persuadez de son innocence ; & c'est une chose tres-certaine
qu'ils n'en ont été non plus incommodez
que moy.

Et parce qu'on a crû que ce suc étant
ainsi goûté & avalé par des personnes , ou
par des animaux , qui n'eussent aucune plaie
ni ulcere dans la bouche , ni dans l'estomach
étoit bien innocent ; mais que c'étoit tout
autre chose , lors qu'il accompagnoit la morsure , & qu'il entroit dans les ouvertures faites par les dents ; & que même mis sur un
ulcere , sur une playe , ou sur une simple
excoriation faite en la peau , pour peu qu'il
s'y mêlât avec le sang , il étoit mortel , &
qu'il ne manquoit pas de produire son effet
trois ou quatre heures aprés avoir été mis
sur la playe , & cela sur les hommes , aussi
bien que sur toute sorte d'animaux , sans aucune exception ; J'ay été fort soigneux d'en
rechercher la verité par un bon nombre d'
d'experiences.

Je puis dire , en premier lieu , d'en avoir
goûté moy-même , en des tems ausquels
j'avois quelque excoriation dans la bouche
dont même je remarquois que ma salive

étoit un peu teinte de fang, fans m'être apperçû d'aucune acrimonie, ni chaleur extraordinaire. Je fis auffi une experience fur un
Pigeon, que je bleffay fous l'aîle & à la
cuiffe en un même moment : je mis dans
chaque playe de ce fuc jaune, que je venois
de tirer des gencives de deux Viperes irritées, puis je rejoignis la peau, pour bien en-
fermer ce fuc, & je banday les deux plaïes,
pour éviter qu'il ne fortît. Je puis afsûrer
que le Pigeon n'en eut aucune incommodité, & que même je trouvay fur la playe
faite à la cuiffe une goutte de fuc coagulée,
de forme ronde, & de la même couleur
que je l'y avois mife, & à l'entour le fang
de la playe feché, & qu'incontinent aprés
l'une & l'autre playe fecherent, & fe gue-
rirent d'elles-mêmes.

J'ay encore fait l'experience de ce fuc fur
un Chat, que j'avois bleffé exprés à la cuiffe,
mais il n'en a reçû aucun dommage : Je l'ay
experimenté tout de même, & diverfes fois
fur des Poulets & fur d'autres Pigeons, mais
ç'a toûjours été avec un pareil fuccez, &
fans qu'ils en reçûffent aucune incommodité.

La même experience a été faite trois fois
en divers tems, & même deux fois en un
même jour, fur un Chien que j'avois bleffé
à deffein vers le fond de l'oreille, où il ne
pouvoit lécher fa playe, & il n'en eut aucun mal.

Je puis encore ajoûter ici une experience
de l'effet mortel des esprits irritez, sans aucune participation du suc jaune. Je fis mordre plusieurs fois une même Vipere, sur une
tranche de pain, en luy preffant toutes les
fois les machoires contre la tranche, & je le
fis si souvent, que non seulement le suc fut
tout épuisé, mais que le sang commençoit
de sortir des gencives ; J'irritay en même
tems la Vipere, & la fis mordre le Pigeon
en l'endroit le plus charnu ; je remarquay
bien que les effets du venin de la morfure,
n'alloient pas si promptement, puis que le
Pigeon ne mourut qu'une heure & demie
aprés la morfure ; mais je reconnus aussi que
les dents de la Vipere étoient comme en-
duites de la mie du pain à force de l'avoir
mordu, & que cela les avoit empêchées
d'entrer profondement, & qu'ayant bouché
à demy les pores de la dent, une bonne partie des esprits irritez n'avoit pû paffer, en
forte que la mort du Pigeon n'avoit pas été
si prompte, mais que pourtant elle étoit arrivée fans aucune participation du suc jaune,
puis qu'il avoit été tout épuisé.

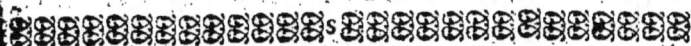

EXPERIENCES DU FIEL,
*des Oeufs, des Inteſtins, des Teſtes,
& du ſang de la Vipere, faites ſur
divers Animaux.*

CHAPITRE VII.

J'AY fait avaler pluſieurs fois à divers
Chiens, & à divers Chats, des Fiels de
Vipere, tantôt entiers, tantôt crevez & diſ-
ſouts parmi quelque liqueur, & tantôt ſix,
tantôt dix, tantôt douze à la fois ; & jamais
ils ne s'en ſont trouvez mal, non plus que
les Pigeons & les Poulets qui en avoient avalé, & même que j'avois bleſſez & frottez
enſuite avec du fiel de Vipere : car ce fiel
leur ſervoit de Baume, & les playes n'en
étoient que plûtôt gueries : de ſorte qu'avec
juſtice, je puis declarer le fiel exempt de
tout venin, de même que le ſuc jaune, dont
je viens de parler ; & même rebattre ici ce
que j'ay déja dit, que le fiel a des vertus
toutes particulieres.

Je puis dire la même choſe de la matrice
& des œufs de la Vipere, & de tous les inteſtins, dont j'ay ſouvent fait avaler en quantité, à des Chiens & à des Chats, que même

H

quelques-uns en ont mangé par gourmandife, lors qu'ils en ont pû attraper, & que jamais aucun d'eux n'en a été incommodé: Au contraire, j'ay éprouvé qu'ayant fait mordre à l'endroit le plus épais de l'oreille par une Vipere bien irritée, un jeune Chat fort maigre, qui venoit de manger les œufs, la matrice, & tous les inteftins d'une Vipere, la morfure n'eut prefque point d'effet, & il ne parut qu'une fort petite enflûre, & une fort petite lividité à la partie où il avoit été mordu: ce feul exemple toutefois ne me femble pas fuffifant, pour pouvoir toûjours fervir de regle.

J'ay fait avaler plufieurs fois à des Chiens, & à des Pigeons des teftes de Vipere nouvellement coupées & encore vivantes, leur ayant feulement coupé avec des cizeaux la pointe des groffes dents, de peur qu'en paffant elles ne mordiffent la gueule, ou les parties internes des animaux qui les devoient devorer: mais je n'ay pû en remarquer rien d'extraordinaire dans tous ces animaux.

Je voulus en même tems verifier fi la Vipere étant mangée par un animal qu'elle auroit mordu auparavant, il feroit guery de cette morfure; je fis griller legerement une tefte de Vipere, qui étoit accompagnée d'environ un travers de doigt de coû, nouvellement feparé du corps, & je fis mordre par

trois fois un Chien à l'oreille , par une Vipere bien irritée , en forte que le fang fortoit de toutes les trois morfures : je luy jettay d'abord la tefte & le coû qui venoient
d'être grillez , & qui étoient encore chauds :
le Chien qui étoit affamé , & qui n'avoit pû
fi-tôt fentir les effets des trois morfures , fai-
fit incontinent la tefte , la fit craquer entre
fes dents , & l'avala : aprés quoy , j'attendis
bien long-tems , pour fçavoir fi les trois
morfures l'emporteroient fur la tefte & fur
le coû qu'il avoit mangez ; mais le Chien en
fut quitte pour quelque lividité , & pour une
petite enflûre qu'il eut à l'endroit des morfures , mais qui difparurent peu à peu dans
trois ou quatre jours.

Je fis encore mordre par trois fois un autre Chien au même endroit , & fans avoir
fait griller la tefte de la même Vipere qui
l'avoit mordu , je la luy jettay , efperant
qu'il la mangeroit , parce qu'il y avoit plufieurs heures qu'il n'avoit mangé , mais le
Chien en eut averfion , & n'y voulut point
toucher : Sur cela , je m'avifay d'écrafer la
tefte dans un mortier , & de la luy faire
avaler par force , comme je fis , & de luy
bien frotter les morfures avec du fang de la
même Vipere : aprés quoy j'en attendis le
fuccez , qui fut que cette tefte cruë & écrafée , aidée fi on veut du fang de la Vipere,

appliqué fur la morfure , avoit produit les
mêmes effets que la precedente , qui avoit
été legerement grillée , puifque le Chien en
fut quitte pour les mêmes incommoditez
que le precedent , & qu'aprés cela il fe trouva tout auffi fain , que s'il n'eût jamais été
mordu.

Si ces deux experiences euffent été faites,
avant que le Gentil-homme étranger eut été
mordu de la Vipere , j'euffe été beaucoup
moins en peine de fon falut : ce fut affez
neanmoins , de le pouvoir garentir des effets
dangereux de la morfure , par des voyes fondées fur la raifon , & par des remedes qui
pourroient être plus commodes , pour des
perfonnes qui ne fçauroient fe refoudre à
manger la chair de la Vipere toute pure.

* Je ne dois pas fupprimer , qu'un homme
qui fe qualifioit l'un des Commis de feu Mr
Colbert , defirant de fe délivrer de quelques
vieilles dartres , avala pendant un mois dans
du vin , chaque matin , tout le fang qui pouvoit découler du coû d'une Vipere , à qui
l'on coupoit à deffein la tefte ; dont je ne
pûs apprendre le fuccez , parce que fa com-
miffion étant hors de Paris , il s'en alla fans
me remercier des trente Viperes que je luy
avois fournies.

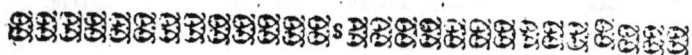

PLUSIEURS AUTRES
Experiences curieuses faites sur la Vipere.

CHAPITRE VIII.

SUR le peu de foy que j'ajoûtois à ce
que plusieurs Auteurs assûroient être
vray, que la teste de Vipere écrasée & appliquée sur sa morsure, la guerissoit ; j'ay
fait mordre un Pigeon à l'endroit le plus
charnu de son corps, bien plumé auparavant, & j'ay coupé, écrasé & appliqué sur
la morsure la teste de la même Vipere qui
l'avoit mordu , & je l'ay fait tenir dessus
avec la main : j'ay aussi coupé la teste d'une
Vipere vivante, & je l'ay legerement grillée,
puis écrasée & appliquée chaude sur la plaïe
d'un autre Pigeon, que je venois de faire
mordre au même endroit , pour sçavoir si
par la chaleur du grillement , les parties de
la teste se trouvant plus ouvertes , & les esprits étant plus dégagez , ils en opereroient
mieux ; mais le succez n'a pas été plus avantageux pour un Pigeon que pour l'autre, car
ils sont morts tous deux demi quart-d'heure
aprés avoir été mordus : & ayant ouvert leur
corps, j'y ay trouvé , de même qu'aux pre-

H iij

cedens, un fang noir, en partie coagulé &
à demy corrompu, dans le cœur & dans les
grands vaiffeaux, mais j'ay remarqué qu'il y
avoit moins de lividité fur la morfure, qui
étoit apparemment tout l'effet qu'avoient
produit ces teftes écrafées, qui n'avoient pû
porter plus avant leur vertu.

Il n'en eft pas de même, pour le dire en
paffant, de la piqûure du Scorpion, lequel
étant écrafé fur la partie, fert d'Antidote,
& apporte la guerifon, dont on peut alleguer cette raifon ; que le venin du Scorpion
n'agiffant pas fi brufquement, & ne penetrant pas avec tant de promptitude jufqu'aux
parties internes, les efprits qui fortent du
Scorpion écrafé, ont le tems de fe faire paffage & d'aller trouver le venin, de fe joindre à luy, & de le faire fortir, au lieu que
le venin de la Vipere va d'abord infecter la
maffe du fang, & les parties qu'elle arrofe,
comme il parut en nôtre Gentil-homme
étranger, qui n'eut des douleurs & de l'enflûre au bras, qu'aprés tous les autres accidens ; au contraire du Scorpion, qui avant
que de paffer plus loin, agit fur la partie pi-
quée par des engourdiffemens, des froideurs,
& des tenfions, ou par des inflammations &
des douleurs tres-grandes, comme l'afûrent
les Auteurs qui en ont écrit, & les perfonnes
qui en ont été piquées.

J'ay trouvé fort veritable ce que Monſieur
Redi a dit, des effets de l'eſſence du Tabac
ſur la Vipere : Que perçant ſa peau avec une
aiguille enfilée de fil trempé dans cette eſſence, & laiſſant ce fil dans la peau, la Vipere meurt dans moins d'un quart-d'heure,
& qu'elle devient dure comme de la bronze,
& que bien-tôt aprés elle devient ſouple &
ployante, comme s'il y avoit deux jours
qu'elle fut morte : j'ay auſſi éprouvé qu'un
brin de Tabac en corde, mis & tenu dans
la gueule de la Vipere, & la fumée du même Tabac, pouſſée dans ſa gueule, produiſent un pareil effet, mais un peu plus lente-
mént ; que les uns & les autres cauſent des
convulſions & des retractions extraordinaires
à la Vipere, ſuivies de la mort ; que lors que
toutes les autres parties du corps ſont privées de mouvement, le cœur bat encore
environ demi-heure aprés ; & que le même
Tabac, ou ſon eſſence, font mourir les Couleuvres de même que les Viperes. Je ne ſçay
s'il en ſeroit de même des autres animaux,
puis qu'ayant auſſi fait paſſer avec une aiguille, un fil imbibé de la même eſſence de
Tabac, dans la peau du deſſous du ventre
d'un Chien, d'abord il hurla bien fort, & il
continua ſes hurlemens demy quart-d'heure,
ſe demenant, & courant en rond, tantôt ſe
couchant, tantôt ſe relevant, & cependant

ſe vuidant ſouvent par haut & par bas , &
rendant des excremens plus liquides que d'ordinaire. Il ne vouloit pas manger, & il bûvoit ſeulement coup ſur coup, aprés quoy il
vomiſſoit, mais il n'en eut autre mal , & cela
paſſa inſenſiblement , & peu aprés , ſans autre accident.

J'ay irrité une Vipere , & tâché de l'obliger à mordre le corps d'une autre Vipere,
qu'à deſſein je tenois à la portée de ſes dents ;
mais encore qu'elle ouvrît la gueule, & qu'elle
ſe mît en état de mordre , elle ſe retenoit &
n'enfonçoit pas ſes dents dans le corps de
l'autre , ce qui me porta à les pouſſer moi-
même en luy preſſant les machoires : mais
la Vipere morduë n'en reçût aucune incommodité. J'ay pourtant remarqué qu'une Vipere , à qui j'avois fait avaler de l'eſſence de
Tabac , & que je tenois encore par le coû
avec des pincettes, ſe mordoit elle-même ;
mais comme l'eſſence ſeule ne manquoit pas
de la faire mourir, il n'y avoit pas lieu d'attribuer ſa mort à cette ſorte de morſure, qui
étoit apparemment un effet des mouvemens
convulſifs cauſez par l'eſſence du Tabac.

Je perçay auſſi par deux fois à jour, avec
la pointe d'un ganif , la teſte d'une Vipere
vivante dans le milieu du cerveau , de haut
en bas, un coup en long, & l'autre en travers, & en ſorte que le ſang en ſortoit deſſus

& deſſous ; mais nonobſtant cela, ayant lâché la Vipere, ayant encore la pointe du ganif dans la teſte, elle rampoit comme auparavant, & de même que ſi elle n'eut pas été
bleſſée ; mais elle perdoit toûjours du ſang
par les playes, & enfin elle mourut au bout
d'une heure, mais ſon cœur battoit encore
deux heures aprés. Cette experience témoigne bien la vivacité extraordinaire des eſprits
de la Vipere.

J'ay auſſi mis dans un vaiſſeau de verre,
une Vipere vivante, avec trois grands Scorpions vivans, & les y ay laiſſé enſemble quatre jours ; mais je les ay trouvez au même
état auquel je les y avois mis : quoy qu'il y
ait des Auteurs qui aſſûrent que ces animaux
ſe tuënt reciproquement, étans enfermez enſemble dans un même vaiſſeau. La Vipere
toutefois, tuë les Scorpions de même que
les Lezards, & pluſieurs autres animaux pour
les devorer, mais c'eſt ſeulement lors qu'elle
eſt en liberté, & non pas lors qu'elle eſt
captive, car alors elle ceſſe de prendre de
la nourriture.

J'ay de même éprouvé le contraire de ce
que les Auteurs ont dit que la Gueſpe atta-
quoit la Vipere, & luy fichoit ſon aiguillon
dans la teſte, & qu'elle ne quittoit point que
la Vipere ne fut morte.

Divers Auteurs ont aſſûré que tous les re-

medes qu'on eftime alexiteres, faifoient mourir la Vipere, par leur vertu contraire, & op-
pofée à fon venin. Pour en être certain, je
fis avaler à une Vipere demi-dragme de
Theriaque, diffoute dans de l'eau de Chardon benit : & l'ayant mife à part, je n'y reconnus aucun changement, excepté que la
fuperficie de fa peau parut quelque tems un
peu humide, mais elle en devint plus agile,
& beaucoup plus prefte à mordre qu'auparavant.

Je voulus auffi fçavoir l'effet de l'efprit
de vin fur la Vipere : j'en fis avaler à une,
environ une dragme ; elle en fut d'abord
fort étourdie, & elle s'agitoit étrangement ;
mais voyant que cela s'appaifoit peu à peu,
je luy en redonnay une pareille quantité,
qui luy caufa non feulement une même agitation, mais enfuite elle en demeura prefque immobile, & fi enyvrée de cét efprit,
qu'elle paroiffoit à demy morte. Elle demeura environ trois heures en cét état, mais
à la fin elle commença à fe remüer, reprit
fa premiere difpofition, & fe trouva de même que l'autre, plus agile & plus prefte à
mordre qu'auparavant. Je mis auffi une Vipere vivante dans une bouteille prefque remplie d'efprit de vin, je vis qu'elle y tournoyoit,
en nageant tantôt au haut, tantôt au milieu,
& tantôt au fond de la bouteille, & qu'elle

y resista une bonne heure avant que d'y être étouffée.

J'ay fait avaler par force à une Vipere du sucre, dont une partie étoit en poudre, & l'autre partie dissoute dans de l'eau, elle garda le tout quelque tems, & aprés elle le vomit; & l'ayant mise à part, pour en attendre le succez, je la trouvay morte vingt-quatre heures aprés.

J'ay souvent craché dans la gueule de plusieurs Viperes, même étant à jeun, mais les Viperes ont peu de tems aprés rejetté ma salive, & n'en ont eu aucun mal : quoy qu'il y ait des Auteurs qui veulent que la Vipere en devienne tabide ; cela pourroit toutefois arriver, non pas par là, mais plûtôt par l'abstinence & par la tristesse, aprés avoir été long-tems enfermées.

Plusieurs Auteurs ont écrit, comme je l'ay déja marqué, que la Vipere avoit une tres - grande antipathie contre le Frêne ; & que si on mettoit une Vipere vivante dans un rond, dont une moitié fut de feüilles de Frêne, & l'autre moitié de charbons allumez, la Vipere aimeroit mieux s'exposer à être brûlée, que d'approcher des feüilles de Frêne : mais ayant fait un rond entier de feüilles de Frêne, qui avoit environ trois pieds de diametre, j'y posay au milieu une Vipere, qui d'abord s'alla cacher sous ces feüilles.

Tandis que j'ay eu chez moy des Viperes en vie, diverfes femmes groffes y font venuës, les unes à deffein de les voir, les autres fans y penfer, & même en étant furprifes, & en ayant de l'horreur: mais aucune n'en a été incommodée, bien loin d'en avorter, comme certains Auteurs ont voulu afsûrer qu'elles font. Ce n'eft pas que cela ne puiffe arriver par hazard, à quelque femme extraordinairement apprehenfive, & d'un temperament fi delicat, qu'un bien moindre fujet luy pourroit caufer le même mal. Mais cela ne doit pas paffer pour une regle generale.

J'ay preffé plufieurs fois des Viperes mâles & femelles, à l'endroit où font les Paraftates, ou les Veffies qui contiennent la femence, fçavoir au deffous de la queuë, & prés des ouvertures qui fervent à la generation; & je les ay fi fort & fi long-tems preffées, qu'il en fortoit une liqueur blanche: mais je n'y ay jamais remarqué d'ödeur penetrante, ni mauvaife, non plus qu'en ouvrant avec une lancette ces Paraftates, quoy qu'à deffein j'en approchaffe le nez fort prés. Ce qui eft directement contraire à ce que quelques Auteurs en ont afsûré.

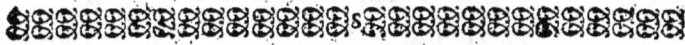

REFLEXIONS GENERALES
fur toutes mes Experiences.

CHAPITRE IX.

LE grand attachement que j'ay eu aux experiences que j'ay décrites jufques ici, & à celles que j'ay crû devoir fupprimer; m'a fait profiter de toutes les occafions qui fe font prefentées, & j'ay pris plaifir à bien remarquer tous les effets qui m'ont paru, à les examiner foigneufement, & à en rechercher les caufes enfuite, pour y faire mes réflexions.

La morfure de Vipere arrivée au Gentilhomme étranger, commença de m'en fournir beaucoup de matiere; & alors je connus le venin par fes effets, qui fembloient venir d'une tres-petite caufe, ne s'agiffant que d'une demy morfure, & d'un feul coup de dent, qui même n'étoit pas beaucoup profond, & dont le mal ne me fembloit augmenté par aucun fuc jaune des gencives, dont l'innocence ne m'étoit pas encore tout-à-fait connuë. Cependant les accidens mortels arrivoient en foule, tandis qu'un vomiffement continuel empêchoit l'utilité des remedes,

qui ne pouvoient s'arrêter dans l'eſtomach,
pour de là faire part de leur vertu, aux parties qui étoient dans la ſouffrance : On ſçavoit pourtant bien qu'il y avoit quelque choſe de bien ſubtil, de bien prompt & de bien
puiſſant en ce venin, & l'on pouvoit bien
préſumer, qu'il étoit renfermé dans les eſprits, quoy qu'on n'en connut pas bien la
nature, ni par quel moyen, ni comment,
ni ſur quelles parties il agiſſoit.

On doit neanmoins avoüer, que dans une
occaſion ſi preſſante, ſi dangereuſe & ſi extraordinaire, & dans un contre-tems ſi oppoſé à la pratique des remedes, on ne pouvoit jamais mieux prendre ſes meſures qu'en
recourant au Sel volatile de Vipere; la cauſe
étant ſubtile & ſpiritueuſe, il falloit un remede de pareille nature, qui peut l'aller trouver, ſe joindre avec elle, pour l'entraîner
aux extrémitez du corps, & pour la faire
ſortir par les voyes qu'il luy avoit ouvertes.
D'ailleurs le vomiſſement continuel deman-
doit le ſecours d'un remede qui peut agir
dans le moment, ou qui peut en tout cas
executer à diverſes repriſes ce qui n'auroit
pû être fait au premier coup. Le ſuccez
heureux qui ſuivit l'uſage de ce Sel volatile
de Vipere, m'en fit connoître la ſuffiſance,
& l'empire qu'il avoit ſur la malignité de ces
eſprits : il forma auſſi en moy le deſir de

bien fçavoir la maniere avec laquelle il pro-
duifoit de fi bons effets, & d'en pouvoir parler, en telle forte qu'on n'eût pas fujet de
rejetter mes fentimens.

J'eftime donc que ce Sel, par fa qualité
fubtile, volatile & penetrante, eft fort propre à diffoudre les coagulations du fang, &
à faire la defunion des parties qui y étoient
congelées ou figées, s'il faut ainfi dire, &
qui caufoient le defordre & la confufion de
fon mouvement ; qu'il fit cela dans le fang
du Gentil-homme, qu'il rétablit en fon premier état ; & qu'il redonna par ce moyen aux
parties la communication libre des efprits,
qu'elles avoient perduë. Je crois auffi que
ce Sel volatile, par la facilité qu'il avoit à
s'accrocher avec ces efprits irritez, comme
étant de même nature, fe joignit aifément
à eux, & les pouffa aux extrémitez du corps,
les entraînant par les pores de la peau, &
fortant avec eux le premier, par ce chemin
qu'il leur avoit preparé.

Les ligatures faites au deffus de la partie
morduë, les fcarifications, & l'approche des
fpatules de fer fort chaudes fur la morfure,
devoient fervir à arréter l'impetuofité de ces
efprits irritez, & à leur donner iffuë par ces
ouvertures, plûtôt que d'aller plus loin : &
l'exhibition de la Theriaque, de la poudre
de Viperes, & femblables, devoit fervir à les

repousser, comme elle eut pû le faire, si ces
remedes fussent demeurez dans l'Estomach.
Comme aussi les Epithemes de Theriaque sur
le cœur & sur l'estomach, eussent beaucoup
servi, si l'action des esprits irritez eut été
plus lente, & si dés-lors leur progrez n'eut
été bien avancé.

Mais l'usage de ce Sel volatile le devoit
emporter, comme il fit, sur tous les remedes : & ceux - là qui furent employez aprés
& dans l'entre-deux de son usage, ne furent,
s'il faut ainsi dire, que des Soldats qui as-
sistoient leur Capitaine ; comme les Confections d'Alkermes & de Hyacinthe, qui
étoient fort propres à fortifier les parties nobles, de même que le Syrop de limons, &
la décoction de Scorsonere, & de raclûre
d'yvoire.

Les roüelles de Citron, qui sembleroient
à quelques-uns, pouvoir augmenter par leur
acidité la coagulation du sang, ne furent données qu'aprés que le Sel volatile l'avoit pû
dissiper, & elles servirent à rétablir l'estomach debilité par des vomissemens conti-
nuels, & à redonner par leur acidité l'appetit perdu, aider à la coction des alimens, &
à leur distribution dans les parties qui en
avoient besoin. Outre que le Citron pourroit avoir quelque faculté specifique contre
le venin de la Vipere, si on en veut croire
les

les Auteurs qui en ont écrit, & si l'on considere qu'il est fort ami du cœur, & des autres parties nobles.

L'onction de l'huile de Scorpions de Matthiole, avec l'eau de la Reine de Hongrie, sur les parties enflées, & l'application des fomentations alexiteres, devoient être en apparence d'un grand secours; mais la suite fit bien voir qu'il n'y avoit que le Sel volatile, qui peut faire quitter la place à ces esprits irritez, & que luy seul en devoit avoir toute la gloire.

Les experiences que j'ay faites ensuite sur un grand nombre de differents animaux, m'ont donné une plus grande connoissance des effets du venin de la Vipere, des parties sur lesquelles il agit, & de celles qui semblent en être exemptes, quoy qu'elles ne laissent pas de succomber; j'en ay écrit les plus considerables, & fait quelques réflexions sur la morsure de divers Chiens, faite par la Vipere; mais il me restoit encore à dire, pourquoy & comment les parties de la Vipere étant mangées, peuvent arréter & surmonter le venin de sa morsure.

Je dis donc que toutes les parties de la Vipere abondent principalement en Sel volatile, lequel dans la distillation se trouve en partie seul, en partie en forme d'esprit, qui n'est proprement qu'un sel dissout dans quel-

I

que portion de flegme, & en partie en forme d'huile, qui n'eſt encore qu'un ſel mêlé
parmi la partie onctueuſe de la Vipere : je
dis auſſi que dans la digeſtion qui ſe fait dans
l'eſtomach, des parties du corps de la Vipere,
qui ont été avalées, ce même ſel volatile
qu'elles contiennent, eſt ſeparé, & enſuite
diſtribué à toutes les parties qui en ont beſoin, ſur tout s'il y a ſuffiſamment de ces
parties avalées, pour fournir la quantité neceſſaire de ce ſel ; & ainſi il ne faut pas douter que ce ſel ne produiſe un effet ſemblable
à celuy du ſel volatile, donné au Gentil-
homme mordu. A moins qu'on ne voulut
dire, que ce même ſel volatile de ces parties du corps de la Vipere, qui ont été avalées, étant de même nature que ces eſprits
irritez, les attire à luy, & que par cette
union il change leur qualité maligne, & le
dompte en telle ſorte qu'ils n'ont point d'action ſur l'animal qui a été mordu ; ce qui eſt
à mon ſens aſſez difficile à concevoir, &
qui eſt poſſible établi ſur des fondemens peu
ſolides.

J'eſpere que parmi pluſieurs experiences
celles des cinq Pigeons, mordus l'un aprés
l'autre, par une même Vipere irritée tout
les fois, & dont le dernier mordu mourut
le premier, à cauſe que la Vipere étoit plus irritée, & qu'elle étoit plus épuiſée de ſon

suc jaune : & celle du Pigeon mordu par une Vipere, à qui j'avois fait mordre plusieurs fois auparavant du pain, & même jusqu'au sang, afin que le suc en fut bien ôté, & qui neanmoins fut suivie de la mort du Pigeon ; Ces experiences, dis-je, prouveront d'un côté, que le suc jaune ne contribuë rien au venin : & de l'autre, que ces esprits irritez, aidez des ouvertures que les grandes dents leur ont preparées, en sont la seule & veritable cause.

La morsure faite par une Vipere, non irritée, dont on tenoit les machoires, & de qui on faisoit enfoncer les dents en les pressant sur le corps d'un Pigeon, qui se trouvoit aussi fort accompagnée du suc jaune, & qui neanmoins ne fut suivie d'aucun mauvais accident, de même que la piqûre faite par les mêmes dents arrachées d'une tête vivante, ou par celles qui sont encore plantées dans la teste d'une Vipere morte, & qui ne font aucun mal, confirment trop cette verité, pour ne pas imputer la cause du venin aux esprits irritez, & pour n'en pas exempter generalement toutes les parties du corps de la Vipere, & mêmes les grandes dents, lors qu'elles ne sont pas suivies des esprits irritez.

Je n'ay pas entrepris de raisonner sur toutes les experiences que j'ay faites, comme

fur les morfures , tant à caufe que cela me
meneroit trop loin , que parce que je n'ay
eu pour but, que de m'attacher particulierement aux morfures , & aux remedes qui les
peuvent guerir.

Au refte , fi dans le Traité de la Theriaque , que j'ay fait il y a déja long-tems ,
j'ay avancé quelque chofe qui ne foit pas
femblable à ce que je viens d'établir touchant l'action de ce venin , je dois en être
excufé , puifque je n'avois pas encore eu occafion de bien fçavoir la nature & les effets
de la morfure de la Vipere , & que je m'en
étois rapporté aux Auteurs les plus approuvez. Tout ce que j'en ay dit pourtant en ce
lieu là , ne déroge en rien à la préparation
de la Vipere pour la Theriaque, que j'y ay pro-
pofée , qui étoit alors mon deffein principal ,
auffi-bien que d'y reformer quelques autres
préparations qui ne me fembloient pas rai-
fonnables. Ce qui me refte à prefent à faire,
eft de parler des remedes tirez de la Vipere,
qui peuvent fervir pour la guerifon de fa
morfure , & pour celle d'une infinité d'autres maux.

Au refte , l'efpace de plus de vingt années , qui fe font écoulées depuis la publi-
cation de mes anciennes Experiences fur les
Viperes jufqu'à ce jour , me fait efperer
qu'on ne trouvera pas mauvais , que je ren-

voye à la fin de la Seconde Partie de ce
Livre, le récit de deux morsures de Vipere,
qui m'arriverent l'année derniere dans deux
des Assemblées de l'Academie Royale des
Sciences, dont j'ay l'honneur d'être un des
membres; que le Lecteur persuadé de ma
sincerité, sera bien aise que je luy communique les moyens aisez & assûrez, dont je
me suis heureusement servi pour me tirer
de tout danger, & qu'il ne dédaignera pas
mes dernieres réflexions & raisonnemens sur
une affaire si peu connuë de nos Ancestres.

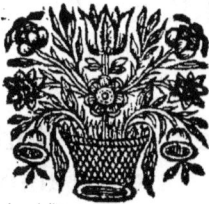

I iij

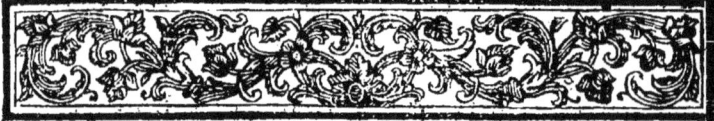

REMEDES
TIREZ DE LA
VIPERE.

Du different choix qu'on peut faire des parties du corps de la Vipere.

CHAPITRE PREMIER.

IL n'y a rien dans la Nature, à qui l'on puisse donner à meilleur droit le titre d'aliment, & de medicament, qu'à la Vipere, puisqu'elle peut fournir également une tres bonne nourriture, & de tres-bons remedes. Elle n'a aussi en tout son corps aucune partie, qui ne soit utile en toute maniere, & dont les Artistes ne puissent tirer quelque chose de bon ; leur principale difference consistant, en ce que la substance des unes est plus ou moins resserrée que celle des autres. Nean-

moins, comme dans tous les corps des animaux, il y a des parties qui font préferables
aux autres, on peut auffi faire une diftin-
ction de celles de la Vipere, fur tout fi on
veut les manger, ou les mettre en poudre,
pour les prendre par la bouche, feules, ou
bien mêlées parmi d'autres medicamens. En
ce cas, on fera bien de n'employer que le
cœur, le foye, & le tronc, qui eft le corps
vuidé de fes entrailles, & n'ayant ni tefte, ni
queuë. Ce n'eft pas que quand on fe ferviroit
de la tefte & de la queuë il en arriva aucun
mal, ni qu'il faille craindre en elles aucune
mauvaife qualité, non plus qu'en toutes les
autres parties du corps; mais on choifit le
cœur, le foye, & le tronc, comme celles qui
font le plus eftimées, & qu'on prend plus volontiers du corps des animaux, dont les hommes font nourris. Ceux auffi qui voudroient
fe nourrir de chair de Vipere cuite & affaifon-
née, peuvent bien, en la mangeant, en feparer les os, & les laiffer; mais s'ils pouvoient les
écrafer avec les dents, & les avaler parmi la
chair, ils leur fourniroient une pareille, &
même une plus forte nourriture que la chair:
car j'ay verifié dans la diftillation, que les os
rendent les mêmes parties que la chair, & même en plus grande quantité. Par les mêmes
raifons on ne doit pas rejetter les os du tronc,
lors qu'on veut preparer la poudre de Vipere:

I iiij

d'autant plus, qu'ils font par ce moyen fort aifez à avaler.

On peut auffi fort utilement & dans le befoin, faire apprefter la chair de Vipere avec fa propre graiffe, comme on feroit avec du beurre, ou de la graiffe des autres animaux : la peau même, fi on vouloit, pourroit être cuite & mangée avec utilité, mais elle dégoûteroit plûtôt, que les parties principales dont je viens de parler. Pour ce qui eft des préparations Chymiques, on peut y employer toutes les parties de la Vipere, & même je n'en excepterois ni l'eftomach, ni les inteftins, s'ils étoient bien nettoycz de vers, & de tous excremens. Je ne reconnois auffi aucune difference en bonté d'un fexe à l'autre, quoi-que la plûpart des Auteurs ayent voulu qu'on ne fe fervît que de femelles : au contraire, je préfererois les mâles aux femelles, lors qu'elles font pleines de leurs œufs, & qu'ils font gros, parce qu'elles font alors trop épuifées pour l'entretien & l'accroiffement de leurs œufs. Pour ce qui eft des Saifons, aufquelles on les doit prendre & employer, je confidere prefque également le Printemps & l'Automne, car le tems auquel on en a befoin, le doit emporter pour ceux qui s'en veulent nourrir. Mais on doit être foigneux de choifir des Viperes qui foient grandes, graffes, vigoureufes & remuantes, & de ne les pas garder long-

tems aprés qu'elles sont prises, parce qu'elles
amaigrissent & diminuent tous les jours, tant
par la tristesse, que par le défaut de nourriture,
qu'elles sont incapables de prendre. Je ne fais
pas aussi de difference entre celles de France
qui naissent en une Province, plûtôt qu'en
une autre ; car celles du Poictou, & des environs, sont aussi bonnes que celles de Dauphiné, & des environs de Lyon, & celles
qu'on peut trouver en d'autres lieux ; Le lieu
ne doit donc être consideré que pour la quantité, & pour la commodité qu'il y a, d'en avoir,
puis qu'on n'a pas accoûtumé d'en trouver
dans les lieux maritimes, qui sont les seuls
que les Auteurs ont improuvez, ayant crû que
la chair des Viperes qu'on y prenoit excitoit
la soif, à cause de la nourriture salée qu'elles
y trouvent.

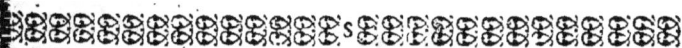

DE L'USAGE DES PARTIES
de la Vipere, à l'égard de la nourriture,
& à l'égard de leur vertu.

CHAPITRE II.

ON ne lit point d'Auteur qui ait écrit de la
Vipere, qui n'assûre qu'en divers endroits
du Monde, plusieurs personnes, & même des
peuples entiers, se sont nourris & se nourris-

sent encore de chair de Viperes ; jusques-là
que dans des festins magnifiques & somptueux
l'on en fait des mets exquis , & des plus considerables : Il y en a aussi, qui ont allegué pour
exemple, des Peuples , qui par l'usage de la
chair de Viperes, prolongeoient extraordinairement leur vie , & même jusqu'à 140. ans.
Il n'est pas necessaire de rapporter ici les té-
moignages de l'antiquité sur ce sujet , les Curieux les pourront voir dans les Livres. Je me
contente de dire, que plusieurs personnes en
usent encore aujourd'huy en divers Païs , soit
par coûtume , ou pour contenter leur appetit,
soit par le conseil de sçavans Medecins , &
qu'aux occasions ils en reconnoissent des effets
merveilleux. Je ne doute pas même que l'u-
sage n'en fut beaucoup plus frequent parmi
nous, si les vertus de la Vipere étoient bien
connuës, & si l'on pouvoit ôter de l'esprit de
plusieurs personnes , l'horreur & l'antipathie
naturelle qu'elles ont contre cét animal. Car
le goût de la chair de Vipere est fort approchant de celui de l'Anguille; d'où vient qu'en
certains Païs on appelle les Viperes, Anguilles
de Montagne , & même on y trouve quelque
chose de plus savoureux qu'aux Anguilles : Je
sçay des personnes, qui connoissans les parties
les plus intimes de la Vipere, en ont fait par
plaisir, & de compagnie, de bons repas, &
en ont trouvé le goût tres-agreable. Mais

ceux qui auroient trop d'averſion contre cette ſorte de viande, peuvent trouver des moïens
fort commodes pour profiter de ſa vertu, ſans
qu'aucune horreur les en puiſſe détourner :
car ils peuvent faire nourrir des Chapons, des
Poules & des Poulets de chair de Viperes, coupée par petits morceaux, que ces animaux
mangeront volontiers, & avec avidité, & en
continuant quelque tems de les en nourrir, elle
ne manquera pas de tranſporter la vertu de la
Vipere dans les corps de ces animaux, qu'on
peut manger, comme on mangeroit d'autres
Chapons, Poules ou Poulets, dont le goût
même ſera fort ſavoureux, parce que la chair
de Vipere l'eſt auſſi.

Il ne faut pas non plus douter que les qualitez de la Vipere ne paſſent dans les corps de
ces animaux, puis qu'on en a une infinité
d'autres, dont la chair a non ſeulement la vertu, mais même le goût des choſes dont ils ſont
nourris. La chair des Oyſeaux qui vivent de
grains de génevre, & de ceux qui ne vivent
que d'olives, en a non ſeulement les qualitez,
mais le goût & l'amertume, & même ſi grande qu'on a peine à les manger. Dans les Païs
où les Vers à ſoye naiſſent, on remarque que
dans leur ſaiſon, qui eſt aux mois de May &
de Juin, les œufs des Poules qui mangent de
ces Vers, en ont le goût & l'odeur de même
que leur chair ; d'où vient que les perſonnes

délicates y font nourrir des Poules à part, &
leur donnent une autre forte de nourriture.
On peut remarquer à ce propos, la coûtume
qu'on a de donner à la Nourrice, les remedes
qu'on ne peut faire prendre à l'enfant, afin
que leur vertu paffe du corps de la Nourrice
dans le fien, & la remarque qu'on a fouvent
faite, que l'urine de l'enfant a l'odeur des drogues que la Nourrice aura prifes.

On pourroit neanmoins s'imaginer que les
animaux ne peuvent profiter des bonnes parties des chofes qu'ils ont mangées, fans recevoir en même tems les impreffions des mauvaifes qui s'y rencontrent, & même on pourroit m'oppofer que les Lezards, les Scorpions,
les Cantharides, & les autres animaux dont
la Vipere fe nourrit, devroient imprimer dans
fon corps les mauvaifes qualitez qu'ils poffe-
dent, comme entr'autres la Cantharide fa qualité cauftique : mais l'experience qu'on a de
l'innocence du corps de la Vipere, nonobftant
tout cela, de même que de fes bonnes qualitez, fournit un argument contraire & fuffifant contre cette opinion, & nous apprend
que l'eftomach des animaux convertit en bien
toutes les mauvaifes qualitez qui fe rencontrent aux chofes qu'il reçoit, pour en faire la
digeftion ; & qu'il unit & approprie les bonnes, à la propre fubftance de l'animal qui les
a mangées ; d'où vient qu'il eft comme trans-

formé, ou du moins fort chargé de ces bonnes qualitez, & qu'il est tres-capable de les communiquer aux autres animaux, dans l'estomach desquels il entre pour y être digeré. Je dis de plus, qu'on a divers exemples de choses, qui seroient absolument venimeuses dans l'estomach des hommes, lesquelles neanmoins servent de nourriture, & même engraissent certains animaux, qui ensuite fournissent une nourriture salutaire aux hommes : Tels sont l'Ellebore & la Ciguë, qui nourrissent & engraissent les Cailles & les Chévres, qu'on employe aprés utilement pour la nourriture des hommes ; & c'est ce que Lucrece a fort bien remarqué en ces Vers,

Pra"tereà nobis veratrum est acre venenum,
At Capris adipes, & Coturnicibus auget :
Quippe videre licet pinguescere saepe Cicutà
Barbigeras pecudes , homini quae est acre
venenum.

Or ceux qui n'auront point d'aversion pour la chair de Vipere, en prendront le cœur, le foye, & le tronc, & se contenteront de les bien laver ; ils pourront ensuite s'accommoder à leur goût en les faisant apprester : ils doivent, toutefois, éviter de rendre cette chair échauffante par trop d'épices, & sur tout par le poivre ; ils pourront pourtant y mettre quel-

que peu d'herbe aromatique, comme Thym, æ
Serpolet, & semblables, ou tant soit peu de
Muscade ou de Canelle, ou un Clou de Gi-
rofle, seulement pour relever tant soit peu
son goût. Ils doivent aussi éviter la faute que
commettoient les Anciens, en foüettant &
irritant les Viperes avant que les faire mourir,
de peur que cette irritation ne fist quelque
mauvaise impression dans leur corps, qui de
soy n'a aucune sorte de venin. Ils ne doivent
pas aussi jetter le boüillon dans lequel on aura
cuit les Viperes, parce qu'il en retient la plus
grande vertu. Je ne vois pas aussi qu'on en
doive borner ou limiter la quantité, ni la longueur du tems de l'usage, parce que cela dépend de la grandeur du mal, & de la comple-
xion, ou de la portée des personnes qui en
voudront user : & quoi-que je reconnoisse la
Vipere pour un medicament fort alteratif, &
qu'on n'en use principalement que pour ses
qualitez medicamenteuses, neanmoins étant
prise comme un aliment, il n'y a point de ris-
que à manger de la chair, ou à avaler du boüillon un peu plus, ou un peu moins. On doit
aussi la saler moderément, & ceux qui auroient du sel fixe de Vipere, feroient fort bien
de l'y employer : on pourroit aussi y ajoûter
du volatile, si on vouloit que la chair de Vipere operât plus puissamment.

Quant aux vertus de la chair de Vipere, seon le rapport d'une infinité d'Auteurs, dont le sentiment se trouve appuyé de la raison & de la verité, confirmée par plusieurs expe-riences, je puis dire qu'elles sont tres-grandes, & qu'il n'y a point d'animal en la nature qui en fournisse de telles, ni en si grand nombre: je ne m'étonne pas aussi, de ce que les Anciens ont si souvent employé la Vipere en leurs Hieroglyphiques, & en ont en divers tems orné leurs Medailles, pour désigner des cho-ses fort avantageuses au public, & aux parti-culiers, puis que cét animal est bien capable de les fournir; car son usage conserve la cha-leur naturelle dans un fort bon temperament, il la repare & la rétablit lors qu'elle est alte-rée, il fournit une fort bonne nourriture, il aide à la digestion, par sa chaleur qui n'est pas excessive, & il éloigne la vieillesse, en prolongeant la vie, par une proprieté que la Vipere a, de maintenir en bon état toute l'habitude du corps; De là vient que plusieurs ont crû, que les Cerfs de même que les Ai-gles, poussez à cela par un instinct naturel, mangent les Viperes qu'ils peuvent attraper, & que c'est par là que leur vie est extraordi-nairement longue.

On attribuë encore avec raison, à la Vi-pere une vertu renovative, & s'il faut ainsi dire, capable de rajeunir, qu'elle démontre tacitement, en ce qu'elle se dépoüille deux fois l'année de fa peau , & fe renouvelle elle-même , fe trouvant couverte d'une peau nou-velle. Cela joint aux parties fubtiles dont la Vipere eft compofée , & à fon regard vif & intrepide , témoigne que c'eft fort à propos, que les Auteurs luy ont attribué la vertu d'é-claircir & de fortifier la veuë.

Elle a auffi une vertu toute particuliere de mondifier tout le corps , & particulierement le fang , & de pouffer & faire fortir par les po-res de la peau toutes les fuperfluitez ; d'où on peut conclure, qu'elle eft fort propre à gue-rir toute forte de galles , de dartes , d'érefi-peles , de rougeoles , de petite verole , & mê-me de la lepre , fi on en continuë fuffifamment l'ufage : Je ne puis croire toutefois , le recit qu'en fait Galien , quand il dit que le vin dans lequel une feule Vipere auroit été étouffée, eft capable de guerir un fi grand mal , vû qu'il ne cede pas facilement aux remedes. La Vi-pere peut auffi , en ôtant toutes les impure-tez , & tout l'embarras du corps & de la peau, en procurer la beauté ; & c'eft pour cela que plufieurs Dames d'Italie , s'en fervent com-me d'aliment ordinaire. Par la bonne nour-riture qu'elle fournit , par la pureté qu'elle donne au fang , & à toutes les parties , & par la liberté qu'elle imprime aux efprits d'y fai-re leurs fonctions , elle donne un grand fe-cours aux Phtifiques , & à ceux qui font deffé-
chez

chez par des longues maladies, & confumez
peu à peu par des fiévres lentes. Il y a même
divers Auteurs qui afsûrent que fon ufage eft
capable de guerir la maladie Venerienne, à
laquelle je ne doute pas qu'elle ne puiffe beaucoup fervir, fi elle ne la guerit pas tout-à-fait.

Sa vertu mondificative, jointe à l'alexitere
qu'elle a, la rend auffi fort propre à chaffer
du corps toute forte de venins, & même la
Pefte, & toutes les maladies contagieufes.
Elle eft auffi fort contraire à toute pourriture, qui eft d'ordinaire la matiere & la
fource de la plûpart des maladies; d'où vient
que ceux qui en ufent n'y font pas fujets, à
moins qu'ils ne menaffent une vie déreglée,
capable de détruire tout le bien, que
l'ufage de la Vipere pourroit apporter.

Je pourrois fpecifier ici un grand nombre d'autres maladies, qui peuvent être gueries par l'ufage de cette chair, mais je n'ay
pas crû à propos de le faire, puifque les vertus generales que j'ay marquées, peuvent
fuffire, pour en pouvoir appliquer l'ufage à
plufieurs maux particuliers, qui en auront
befoin. Je décriray pourtant dans le Chapitre fuivant, les ufages & les vertus des
parties de la Vipere, prifes comme medi-
rament, fans grande préparation.

K

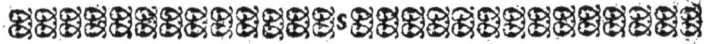

DES VERTVS DE PLVSIEVRS parties de la Vipere, & de leurs usages dans la Medecine.

CHAPITRE III.

LEs vertus que la chair de Vipere peut communiquer à ceux qui la mangent pour se nourrir, sont sans doute de grande consideration; mais ce ne sont pas les seules qu'elle possede, & pour ne dire rien de superflu, je m'arréteray aux principales, & dont j'ay experimenté la plus grande partie.

C'est une chose tres-assûrée, que la tête de la Vipere, grillée & avalée, guerit sa morsure; une partie du corps, le cœur & le foye, peuvent faire la même chose : la raison & l'experience me l'ont confirmé, c'est pourquoy dans une occasion pressante, on s'en peut tres-utilement servir. L'application du sang de la Vipere sur sa morsure, & celle de sa tête écrasée, ne sont pas tout à fait à rejetter, non plus que celle des entrailles; mais ces applications seules, ne sont pas capables de guerir : car la subtilité & la vîtesse des esprits, les portant bien-tôt au dedans, il faut employer des remedes inter-

nes ſpecifiques , pour les repouſſer : & on
peut même , fort à propos , réiterer l'uſage
par la bouche , de ceux qu'on tire de la tête ,
du cœur , du foye , & des autres parties du
corps de la Vipere , ſans craindre d'en prendre trop , parce que ces parties ne peuvent
jamais nuire , & qu'elles produiſent toûjours
un bon effet : Elles peuvent auſſi ſervir d'a-
bord contre toute ſorte de venins & de poi-
ſons , & contre toute ſorte de maladies contagieuſes , & épidemiques.

Pluſieurs Auteurs aſſûrent que la teſte de
la Vipere penduë au coû , a une faculté toute particuliere , de guerir la ſquinancie , &
toutes les maladies du goſier , & que le cerveau enveloppé de quelque petite peau , &
pendu de même au coû , eſt fort propre pour
faire pouſſer les dents aux enfans ; d'autres
croyent la même choſe , des grandes dents
de Vipere ; je l'aſſûrerois , ſi je l'avois experimenté , mais comme ce ſont des remedes
aiſez , & qui ne peuvent nuire ; ceux qui en
auront beſoin les pourront éprouver.

Il y en a auſſi qui ont voulu dire , que le
foye de la Vipere avalé , empêche de pouvoir
être mordu , ni par cét animal , ni par aucun
autre Serpent , & que la poudre de Vipere
fait la même choſe : je ne voudrois pourtant
pas m'y expoſer ſur leur rapport ; je crois
ſeulement que le foye avalé , eſt capable de

K ij

guerir la morfure de la Vipere ; de même que
le cœur, la chair, & les autres parties dont
j'ay parlé, & qu'il peut beaucoup faciliter
l'accouchement des femmes, de même que
le foye des Anguilles.

La peau de la Vipere n'eſt pas dépourvûë
de vertus ; car outre qu'elle eſt auſſi, à ce
qu'on dit, fort propre à l'accouchement des
femmes, en en faiſant une ceinture à la cuiſ-
ſe droite, elle a une vertu toute particuliere
pour toutes les maladies du cuir ; & quoi-que
les autres parties mangées puiſſent operer la
même choſe ; neanmoins, pour profiter de
tout, j'ay experimenté qu'elle guerit parfaitement la galle inveterée des Chiens, la leur
faiſant manger, cuite ou cruë. On peut dire
auſſi que les taches, dont la peau des Viperes
eſt couverte, ſemblent ſignifier les marques
de la galle, ou ſi vous voulez de la lepre, que
les écailles repreſentent encore mieux, & ex-
priment tacitement ſa vertu.

Il y en a qui ont crû que le fiel de la Vipere
appliqué, peut guerir ſa morſure ; je ne le
crois pourtant pas, non plus que par l'application de la teſte écraſée : mais j'eſtime qu'il
eſt propre ſeulement à la playe de la morſure,
de même qu'à toutes les autres playes, & même aux ulceres, & qu'il a une grande vertu
pour les déterger, mondifier, & cicatriſer:
il eſt auſſi tres-propre aux maladies des yeux,

fur tout aux suffusions, & aux tayes, bien loin de nuire, étant pris interieurement, ou appliqué par dehors.

La graisse de Vipere a de tres grandes ver-tus; car outre qu'elle est fort propre dans les appressts de la chair de Vipere, comme j'ay dit: elle peut aussi, quand on en prend une drag-me, donner grand secours aux maladies epi-dimiques, & en expulser le venin: elle est aussi tres-utile à faciliter l'accouchement des femmes, & à dissiper les enflûres qui peuvent survenir au gosier, l'en oignant exterieure-ment: elle donne encore beaucoup de soula-gement aux goutteux, & sert à resoudre leurs onodositez: elle dissipe toutes les tumeurs du-res & inveterées, & même celles qui vien-nent de la maladie Venerienne; & c'est pour cette raison que Jean de Vigo l'a employée dans l'emplâtre auquel il a donné son nom: elle est même fort bonne contre la brûlure, contre les pustules, & contre toutes les mala-dies de la peau; & enfin elle est de grande efficace pour les maladies des nerfs, & pour les membres attaquez de la Paralisie, & mê-me pour les suffusions.

Je pourrois encore ajoûter plusieurs vertus que les Auteurs ont attribuées aux autres par-ties de la Vipere: mais je m'en abstiens, pour ne les avoir pas experimentées.

K iij

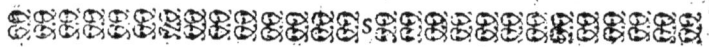

DE LA POUDRE, ET DES
Trochisques de Vipere.

CHAPITRE IV.

ON ne rencontre pas tous les jours des personnes, à qui l'usage de la chair de Viperes, en viande, soit absolument necessaire : & ceux qui en auroient besoin n'y sont pas toûjours disposez. De sorte qu'il est fort necessaire d'avoir à point nommé, des remedes prompts, asûrez & commode pour le malade. La connoissance que les Medecins ont euë des grandes vertus de la Vipere, jointe à la difficulté qu'on trouve à s'accommoder à la portée des malades, les a obligez à en chercher diverses préparations, dans lesquelles les Anciens n'ont pas toûjours bien réüssi : & si on se vouloit attacher à leur façon de preparer la poudre & les Trochisques, on laisseroit échaper la vertu principale de la Vipere, & on ne reserveroit que le plus inutile. Car dans l'opinion qu'ils avoient, qu'il restoit toûjours du venin dans la chair de la Vipere, si on ne l'en faisoit sortir par quelque bonne préparation : Ils ont pratiqué de mettre la chair de Vipere dans un pot de terre, le luter, le mettre enſuite dans un Four, aprés qu'on en a tiré le pain, & l'y laiſſer, tant que la chair de Vipere y fût reduite en pou- dre, dans laquelle préparation, le meilleur de ſa chair, qui eſt ſon Sel volatil, ne manquoit pas d'être diſſipé ; ils ont fait auſſi pluſieurs remedes avec cette poudre, mêlée parmi d'au- tres medicamens en diverſes formes, dont il n'eſt pas neceſſaire de parler ; je me conten- teray de donner ici une préparation de poudre de Vipere, qui ſera fondée ſur la raiſon, qui retiendra toutes les vertus de la Vipere, qui ſera facile à preparer, & qui ſera fort com- mode pour les malades.

Prenez vers la fin d'Avril, ou au commen- cement de May, telle quantité de Viperes qu'il vous plaira, mâles & femelles, choiſiſ- ſez-les grandes, graſſes, & bien agiles, & n'employez pas les femelles dont les œufs ſont déja gros ; puis preparez celles que vous aurez choiſies, en la mániere ſuivante. Sans les foüetter, ni irriter, coupez leur avec des cizeaux, la teſte & la queuë ; écorchez-en le corps, & le vuidez de toutes ſes entrailles, dont vous ſeparerez le cœur & le foye, & mettez à part la graiſſe pour ſes uſages : lavez les troncs, les cœurs & les foyes dans de l'eau claire, & enſuite dans du vin blanc, puis les eſſuyez dans un linge bien net, & ayant re- mis les cœurs & les foyes chacun dans leur

K iiij

tronc, où ils adhereront aifément, liez tous
les troncs avec une petite fifielle, chacun par
un bout, & les pendez à l'air hors des rayons
du Soleil, & les y laiſſez juſqu'à ce qu'ils
ſoient bien ſecs, ce qui arrivera dans trois ou
quatre jours ; il faut aprés cela couper ces
troncs en petits morceaux, & les piler dans
un grand mortier de bronze avec un pilon de
fer, & paſſer le tout par un tamis bien délié,
& le garder pour s'en ſervir au beſoin. Ce
ſera là une veritable poudre de Vipere, qui
en contient toutes les vertus, & à laquelle on
peut ajoûter quelque goutte d'huile de Canelle, pour luy donner bonne odeur.

Il y en a, qui pour faire cette poudre, ont
voulu qu'on coupât les troncs des Viperes
en morceaux, & qu'on les mît avec leurs
cœurs & leurs foyes dans une Cucurbite de
verre, qu'on la couvrît de ſon chapiteau,
qu'on le lutât, qu'on la plaçât enſuite avec
ſon recipient, au Bain-Marie bien moderé,
& que par le feu continué pendant trois jours,
on tirât le flegme des Viperes, accompagné
de quelque petite portion de Sel volatil,
pour garder cette liqueur à part. Ils ont enſuite voulu qu'on tirât de la Cucurbite ce
qui y ſeroit reſté, & qu'on en fit la poudre
de Vipere.

Mais outre que cette methode eſt aſſez
embarraſſante, que le feu du Bain-Marie n'eſt

pas affez fort pour pouffer fuffifamment du Sel volatil, lors qu'il n'eft pas encore déta- ché de fon fujet ; qu'il l'eft neanmoins trop, pour n'en pouffer pas infenfiblement quel- que petite partie, qui manqueroit aprés à la poudre, & qui même fe peut exhaler fans fe trouver dans l'eau, laquelle auffi on ne peut pas toûjours donner avec la poudre ; outre que les Viperes peuvent fe deffécher par trop dans cette Cucurbite, & même s'y rôtir en partie : j'eftime qu'on aura fujet de préferer ma préparation à celle-cy, parce qu'elle eft beaucoup plus facile, & que fans aucune deftruction, ni alteration des bonnes parties de la Vipere, elle emporte toute leur humi- dité fuperfluë & inutile.

Neanmoins on pourroit bien fuivre en partie cette methode, fi l'on defiroit d'avoir de bonne eau de Viperes ; mais il faudroit augmenter le feu du Bain, & achever la dif- tillation en beaucoup moins de tems, & ce- pendant prendre garde de ne hâter pas trop le feu fur la fin, de peur que l'eau ne fentît le brûlé : il faut auffi enfuite, aprés avoir tiré les parties de la Vipere qui reftent dans la Cucurbite, les mettre dans une retorte de verre bien lutée, la placer dans un fourneau de reverbere, lui adapter & luter avec exacti- tude, un grand recipient, & luy donner un feu, augmenté par degrez, & plus ardent

fur la fin, pour en avoir l'efprit, le fel &
l'huile volatils, qui ne pouvoient monter par
le feu du Bain, qu'on feparera & rectifiera,
comme je diray dans la fuite. Alors on prendra une portion de ce Sel volatil bien rectifié, qu'on diffoudra dans l'eau diftillée, laquelle on gardera foigneufement dans une
bouteille bien bouchée, comme un remede
tres-excellent, dont on peut augmenter ou
diminuer la dofe, felon les perfonnes, felon
le befoin & felon qu'on y aura diffout plus
ou moins de Sel volatil.

Sur cét article, j'ay crû à propos d'avertir
ceux qui diftillent des Chapons, des Perdrix,
des roüelles de Veau, ou d'autres parties d'a-
nimaux, par l'alambic de verre, comme c'eft
la coûtume, & qui y employent le feu du
Bain-Marie, ou celuy de cendres, ou de fable, qu'ils ne peuvent faire monter par un
feu moderé, prefque autre chofe que du flegme inutile, & que ne pouvant l'augmenter,
fans que l'eau diftillée fente le brûlé, ils
réüffiroient beaucoup mieux, s'ils faifoient
en cecy ce que je viens de dire de l'eau & du
Sel volatil de Viperes; & s'ils accompa-
gnoient leur eau du Sel volatil des animaux
diftillez, dans lequel refide la principale vertu. Ceux qui ne voudront pas en prendre la
peine, feront mieux de ne pas donner à leurs
malades des eaux diftillées, comme on a ac-

coûtumé, puis qu'elles n'ont aucune vertu, si elle ne leur est communiquée par le Sel volatil de l'animal.

Pour ce qui est des Trochisques, les Anciens les ont aussi mal inventez, & aussi mal ordonnez que la poudre. Car sans m'arrêter à reprendre ici, comme j'ay fait ailleurs, la flagellation dont ils se servoient, & qui étoit non seulement inutile, mais même fort nuisible : Je diray en peu de mots, que la décoction qu'ils faisoient du corps de la Vipere, dans de l'eau avec du Sel & de l'Aneth, tant que la chair se pût separer des os, qu'ils rejettoient aprés, de même que le boüillon, n'étoit pas une préparation de la chair de la Vipere, mais plûtôt une destruction, puis qu'on luy faisoit laisser dans le boüillon sa principale vertu, & qu'on l'affoiblissoit encore davantage, en l'incorporant avec du pain inutile, dont la proportion d'un cinquiéme, sur quatre fois autant pesant de chair, quoique petite en apparence, revenoit pourtant à la moitié, puisque quatre onces de cette chair, & une once de pain (qui se trouvoit si sec qu'il ne pouvoit diminuer) ne rendent que deux onces de Trochisques, lors qu'ils sont bien secs. J'ay examiné cela plus au long dans mon Traité sur la Theriaque ; & parce que leur faute est tres-facile à comprendre, je n'y insisteray pas davantage, non plus qu'à

leurs raifons de fe fervir de l'elixation , pour
corriger une malignité dans la chair , qui ne
s'y trouve point , & pour la pouvoir feparer
des os , qu'ils croyoient mauvais, ou du moins
inutiles , & qui neanmoins font tres-bons,
puifque toutes leurs raifons fe trouvent affez
détruites dans le même Traité, & qu'elles le
font encore plus fuffifamment , par tout ce
que j'ay établi dans ce Livre.

Et quoy qu'il ne foit pas toûjours neceffaire
de faire des Trochifques de Vipere, puis qu'on
pourroit s'en paffer : neanmoins s'y trouvant
de l'utilité , & même voulant en conferver le
nom. On prendra un peu de gomme Arabique, bien blanche & bien pure, qu'on met-
tra en poudre, & qu'on fera infufer dans de
bonne Malvoifie , tant qu'elle y foit diffoute,
& que le vin en foit legerement chargé : vous
prendrez enfuite de la poudre de Vipere preparée, comme je viens de dire , & on la pifte-
ra & l'incorporera avec une quantité fuffifante de cette Malvoifie gommée dans un mortier de marbre avec un pilon de bois, & on
reduira le tout en une pafte un peu folide,
dont on fera des Trochifques, de la grandeur
& de la forme qu'on voudra, & que l'on fera
fécher à l'ombre fur un tamis.

J'ay dit qu'on fe pourroit paffer de ces Trochifques, parce qu'ayant la poudre, dont ils
font compofez, elle peut fuffire pour tous

uſages : mais il y a une incommodité en la
poudre, en ce qu'on ne peut la garder long-
tems, ſur tout ſi on ne bouche bien le vaiſſeau qui la contient, & ſi même on n'employe quelque artifice, pour empêcher que
les vers ne s'y engendrent : au lieu que les
Trochiſques étans rendus compactes par l'addition de la Malvoiſie, & par le reſſerrement
des parties de la poudre, ne ſont pas ſi facilement penetrez par l'air, & ne ſont pas ſi ſujets
à corruption. Les Trochiſques étant ſecs, on
peut les frotter legerement avec le Baume du
Perou, qui leur donnera une bonne odeur,
en aidant à leur conſervation.

L'uſage tant de la poudre que des Trochiſques, eſt excellent & tout ſemblable,
mais il faut mettre en poudre les Trochiſques,
lors qu'on s'en veut ſervir : l'un & l'autre
n'ont point de mauvais goût, & ils contiennent toutes les vertus que j'ay attribuées à la
chair de Vipere, n'ayant rien perdu dans l'ex-
ſiccation faite hors des raïons du Soleil, qu'une
humidité ſuperfluë, qui ne pouvoit ſervir qu'à
la corrompre, ſi elle y fût demeurée. On peut
les donner dans des eaux cordiales, dans des
boüillons, dans du vin, ou dans quelque décoction propre ; ou l'on en peut faire des Bols
avec des Syrops, des Conſerves, ou des Confections cordiales, ou bien en faire des tablettes avec du ſucre.

Leur effet principal est de purifier, d'ouvrir, de penetrer, & de pousser aux extrémitez du corps ; tous venins & toutes corruptions, impuretez & superfluitez, & l'on peut s'en servir tres-utilement en toutes occasions, pour une infinité de maladies, sans crainte d'aucun mauvais succez. Car l'un & l'autre ont cela de propre, qu'ils font toûjours du bien, & qu'ils ne sçauroient nuire. Leur dose est depuis un scrupule, jusqu'à une dragme ou deux ; on les peut donner à tout âge, à tout sexe, & en tout tems.

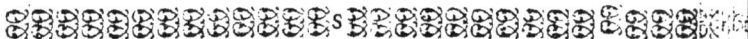

DU SEL DE VIPERE
des Anciens.

CHAPITRE V.

PARMI plusieurs differentes préparations du Sel de Vipere des Anciens, dont on trouve la description dans leurs Livres, il n'y en a point de plus renommée, ni qui ait été plus long-tems en usage, qu'une fort ample & fort augmentée de plusieurs remedes alexiteres ; d'où vient aussi qu'ils ont donné à ce Sel le nom de Theriacal. Or ayant consideré cette fastueuse préparation, je ne m'étonne pas si un Auteur fort estimé, ne l'a

pas approuvée, puifque je n'y vois rien de
regulier, ni de raifonnable, non plus qu'en
toutes les autres. Je trouve que les fentimens
de cét Auteur, partent d'un efprit fi judicieux & fi connoiffant, que je ne puis qu'y
donner mes fuffrages prefque en toutes chofes : car dans la calcination qu'ils faifoient, il
ne reftoit que du fel fixe, qui n'a en foy que
très-peu de vertu ; les Viperes, comme toute
forte d'animaux, n'ayant que peu de fel fixe ;
au lieu qu'elles en ont beaucoup de volatil,
qui monte bien-tôt dans la calcination, &
qui emporte avec foy, la vertu principale &
la plus effentielle de l'animal. Ils l'entendoient
auffi fort mal, de pretendre que quatre Viperes qu'ils faifoient brûler, avec quarante livres de fel marin, ou de fel gemme, ou de fel
Armoniac, comme quelques-uns ont voulu,
& avec grande quantité de fimples, puffent
communiquer de grandes vertus à ces fels &
à ces charbons : car par la calcination qu'ils
avoient pratiquée dans un pot de terre luté,
ayant fon couvercle, percé toutefois en quelque endroit, le fel volatil des quatre Viperes
ne manquoit pas de s'envoler bien-tôt, &
quand il y eût refté (ce que je n'avouë pas)
& qu'il y en eût eu demi-once, qui eft une
quantité au de là de ce que les quatre plus
grandes Viperes pourroient rendre, que feroit
cela fur quarante livres de fel, & fur plufieurs

livres de charbon, fi ce n'eſt un petit ruiſſeau
meſlé dans l'Ocean ? pour ce qui eſt du ſel
fixe, quatre Viperes n'en ſçauroient rendre
demy ſcrupule.

C'eſt auſſi une choſe aſsûrée, que les ſels, à
tant le marin, que le ſel gemme, ne periſlent
pas dans la calcination, car ils y reſtent preſque totalement. Mais ſi on employe du ſel
Armoniac ordinaire, la partie ſaline urineuſe
& volatil, dont ce Sel eſt compoſé, ne manquera pas de s'envoler, de même que le Sel
volatil des quatre Viperes, & il n'y reſtera
que la partie ſaline fixe du ſel Armoniac, mêlée avec quelques terreſtreitez, qui eſt celle
que l'on trouve dans la diſtillation, aprés que
l'on a pouſſé tout le Sel volatil ; de laquelle
enſuite, en changeant de vaiſſeau & de feu,
l'on tire un eſprit acide, fort approchant de
celuy que l'on tire du ſel marin, par des voïes
preſque ſemblables.

Les Artiſtes ſçavent auſſi que les herbes, les
bois, les cornes, les os, & les autres pareilles
matieres, qu'on pretendroit de calciner dans
un pot de terre luté & couvert, s'y trouvent
toûjours aprés, en forme de charbon bien
noir, quoy qu'elles ayent ſouffert un grand
feu ; & qu'on n'en ſçauroit ſeparer le Sel,
qu'on ne les calcine de nouveau dans un vaiſſeau découvert, où étant reduites en cendres,
on pourroit enſuite aiſément en ſeparer le ſel

par

par leſſive, & par filtration.

Je puis là-deſſus rapporter l'exemple d'une calcination imparfaite, qui ſe fait naturelle-ment dans la terre, environ le Solſtice d'Eſté, du bout de la racine de pluſieurs plantes, & entr'autres de l'Armoiſe, & du Plantain : ſur lequel bout, le feu interne ſoûterrain, ou ſi l'on veut, le feu que le Soleil envoye, agiſ-ſant, & neanmoins étant environné de la ter-re (qui eſt à la racine, ce que le pot de terre eſt aux Viperes, & aux mixtes qu'on avoit enfermez avec elles) le brûle & le re-duit en charbons, mais il ne ſçauroit le re-duire en cendres. J'ay ſouvent verifié cela, & j'ay trouvé un petit charbon au bout de la racine de ces plantes, au tems que j'ay ſpecifié.

Ainſi, quoi-que le Sel fixe des Simples ajoûtez, ſe trouve dans le charbon, il auroit été plus à propos, & plus methodiquement fait, de calciner tout-à-fait ces charbons pour les reduire en cendres, & d'en tirer & puri-fier le ſel pour s'en ſervir, que de faire avaler la partie groſſiere, terreſtre, & inutile de ces charbons.

Ces Anciens neanmoins ont ajoûté à ce ſel pretendu calciné, la poudre de pluſieurs drogues alexiteres, leſquelles n'étant pas dé-oüillées de leur vertu par aucune uſtion, la peuvent communiquer, & même fournir tou-

L

tes seules, la plûpart des bonnes qualitez qu'ils
ont attribuées à ce Sel : Et c'est par elles principalement que le nom de Theriacal luy peut
appartenir : ce que mal à propos on impute-
roit aux Viperes, puis qu'elles ont perdu leur
principale vertu dans la calcination.

Cette préparation de Sel Theriacal fait
bien voir, que les Anciens ne s'étoient pas attachez à connoître les parties internes, dont
les mixtes sont composez, & qu'ils n'avoient
pas bien connu la nature du venin de la Vipere, dont ils craignoient d'être infectez, par
la fumée qui venoit de sa calcination, quoy-
qu'il n'en pût sortir aucun venin, puis qu'il n'y
en avoit point, comme je l'ay fait voir. Et
quoy-que l'odeur, tant des Viperes, que de
tous les Simples, pût être incommode, tandis qu'ils brûloient, elle n'avoit pourtant en
elle rien de venimeux.

Le peu de connoissance que ces Anciens
& même plusieurs Modernes, ont euë de la
nature des deux Sels que la Vipere contient,
les a fait tomber en une grande faute, sçavoir de calciner les os des Viperes, pour en
tirer, comme ils ont pretendu, le veritable
Sel de Vipere, qu'ils n'avoient garde de trouver, après l'avoir dissipé par la calcination.
Cette premiere faute en a attiré une seconde ; car le peu de Sel fixe qu'ils y ont trouvé
ne les satisfaisant pas beaucoup, a porté ceux

qui n'avoient guere d'honneur, ni de conscience, à un abus bien grand, qui a été de mêler parmi ces os calcinez, une bonne quantité de Sel marin, de faire diffoudre le Sel, & boüillir le tout enfemble dans de l'eau, le filtrer & le coaguler, & de vendre cherement ce Sel contrefait, pour un veritable Sel de Vipere.

Mais pour m'accommoder à ceux, qui ayant meilleure intention, ne veulent pas en ufer mal ; & pour avoir un Sel agreable à ceux qui defireroient s'en fervir ordinairement, je donneray le moyen de preparer un Sel de Vipere, qui aura beaucoup de vertu, dont la façon fera fort aifée, & l'ufage fort commode.

On prendra trois douzaines de grandes Viperes bien choifies, dont on coupera la tefte & la queuë, on les écorchera, l'on vuidera enfuite le tronc de toutes fes entrailles, & on le lavera bien, avec le cœur & le foye : on fera boüillir le tout enfemble dans dix pintes d'eau, tant que le tout foit parfaitement cuit : on coulera & on exprimera enfuite les parties de la Vipere, qui fe trouveront dépoüillées d'une bonne partie de leur vertu, qui a refté dans la décoction ; on fera diffoudre dans cette décoction, quatre livres de Sel marin, puis on la filtrera foigneufement, & on coagulera, ou cryftallifera, fi l'on veut, ce fel, qui fe trouvera blanc, &

L ij

fort chargé de la vertu des Viperes, qui n'aura aucun mauvais goût, & dont on se pourra servir en toutes choses comme d'un Sel ordinaire.

Et pour faire voir que ces parties boüillies & exprimées ont laissé beaucoup de leur vertu dans la décoction, & qu'aussi elles n'ont pû l'y laisser toute, & qu'il en reste encore principalement dans les os ; on peut les étendre sur un tamis, les faire secher, & les distiller par une cornuë, & on tirera d'elles, & sur tout des os, du Sel volatil, & de l'huile, mais en beaucoup moindre quantité que si elles n'eussent pas été boüillies.

Que si on vouloit avoir un Sel de Vipere, rempli de plus de vertu, & qu'on pourroit même nommer Theriacal, il faudroit y proceder de même que je viens de dire, mais employer en la place du sel marin, une pareille quantité de sel, tiré des plantes alexiteres & Theriacales, comme des racines de Valerienne, d'Imperatoire, d'Angelique, de Meum, des feüilles de Scordium, de petite Centaurée, de Chardon-benit, & d'autres semblables. Ce sel est à la verité un peu plus desagreable que le premier, mais il pourroit produire de plus puissans effets, & on s'en pourroit servir en des occasions extraordinaires.

Ces sortes de Sels ont bien de la vertu, &

ils font fort commodes pour un long usage,
sur tout le premier des deux : Mais le Sel volatil a quelque chose de plus particulier, &
de bien plus sublime : les proprietez en font
infinies, & c'est un abregé des excellentes
qualitez dont la Vipere est remplie. Je parleray maintenant de sa préparation, & en même tems du flegme, de ce qu'on appelle esprit, & de l'huile volatiles, qui l'accompagnent, & du sel fixe qui reste dans la cornuë,
mesflé parmi les terrestreitez : & je traiteray
ensuite de leurs vertus, & de leur usage.

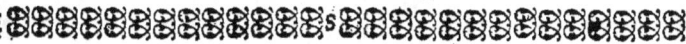

DU SEL VOLATIL DE LA
Vipere, de son Sel fixe, & des autres parties qui se separent par la distillation.

CHAPITRE VI.

JE donne ici au Public ma préparation du
Sel volatil de la Vipere, avec d'autant
plus de plaisir, que je le crois un des plus
beaux & des meilleurs remedes de la Medecine. Quelques Auteurs, à la verité, en ont
déja parlé, mais il n'y a personne qui l'ait décrit avec tant d'exactitude que moy, ni qui ait

plus fouhaitté que chacun puiſſe, ſuivant cette methode, s'acquerir un remede qui en
paſſe beaucoup d'autres en vertu, pour n'en
dire pas davantage, J'eſpere que ma façon
d'agir ſera bien reçûë de tout le monde, &
que s'il y a quelqu'un qui la puiſſe trouver
mauvaiſe, ce ne ſera que ceux qui ne donnent pas volontiers la communication de ce
qu'ils poſſedent, & qui l'enveloppent fouvent fous le nom de ſecret, ou de myſtere.

Prenez ſeulement les troncs, les cœurs, &
les foyes de Vipere, ou pour mieux profiter
de toutes choſes, joignez-y les teſtes, les
quëuës, les peaux, & generalement toutes
les parties de la Vipere, dont vous aurez ſoin
d'ôter tous les excremens & les vers, comme
auſſi les œufs qui pourroient être dans la matrice des femelles : Les petites & les grandes,
les mâles & les femelles ſont de même bonté, auſſi-bien que le ſel qu'on aura tiré de toutes les parties du corps : Faites ſecher à l'ombre feparément toutes ces parties, coupez-
les après en morceaux, & en rempliſſez jufques prés du coû, une cornuë de verre que
vous aurez bien lutée : Placez-la au milieu
d'un Fourneau de reverbere, proportionné à
ſa grandeur, couvrez-le de ſon dôme, & en
fermez le regiſtre, adaptez au bec de la cornuë un recipient de verre qui ſoit fort grand,
lutez bien exactement les jointures : com-

enencez alors de donner un fort petit feu,
continuez-le environ deux heures, en sorte
que la cornuë s'échauffe peu à peu, & que le
flegme commence à distiller dans le recipient:
augmentez ensuite doucement le feu jusqu'au
second degré, faites un peu d'ouverture au
registre du dome, & continuez un même feu
encore deux heures, puis l'augmentez, faisant l'ouverture du registre encore plus grande, & continuant deux autres heures, au bout
desquelles vous donnerez le feu du dernier
degré, vous ouvrirez tout-à-fait le registre
du dome, & vous continuerez à pousser le
feu, tant qu'il ne sorte plus rien de la cornuë,
& que le recipient ne paroisse obscurci que
par le sel volatil, qui pourra être attaché à
les côtez, vers son fond, & à sa partie superieure. Laissez alors refroidir les vaisseaux,
& même le fourneau, aprés quoy vous deluterez le recipient, dans lequel vous trouverez le flegme, la partie qu'on appelle esprit,
le sel volatil, & l'huile meslez, à la reserve
d'une partie de sel volatil, qui pourroit encore adherer au haut, ou aux côtez du recipient, que vous pourriez retirer separément
avec adresse, & le garder pour vous en servir,
si vous vouliez, en cét état. Ce sel volatil,
cét esprit, & cette huile sont si penetrans,
qu'on ne sçauroit y tenir le nez dessus.

Versez tout ce que le recipient contiendra,

dans une cucurbite de verre, qui foit grande,
haute, large par le bas, & dont la forme aille
en rétreffiffant vers fon embouchûre, à laquelle vous adapterez un chapiteau de verre,
dont le corps foit un peu haut, un peu large,
& en forme de tefte de More, & dont l'embouchûre foit étroite & proportionnée à celle
de la cucurbite : lutez-en exactement les jointures avec du papier & de l'amidon, placez
la cucurbite au Bain de fable, & l'y enfoncez
jufqu'à la hauteur de la matiere, adaptez un
petit recipient au bec du chapiteau, & le lutez de même : allumez au deffous un feu bien
moderé, & faites en forte que le fable & la
cucurbite s'échauffent peu à peu, aprés quoy
vous le pouvez un peu augmenter, mais feulement en forte, qu'il foit fuffifant pour pouffer & faire monter le fel volatil, lequel fe
trouvant degagé des parties du corps de la Vipere, monte facilement : il fe fublimera &
s'attachera par tout le dedans du chapiteau,
comme une neige cryftallifée : il montera
auffi en même tems quelque peu d'efprit, qui
n'eft proprement qu'une portion du fel volatil, qui a enlevé avec foy quelque peu de
flegme, qui coulera dans le petit recipient, &
dont même une partie s'y congelera. Il faut
toûjours être foigneux de ménager le feu,
car pour peu qu'on l'augmente, le flegme
monte avec une partie de l'huile, & ils diffol-

vent & obfcurciffent le fel ; d'où vient qu'on
eft obligé à recommencer la rectification ;
mais ayant bien gouverné le feu , lors que
vous verrez que le chapiteau fera bien garni
de fel , qui fera fort blanc & fort cryftallin,
vous le deluterez & l'ôterez, mettant & lu-
tant d'abord un autre chapiteau , à la place de
celuy-là ; vous retirerez vôtre fel le plûtôt &
le mieux que vous pourrez , & vous le ferrerez dans une bouteille forte, qui ait fon ouverture telle, que le fel y puiffe paffer , &
qu'elle puiffe être exactement bouchée, fans
quoy le fel s'envole , & fe perd aifément :
vous continuerez cependant un pareil feu
fous la cucurbite, & lors qu'il ne montera
plus rien de volatil, vous cefferez ; vous retirerez du chapiteau le fel qui s'y fera amaffé,
& vous le ferrerez comme le premier. Vôtre
cable étant refroidi, vous en tirerez la cucurbite, & vous verferez par inclination ce qui y
fera refté , dans un grand entonnoir de verre,
garni de papier à filtrer , que vous aurez placé
fur quelque vaiffeau. Tout ce qu'il y aura de
flegme , paffera au travers du papier , mais
vous y trouverez l'huile qui n'aura pû paffer,
laquelle vous ferez couler par l'entonnoir dans
une bouteille, ayant percé le bas du papier
avec la pointe d'un fufeau , ou de quelque
autre inftrument.

Ceux qui defireront une derniere & beau-

coup plus exacte rectification de ce sel volatil, pourront y réüssir en la maniere suivante.
Ils prendront deux livres d'yvoire calciné en
blancheur, & mis en poudre subtile, qu'ils
mesleront bien avec quatre onces de ce Sel,
& ils mettront le tout dans une nouvelle cucurbite, de même forme que la premiere;
puis ils y adapteront & luteront un chapiteau
aveugle, ou dont le bout du bec soit bien
bouché (car il est inutile à cecy, n'y ayant
point de flegme, vû même que quand il y en
resteroit, l'yvoire calciné étant un corps ari-
de, & en partie spongieux, le succeroit & le
retiendroit, de même que la partie oleagi-
neuse, qui pourroit se rencontrer parmi le sel
volatil) ils donneront à la cucurbite un feu
moderé, avec les mêmes précautions qu'auparavant : le sel montera bien-tôt, & il s'attachera au chapiteau, où la sublimation finie,
vous le trouverez en forme de cristaux, blanc
comme de la neige, que vous serrerez & garderez dans une bouteille parfaitement bien
bouchée, pour vous en servir au besoin. Ce
sel ainsi rectifié, ne sent point le brûlé, & il
n'a que son odeur forte, penetrante & naturelle.

Il se pourra rencontrer des Artistes, qui
trouveront mauvais, que je me sois ainsi
étendu à marquer exactement toutes les choses, qu'il faut observer en preparant & en

rectifiant ce fel ; ce n'eſt pas pour eux que je
l'ay fait, mais ſeulement pour ceux qui ne le
ſçachant pas, ſeront bien aiſes de l'apprendre.
Je leur ay donné ſincerement les veritables
moyens dont je me ſers, qu'ils peuvent auſſi
pratiquer, en preparant & rectifiant les ſels
des parties de tous les animaux. Ceux qui
auront quelque teinture de la Chymie, en
trouveront ici aſſez pour ſe pouvoir inſtruire
d'eux-mêmes, comme j'ay fait, & comme je
fais tous les jours ; ils ne doivent pas cependant être fâchez qu'il me reſte ſur ce ſujet,
des choſes qui ne ſe pouvoient dire, ni être
bien compriſes que par ceux qui ont long-
tems travaillé. Les perſonnes intelligentes,
qui examineront mon procedé, où même qui
voudront en faire l'experience, reconnoîtront
mon ingenuité, en rencontrant le ſuccez de
tout ce que je fais eſperer, parmi la facilité
que j'en donne : Ils trouveront auſſi que ma
façon de remplir la cornuë juſques prés du
coû, eſt plus à propos que celle d'y laiſſer un
tiers de vuide, comme quelques-uns ont voulu qu'on fit, dans la diſtillation des os, des
cornes, & des autres parties ſeches des animaux, quoi-que ceux qui l'entendent ne pra-
tiquent pas cela, qu'en des matieres qui peuvent ſe liquefier, & qui pourroient crever la
cornuë, où verſer par ſon bec, lors qu'elle
eſt trop remplie : mais en des matieres ſe-

ches, comme font nos Viperes, les cornes, &
les os des animaux, les pierres d'Ecreviffe, les
calculs, & autres femblables, c'eft affez de
laiffer le coû vuide, pour bailler iffuë aux parties qui s'élevent de la matiere, & que l'on
veut faire defcendre dans le recipient. Ils reconnoîtront auffi que ma façon de laiffer l'huile parmi les autres fubftances, lors que je les
veux feparer, en les fublimant & rectifiant,
n'eft pas hors de raifon, puifque l'huile a d'ordinaire avec elle beaucoup de fel volatil,
qui la quitte, & s'éleve aprés dans la rectification.

J'eftime auffi qu'on preferera volontiers
cette préparation, à plufieurs autres de grand
embarras, & qui font peu regulieres, & entre-
autres à la rectification que quelques-uns pretendent de faire, par l'addition de l'efprit de
fel fur le flegme, fur ce qu'on appelle efprit,
& fur le fel volatil; laquelle au lieu de rectifier ce fel, & le rendre plus pur & meilleur,
luy change fa nature, & au lieu de le fubli-
mer au chapiteau, & au haut de la cucurbite
(comme ils ont pretendu qu'il fit, aprés que
le flegme eft monté) l'efprit de fel monte lui-
même dans fa premiere forme, dans fon odeur,
dans fa couleur, & dans fon goût, laiffant au
fond le fel, qui s'y trouve comme fixé, ayant
le goût & les qualitez de l'efprit de fel, mais
étant diminué des deux tiers de fon poids.

Ces sortes de personnes faisant des Livres à pieces mal rapportées, les ont remplis de plusieurs préparations qu'ils n'entendent pas, & qu'ils n'ont pas experimentées ; car oubliant entre-autres dans le procedé de celle-cy, des façons absolument necessaires, & sans lesquelles on ne tient rien, ils promettent des succez impossibles, & voulant que la charruë tire les Bœufs, ils fixent ce sel, lors qu'ils pretendent de le sublimer, & sont assez mal-avisez de s'être exposez eux-même à en avoir la confusion : car au lieu de rectifier premierement le sel volatil, comme leur avoient enseigné des personnes plus habiles qu'eux, dont ils avoient emprunté cette préparation, & de le sublimer & separer par ce moyen des autres parties ; tâchant d'en déguiser le procedé, ils ont retranché le principal & le plus necessaire, & ils ont employé d'abord la methode qu'il leur falloit tenir pour le fixer, croyant qu'elle le sublimeroit, sans considerer qu'ayant par là renversé sa nature, le succez en seroit aussi renversé. Je laisse à part leur mauvais procedé, d'ajoûter une livre d'eau tiede parmi les substances qui se trouvent dans le recipient, aprés la premiere distillation, puisque c'est une augmentation, non seulement inutile, mais onereuse, du flegme qu'il faut necessairement separer.

Or bien qu'une partie de ce sel resté dans la

cucurbite , puiſſe encore aprés devenir volatil , en le meſlant avec quelque ſel lixiviel
& le faiſant ſublimer ; cela ne ſe fait encore
qu'avec une nouvelle perte de ſon poids, &
fort grande , & le goût n'en eſt pas meilleur
que de celuy qu'on aura bien rectifié , ſuivant
la methode que je viens de donner ; parce qu
les Sels lixiviels , en le r'animant en partie, lu
impriment une odeur autant deſagreable qu
la premiere. Je puis encore ajoûter ici , qu
l'uſage des cucurbites hautes , & à coû étroit
eſt beaucoup plus propre à cette rectificatio
que l'uſage des Matras à long coû, ayant éprouvé que le flegme retombe plus aiſément , &
que le ſel volatil monte beaucoup plus
par nos cucurbites , dont on verra la figure
au commencement de ce Livre , & par même
moyen celle du chapiteau , comme auſſi cell
de la cornuë , & celle du recipient, pour la
premiere diſtillation.

Or quoi-que les mêmes perſonnes , qu
m'ont donné ſujet de les reprendre, ayent d
contre la verité , qu'il n'y a point de ſel fix
dans les parties des Animaux : Pour verifier
qu'il y en a , & pour profiter de celuy de la
Vipere. Prenez ce qui ſera reſté dans la cornuë , qui eſt ce qu'on a accoûtumé d'appeller
la teſte morte , que vous trouverez de la forme & de la couleur du charbon : calcinez-l
au fourneau , dans un pot de terre découver

ou pour l'épargne, dans le four d'un Potier, tant que le tout devienne blanc & en forme de chaux : Pulverisez-le bien, & le faites boüillir dans une quantité d'eau, qui puisse recevoir & dissoudre le sel, filtrez-la, & la faites évaporer, & consumer : vous trouverez au fond le sel coagulé en assez petite quantité, & telle, que de cinq livres d'os de Vipere bien calcinez, je n'en ay eu que trois onces de sel fixe. Ce sel a un goût fort acre, & fort piquant, il est lixiviel, & assez approchant en plusieurs choses du sel fixe de Tartre. Vous trouverez sur le filtre la partie terrestre, dépoüillée de toute sa vertu, qu'on peut alors à bon droit nommer teste-morte. Et ainsi vous aurez eu le flegme, ce qu'on appelle Esprit, le Sel volatil, l'huile, le Sel fixe, & la terre, à quoy toutes les parties de la Vipere ont été reduites dans leur separation.

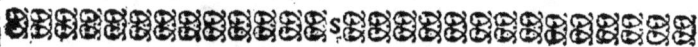

DE LA FIXATION DU SEL
volatil de Vipere.

CHAPITRE VII.

ENCORE que le Sel volatil de la Vipere n'ait, pour parler sainement, rien de fâcheux, que son odeur forte & penetrante,

& que ceux qui en voudront mettre à la bouche la pesanteur de plusieurs grains, n'en
puissent recevoir aucune incommodité que
celle de cette odeur, qui passe pourtant bien-
tôt ; & que ce sel leur laisse ensuite un goût
salé tres-agreable, accompagné d'une odeur
fort satisfaisante : neanmoins plusieurs personnes, choquées de l'odeur perçante qui paroît la premiere dans ce sel ; & d'ailleurs, mal
contentes de ce qu'il s'évanoüit aisément, à
moins que d'être extraordinairement bien
serré, se sont étudiées à le fixer, & à le délivrer de cette odeur ; sans considerer que cette odeur ne se pouvoit pas toute separer de ce
sel, qu'on ne lui ostât sa vertu, & que la fixation luy changeroit sa nature : & au lieu de
se contenter de le bien rectifier, pour emporter, autant qu'il est possible, l'odeur externe
qu'il peut avoir acquise par la violence du feu
de la premiere distillation, ils l'ont quelquefois détruit tout-à-fait, & ont fait en luy ce
qu'on feroit au Musc & à l'Ambre-gris, si on
les dépoüilloit de leur bonne odeur, & à la
Coloquinthe, si on luy ôtoit son amertume ;
de même que dans plusieurs mixtes, qui ne
sçauroient être ce qu'ils sont, si on leur re-
tranchoit la moindre partie de celles qui les
composent.

Je dis donc, qu'aprés une rectification de
ce sel volatil, telle que je l'ay marquée en
dernier

dernier lieu, la meilleure & la plus seure préparation, seroit de ne lui en faire plus du tout, & de se contenter de le faire prendre en cét état, sauf à le mesler parmi des choses accommodées au goût des malades, ou parmi d'autres remedes, qui ne changent pas sa nature, & ne luy font rien perdre de sa force, ni de sa vertu.

Si le sel fixe de la Vipere étoit capable de fixer & de retenir le volatil, il n'y auroit rien à redire à cette fixation ; parce qu'ayant été formez conjointement, & dans un même sujet, ils n'ont point d'aversion l'un pour l'autre, & peuvent même s'aider mutuellement : vû que cette même commune naissance, & cette amitié qu'ils ont contractée, vivant dans un même sujet, les empêche de se détruire l'un l'autre, & fait que le fixe ne peut ni ne veut changer la nature du volatil : & de fait, quoique vous les mêliez ensemble, & que la quantité du fixe soit cinq ou six fois plus grande que celle du volatil, & que même ils puissent séjourner l'un parmi l'autre, ils conservent neanmoins tous deux également leur nature & leur vertu, & ils peuvent être separez par le feu, & montrer en tout tems leurs vertus separées & distinctes. Cela n'empéche pas qu'on ne puisse faire prendre un sel parmi l'autre, & que le fixe ne puisse emprunter alors de la subtilité du volatil, pour mieux

M

penetrer les visceres, & les vaisseaux, débou-
cher plus vigoureusement les obstructions, &
pousser les impuretez qu'il rencontre, par les
selles, ou par les urines ; & qu'en échange, le
sel volatil, aidé du sel fixe, n'emporte & ne
pousse par les pores de la peau , ou par d'autres voyes, les parties des humeurs les plus
grossieres, & les plus visqueuses, qui auroient
peut-être échappé à son action prompte &
subtile : Pour lesquels usages, on peut mesler
les deux sels aux occasions, sans entreprendre
une fixation impossible.

Sur tout, la fixation de ce sel volatil par la
chaux, ne peut passer dans l'esprit de tous les
Artistes, que pour une operation qui le détruit entierement ; & c'est elle qu'on doit le
plus éviter, parce que non seulement elle emporte l'odeur, le goût, & les qualitez de ce
sel, mais elle luy change sa nature, & elle le
convertit en la sienne, en le petrifiant.

La fixation de ce sel volatil par l'esprit de
sel, quoy qu'elle semble le détruire, & changer sa nature, en ce qu'elle emporte l'odeur
& le goût du sel volatil, peut neanmoins être
admise plûtôt que toute autre, parce que l'esprit de sel, en conservant la vertu qu'il a,
d'ouvrir toutes les obstructions des visceres,
agissant sur le sel volatil, se peut approprier
une partie de sa vertu, & sur tout celle qui
peut seconder son action, & pousser avec luy

par les urines, ou par d'autres voyes, les humeurs les plus tenaces & les plus rebelles.
Ceux qui voudront pousser les humeurs par
ces voyes, le pourront utilement preparer en
la maniere suivante.

Mêlez quatre onces de sel volatil de Vipere
bien rectifié, avec quatre onces d'eau, mettez-les dans une cucurbite de verre un peu
haute, étroite d'embouchûre, large & plate
vers son fond, qui tienne environ deux pintes ; adaptez sur son embouchûre un entonnoir de verre, dont le bout du canal soit fort
étroit, lutez l'entonnoir tout autour de l'orifice de la cucurbite, en sorte qu'il n'y ait autre ouverture que celle du bout de l'entonnoir : versez ensuite par là, peu à peu, &
goutte à goutte, de l'esprit de sel bien rectifié
sur le sel volatil : il se fera d'abord un combat
de tous les deux, qui causera une ebullition
de peu de durée : il faut continuer d'y verser
dessus de l'esprit de sel, peu à peu, & de tems
en tems, à mesure qu'on voit cesser l'ebullition, & même agiter par intervalle la cucurbite, & réiterer si souvent, qu'à la fin il n'y
paroisse plus de mouvement, & que l'esprit
de sel ait comme mortifié & fixé le sel volatil.
Placez alors la cucurbite dans une capsule
garnie de sable, adaptez luy un chapiteau,
& le lutez (quoy qu'au commencement il n'y
ait point de necessité) & retirez par un feu

lent toute l'humidité de l'esprit de sel , & du
sel volatil , laquelle montera presque insipide :
continuez encore le feu , & lors que vous re-
marquerez un goût d'esprit de sel en ce qui
distillera , changez de recipient , augmentez
un peu le feu , & le poussez , sans pourtant
trop de violence , tant qu'il ne distille plus
rien , & que le sel soit resté au fond de la cucurbite , tout sec , & de couleur grise.

.On trouvera dans le recipient un esprit de sel
du même goût , de la même couleur , & de la
même force qu'il étoit lors qu'on l'a versé sur
le sel volatil ; mais il ne sera monté aucune
partie du sel volatil ni au chapiteau , ni au haut
de la cucurbite , comme quelques - uns ont
voulu dire , sans l'avoir experimenté comme
moy. Le sel gris , qui se trouve au fond , est
en assez petite quantité , car il est diminué presque des deux tiers , son goût est fort acre , fort
piquant , & fort different de celuy qu'il avoit
avant qu'être fixé , & comme mortifié par l'esprit de sel. On peut ensuite dissoudre ce sel
dans de l'eau , la filtrer , & la faire évaporer
jusqu'à la pellicule , & l'ayant laissée refroidir,
on trouvera au fond une petite quantité de
sel coagulé en forme de crystaux. On versera
alors par inclination l'eau qui surnage , pour
en retirer le sel , que l'on fera secher à l'air ,
ou au Soleil , ou sur un peu de feu : on pourra encore profiter du sel qui sera resté dans

l'eau qui furnageoit, en la faifant évaporer en partie, le cryftallifant, & le fechant comme le precedent. On pourroit bien, fi on vouloit, fe paffer de luter l'entonnoir fur la cucurbite, lors qu'on veut verfer l'efprit de fel fur le fel volatil, parce que j'ay éprouvé que dans l'action de l'efprit de fel fur le fel volatil, il ne s'éleve rien que du flegme, qui n'a ni force, ni odeur, quoi-que les mêmes perfonnes, qui ont erré en plufieurs chofes dans la rectification du fel volatil, ayent eu peur d'y perdre un efprit volatil, qui ne fe trouvoit que dans leur imagination; & la lutation que j'ay confeillée, n'a été que pour empêcher qu'on ne crût qu'une partie du fel volatil fe feroit envolée par là.

Or encore que ce fel volatil paroiffe fixé, & qu'il demeure comme tel au fond de la cucurbite, aprés la diftillation, il y en a pourtant une partie qui reprend encore fa premiere nature, & qui redevient volatil, fi on le mefle avec du fel de Tartre, ou avec quelque autre fel lixiviel, & fi on les met enfemble dans un vaiffeau fublimatoire. Car ces fels lixiviels étant de nature contraire aux fels & aux efprits acides, les mortifient & retiennent à eux, & laiffent aller les fels volatils, que les efprits acides avoient comme mortifiez & fixez; & tout ce qu'il y avoit de volatil dans ce fel apparemment fixé, s'enleve en haut en forme blanche, & il a presque le même goût, & les mêmes qualitez du sel volatil bien recti-fié. On y trouve neanmoins encore beaucoup de diminution de son poids, de sorte qu'il est plus avantageux de le garder en l'état qu'il étoit avant cette derniere sublimation : Dont la plus grande utilité est de reconnoître que la fixation qui a été faite par l'esprit de sel, en-core qu'elle ait comme changé la nature du sel volatil, & caché sa qualité diaphoretique sous celle de diuretique, ne l'a pas neanmoins tout à fait détruit, puis qu'il y en a quelque partie qui peut reprendre sa premiere forme, & sa premiere vertu.

Ce sel ainsi fixé, possede les vertus d'un esprit de sel concentré, mais qui se trouvent augmentées par celles qu'il a emprunté du sel volatil. Ceux qui voudront emporter seule-ment par les urines, ou par les selles, les hu-meurs superfluës du corps, le pourront pre-parer & s'en servir utilement ; mais ceux qui employeront le sel volatil bien rectifié, sans avoir changé sa nature, ni détourné son ac-tion par aucune fixation, y remarqueront des effets sans comparaison plus visibles & plus sensibles, & n'en dissiperont pas tant.

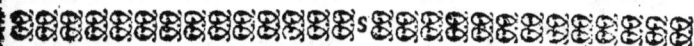

DES VERTUS DU SEL

volatil de la Vipere, & de ce que contiennent les autres parties separées par la distillation.

CHAPITRE VIII.

ON doit considerer le sel volatil de la Vipere, comme un Soleil, tant entre les parties qui montent par la distillation, qu'entre celles qui restent dans la cornuë, n'y en ayant aucune de celles qui sont montées, qui n'ait emprunté de luy, presque toute la vertu qu'elle peut avoir, ni de celles qui sont restées, qui n'en ait besoin, ou qui ne soit inutile sans luy. Le flegme qui monte le premier, en éleve toûjours quelque partie avec luy, sans laquelle il ne produiroit aucun effet : Ce qu'on appelle esprit, n'est à bien parler, qu'un sel volatil, qui dans la distillation a été suivi par un peu de flegme qui la dissout, & qui luy a donné la forme d'esprit : comme on le verifie par la rectification, où cette partie saline volatile se separe, monte, & se coagule en une forme blanche & crystalline, & laisse au fond de la cucurbite, l'humidité qui avoit changé sa forme, & qui n'est autre chose que

M iiij

flegme. Je dis par occasion la même chose,
de ce que plusieurs Auteurs appellent impro-
prement, Esprit volatil de Crane humain,
de Corne de Cerf, & des autres parties des
Animaux, parce qu'ils ne sont que des sels
volatils, meslez avec du flegme, qu'ils abandonnent après, lors qu'on les rectifie. L'huile
n'auroit aussi guere de vertu, si elle n'emprun-
toit du sel volatil, & si elle n'en retenoit en
soy une bonne partie, comme on le peut remarquer dans la rectification : car si on mesu-
roit, ou pesoit l'huile, avant qu'elle fut mise
parmi le reste dans la cucurbite pour la rectification, & si on la repesoit après que tout le
sel volatil est monté, on trouveroit qu'elle est
beaucoup diminuée en quantité, & même en
force, parce que la plûpart du sel volatil, qui
s'étoit joint à elle dans la distillation, a été
enlevé par la rectification. Ainsi ceux qui separent l'huile des autres parties pour les rectifier, & qui ne s'en servent que pour des plaïes,
ou des ulceres, & pour ronger des superfluitez, sans doute ne la connoissent pas bien;
car elle possede aussi d'autres vertus plus considerables, dont je parleray dans ce Chapitre.

Le sel fixe qui reste dans la cornuë, mêlé parmi la partie terrestre, quoy qu'on le doive
mettre au rang des sels lixiviels, & qu'il ne
possede guere d'autres qualitez que celles du
sel de Tartre, ne laisse pas de retenir quelque

chose de la nature du sel volatil. Et ceux qui ont consideré ce sel comme un caustique, y ont réüssi, sans connoître sa nature, puis qu'ils attribuoient cela aux parties malignes, qu'ils croyoient être dans la Vipere, au lieu de l'atribuer à la nature des sels lixiviels : mais ce sel fixe étant pris par la bouche, sera beaucoup plus puissant si on y mesle du sel volatil parmi : cette faculté caustique n'empêchant pas qu'on ne le puisse prendre seurement & utilement dans des liqueurs appropriées, de même que plusieurs autres sels lixiviels. La partie terrestre n'a rien en elle qui merite d'être consideré, & on la peut avec raison appeller teste-morte, aprés qu'elle est dépoüillée de son sel fixe. De sorte que toutes les parties qui montent par la distillation, de même que celles qui ne peuvent monter, sont de peu de force, ou du tout inutiles sans le sel volatil. C'est donc avec raison que je luy attribuë les principales vertus que la Vipere peut fournir.

La similitude de substance qu'a le sel volatil de la Vipere, avec les parties spiritueuses de nos corps, jointe à sa qualité subtile & penetrante, font que s'accommodant à leur portée, & trouvant toute liberté dans ses actions, il produit tous les effets dont il est capable, & il penetre sans aucune contradiction, jusqu'aux parties les plus secretes &

les plus éloignées de tout le corps. Il a cela
de propre, que quoy qu'il agiſſe en Souveu-
rain, & qu'il ne trouve rien d'oppoſé à ſon
empire, il ne l'exerce pas toutefois en Conɔ-
querant, ni en deſtructeur, mais plûtôt en
reſtaurateur des lieux par où il paſſe ; & quoy-
que toutes ſes démarches ſoient extraordinairement promptes, & comme précipitées,
elles ſont pourtant ſi bien meſurées, & ſi bien
adreſſées, qu'aucune partie du corps ne leur
échappe, & qu'il n'y a aucun de ſes pas inutile, & même qui ne ſoit avantageux à tous
les lieux où il a paſſé.

Or puiſque la chair, le cœur, le foye, &
les autres parties de la Vipere, priſes comme
nourriture, ou comme medicament, peuvent
ſervir à la gueriſon de pluſieurs maladies, &
produire des effets bien conſiderables, il ne
faut pas douter que ce ſel, qui eſt la plus ſubtile & la plus puiſſante de toutes celles-là, ne
ſoit quelque choſe de plus ſublime & de plus
vertueux : & je ſuis aſſûré, que s'il étoit bien
connu de tous, il paſſeroit preſque pour une
medecine univerſelle, on ſeroit ſoigneux de
le préparer, & on le verroit ſouvent ordonner, & bien réüſſir à une infinité de maladies rebelles, qui ne ſe gueriſſent que rarement & difficilement.

Pour bien juger des effets que peut produire ce ſel volatil dans nos corps, il faut ſça-

...oir sa façon d'agir, qui est d'ouvrir, d'in-
...iser, d'attenuer, de penetrer, & de pousser
...ux extrémitez du corps, & par les pores de
...a peau, toutes les impuretez, & tous les
...orps étranges qui peuvent sortir par là ; qu'il
...st ennemi de toute corruption, fort amy,
...& fort convenable à nôtre nature, laquelle
...il aide & fortifie, la rendant propre à pous-
...er, non seulement par les pores de la peau,
...mais par les selles, par les urines, & par tous
...les emonctoires du corps, les humeurs super-
...uës dont il se trouve embarrassé : d'où vient
...qu'il produit des effets merveilleux en mille
...occasions, guerissant une infinité de maladies,
...ou du moins les soulageant beaucoup, même
...les plus obstinées, & les plus difficiles à gue-
...rir : comme les Apoplexies, Lethargies, Con-
...vulsions, Paralisies, & plusieurs autres mala-
...dies qu'on croit avoir leur source dans le cer-
...veau. Il est aussi d'un grand secours à celles
...de la poitrine, comme sont les Syncopes, les
...Palpitations de cœur, les Asthmes & les Pleu-
...resies : & particulierement il débouche les
...obstructions du foye, de la ratte, du mesen-
...tere, & des autres parties du bas ventre : il
...dissipe les abscez internes, dans leur naissan-
...ce, & il emporte les douleurs secretes & in-
...connuës, dont l'origine est dans les esprits :
...il aide à la digestion, à la purification de la
...masse du sang, & à sa distribution à toutes les

parties du corps, & en refout, & en empêche les coagulations : & ainfi étant ennemi
de toute corruption, il eft fort propre à toutes fiévres qui en font caufées , comme à la
plûpart des intermittentes , & particulierement aux quartes : il opere auffi puiffamment
aux maladies de la matrice, il remedie à tous
les vices de la peau, & à la lepre même : mais
fur tout il eft fpecifique contre toutes morfures & piqûures de beftes venimeufes, contre tous venins & tous poifons , s'ils ne font
point corrofifs : car en ce cas , il faut avoir
recours d'abord aux vomitifs, ou aux chofes
onctueufes , ou à l'eau tiede bûë en quantité
fur tout fi on avoit avalé du fublimé corrofif,
aprés quoy il produit de bons effets. Il a une
vertu particuliere contre la pefte , contre toutes les maladies contagieufes , & les epidimiques , comme font la rougeole , la petite
verole, & femblables : En un mot , les in-
ductions que je puis tirer du grand nombre
d'experiences que j'en ay vûës, en divers tems,
m'obligent à dire affirmativement , que fes
vertus vont au de là de ce qu'on pourroit
s'imaginer : & que ceux qui feront réflexion
fur ce que j'en ay dit , pourront l'appliquer,
& s'en fervir utilement à beaucoup d'autres
maladies , dont le dénombrement eut été
trop long & trop ennuyeux.

Je ne puis pourtant m'empêcher de rap-

porter en passant, une experience bien remarquable, faite sur un Gentil-homme qui
souffroit depuis plus d'un mois, une douleur
violente & continuelle, accompagnée de
redoublemens frequens, à la partie droite
moyenne du front, assez prés de la temple :
La pointe du doigt pouvoit cacher l'endroit
de la douleur ; il n'y paroissoit point de rougeur ni d'enflûre, on n'y sentoit nulle dure-
té : la douleur neanmoins, quoi-que fixée
comme dans un point, se communiquoit aux
autres parties voisines, en sorte que le Gentil-
homme ne pouvoit mâcher, ni même ouvrir
a bouche pour avaler du boüillon, qu'avec
des souffrances extrêmes, encore qu'il fut
pressé de la faim. Les Medecins qui le voïoient
avoient pratiqué plusieurs moyens pour le se-
courir, & entr'autres les saignées du bras &
du pied, ils l'avoient purgé diverses fois ; ils
luy avoient fait faire des frictions sur le coû,
& sur les épaules ; ils luy avoient fait appliquer des ventouses profondement scarifiées,
des vesicatoires, & des sangsuës derriere les
oreilles ; ils luy avoient fait ouvrir l'artere
temporale, tirer dix ou douze onces de sang
arteriel, & cauteriser ensuite l'ouverture ; ils
luy avoient aussi ordonné de puissans sudori-
fiques, qui furent continuez plusieurs jours
soir & matin, & qui avoient poussé des sueurs
copieuses : même le malade, de son propre

mouvement, preſſé extraordinairement de ſes douleurs, ſe fit arracher au même côté une dent des ſuperieures, nommées canines, qui étoit fort ſaine, dans l'eſperance de donner quelque iſſuë au mal : mais aprés avoir fait inutilement toutes ces choſes, une priſe de ce ſel volatil donnée dans du vin un peu chauffé, emporta dans le moment toute la douleur : ce qui cauſa autant d'étonnement aux aſſiſtans que de ſatisfaction au malade. Cét effet ſurprenant, qui démontre mieux que toutes les raiſons, la force & l'efficace de ce ſel volatil, doit auſſi finir le recit de ſes vertus.

Il me reſte à parler des vertus de l'huile qui monte par la diſtillation avec le ſel volatil dont même elle retient quelque partie : ſon odeur forte eſt cauſe qu'on ne l'employe que rarement ; d'où vient qu'il eſt quelquefois plus avantageux à celuy qui la prepare de profiter par la rectification du ſel volatil qu'elle a, que de la garder en ſon état, pour des malades qui veüillent bien en uſer, nonobſtant ſon odeur forte, & ſon mauvais goût. Cette odeur y eſt ſi intimement attachée, qu'il n'y a point de rectification qui la puiſſe bien emporter : mais je fais ſçavoir à ceux qui s'y pourront accommoder, que c'eſt un des meilleurs & des plus puiſſans remedes externes de toute la Medecine, pourvû qu'on s'en ſerve lors qu'elle eſt encore chargée d

on fel volatil : car elle ouvre , elle attenuë,
elle refout , elle déterge , & elle mondifie
merveilleufement : & je fçay , pour l'avoir
bien experimenté , que fon onction conti-
nuée, accompagnée de l'ufage interne du fel
volatil , produit des effets merveilleux fur les
parties attaquées de paralifie , & privées de
mouvement , & même à celles qui font deffe-
chées , par le défaut de la communication des
efprits, & de la nourriture. Une petite épon-
ge imbibée de cette huile , portée dans une
boëte percée , & flairée fouvent, eft tres bonne en tems de Pefte , pour chaffer le mauvais
air , & pour fortifier le cerveau , & les parties
nobles : elle eft auffi bonne à faire fentir , à
en mettre dans les narines , & à en oindre les
temples dans les accidens epileptiques , & à
ceux qui ont des vertiges , & dont le cerveau
eft chargé de vapeurs , ou de pituite : car elle
leur donne iffuë & les diffipe puiffamment :
elle fait auffi un grand effet contre les fuffo-
cations de matrice, & contre toute forte de
vermine ; auquel cas, on peut même en donner quelques gouttes par la bouche , dans du
vin , ou dans du boüillon , & en oindre le
creux de l'eftomach. Elle diffipe vifiblement
toutes les contufions externes , & elle fert
beaucoup aux internes , & fur tout à celles de
la tefte : elle refout les tumeurs & les dure-
tez , donnant iffuë par les pores aux matieres

qui peuvent tranfpirer, digerant les plus groffieres, & les menant à une loüable fupura-
tion. Elle déterge & mondifie auffi toute forte d'ulceres, & elle guerit toutes les maladies
de la peau, & même les plus rebelles ; pourvû que la caufe interne en foit ôtée. En tou
lefquels maux fes effets font encore plu
prompts & plus puiffans, fi on la renforce
par un ufage interne du fel volatil, qui eſt
en un mot celuy qui luy donne fa principal
vertu.

Je diray par occafion, que les Anciens on
fait grand cas de leur huile Viperine qu'il
preparoient diverfement, les uns par infufion
les autres par décoction des Viperes dans de
l'huile. S'ils y euffent bien proportionné l
quantité des Viperes, avec celle de l'huile
s'ils y euffent ajoûté l'humidité néceffaire, &
s'ils euffent pratiqué en cela quelque bonne
methode, cette huile pourroit produire de
bons effets, je l'approuverois, & i'y renvoïeroi
encore le Lecteur. Mais ne trouvant rien de
regulier en toutes les préparations qu'ils en ont
décrites, j'en ay bien voulu donner une, que
je crois être felon toutes les regles de l'Art.

Ayez vers la fin du mois de May, ou au
commencement de Juin, douze grandes Viperes nouvellement prifes, coupez-les chacune en fept ou huit tronçons, & les mettez
dans un pot de terre bien verni, & de grandeur

leur suffisante , versez par dessus trois livres l'huile d'olive, & une livre de vin blanc, couvrez le pot de son couvercle , & faites-le boüillir à petit feu jusqu'à la consomption de l'humidité , puis coulez le tout, exprimez bien les Viperes, & gardez l'huile pour ses usages. Cependant , ne craignez pas (comme les Anciens) les vapeurs qui peuvent sortir du pot, pendant la décoction ; car les Viperes, comme j'ay dit, n'ont aucun venin en tout leur corps. Cette huile ainsi preparée, n'a pas à la verité , toute la force, ni toutes les vertus de l'huile distillée, dont je viens de parler ; mais elle peut beaucoup servir en onction à toutes les maladies de la peau , aux contracions de nerfs , aux rhûmatismes , & à plusieurs autres maux.

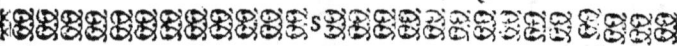

DE LA MANIERE D'USER
du Sel volatil de la Vipere.

CHAPITRE IX.

ENCORE qu'il soit impossible de specifier particulierement toutes les manieres de se servir du Sel volatil de la Vipere, de même qu'on ne sçauroit nombrer les maladies qui en peuvent avoir besoin ; Neanmoins,

N

pour satisfaire en quelque sorte à ceux qui les
pourroient desirer, je feray ici l'abregé d'une
bonne partie de ce que j'ay pratiqué, & vû
pratiquer à des Medecins, qui connoissent
en perfection les qualitez & les proprietez de
ce Sel, & qui s'en servent tous les jours au
grand avantage des malades.

On sçaura premierement, que son goût
penetrant empêche de le donner seul, &
qu'on est obligé de le mêler, ou parmi quelque aliment, comme dans un boüillon, dans
un jaune d'œuf, dans des pommes cuites, dans
un peu de gelée, ou de confiture, ou bien
parmi des Medicamens, & cela en une infinité de façons, qui dépendent bien en partie de l'humeur & de la disposition du malade, mais sur tout de l'adresse, de la connoissance, & de la prudence du Medecin. Car ce
Sel demande un Medecin, qui ait des lumieres suffisantes, pour connoître & mesurer sa
force & son activeté ; qui soit intelligent &
exercé en toutes les maladies, pour le pouvoir employer utilement à celles qui en ont
besoin ; qui sçache choisir un tems & une occasion favorable ; & qui le mêle à propos, &
à point nommé parmi des choses qui ne changent pas sa nature, qui ne détournent pas son
action, & qui ne renversent pas l'indication
qu'il aura prise. Tellement qu'il est necessaire
d'être également asûré de la legitime & me-

thodique préparation du Sel; de la connoiſſance de ſes qualitez, & de ſes forces ; de la
nature de la maladie ; de l'état, du temperament, & de la portée du malade ; de celle de
ſon exhibition, parmi des alimens, ou des remedes bien appropriez; & des occaſions, &
du tems auquel on s'en peut utilement ſervir.
Lors qu'on aura ſatisfait à toutes ces circonſtances, on ne manquera pas d'en voir des
effets extraordinaires.

Mais afin que ceux qui n'ont pas accoûtumé de s'en ſervir, ne trouvent ſans y penſer, des effets contraires à la nature de ce Sel,
j'ay crû les devoir avertir, d'éviter ſur tout,
de le mêler parmi des choſes bien acides, &
principalement parmi des eſprits, comme de
ſel, de vitriol, de ſoûfre, & autres ſemblables, qui le fixeroient & renverſeroient ſon
operation. Pour donc trouver de la facilité
dans ſon exhibition, on le peut prendre dans
les eaux diſtillées, ou dans de la ptiſane, ou
dans des décoctions appropriées à la maladie;
comme auſſi dans des Juleps, dans des Emul-
ſions, ou dans des Potions compoſées diverſement, tantôt de Confections, tantôt de
Poudres, de Syrops, d'Extraits, des Eaux
diſtillées ſimples, ou compoſées & choſes
ſemblables, qu'on fait prendre en une, ou
en pluſieurs fois; On le meſle avec des Conſerves, ou avec des Extraits, des Confections,

N ij

& chofes femblables : On le mefle parmi des
Tablettes & des Opiates , compofées diverfement felon la nature de la maladie , & l'intention du Medecin ; On le mefle parmi des
purgatifs , parmi des diaphoretiques , parmi
des aperitifs & des diuretiques ; On le mefle
avec fon Sel fixe , & avec d'autres Sels qui ne
luy foient pas contraires ; On le donne dans
du vin , & parmi certaines eaux minerales ;
On le donne à tout fexe , & à tout âge , en
tout tems & à toute heure , loin des repas,
ou même quelquefois dans les repas , fuivant
la nature du mal , & l'intention du Medecin.
On en peut prendre , fi l'on veut , plufieurs
fois en un jour , & même la nuit , & on peut
auffi en continuer long-tems l'ufage.

Pour ce qui eft de fa dofe , elle eft fort differente , fuivant le befoin , l'âge , le temperament , la nature du mal , l'humeur du malade , & la réïteration qu'on en fait : car la
dofe doit être bien moindre pour ceux qui en
prennent plufieurs fois en un même jour , &
qui en continuent l'ufage , que pour ceux qui
n'en prennent qu'une fois dans le befoin. On
fe contente par fois d'en donner quatre , fix,
huit , dix , ou douze grains , mais en certaines
occafions , on en donne vingt & vingt-cinq
grains , & par fois demi-dragme & même une
dragme toute entiere : mais il faut être pru-
dent & intelligent , fans quoy ce Sel , toute

excellent qu'il eſt, pourroit produire des effets tout contraires à ce que le Medecin & le
malade en pourroient eſperer.

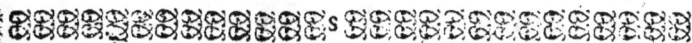

DIVERS REMEDES, OU
Compoſitions, dont le Sel volatil
eſt la baſe.

CHAPITRE X.

JE n'euſſe pas entrepris de décrire les vertus, ni les uſages du Sel volatil de la Vipere, non plus que du fixe, & de l'huile qui
monte par la diſtillation, ſi mon Livre n'eut
été que pour des ſçavans Medecins, qui con-
noiſſent parfaitement toutes choſes, & ſur
tout les parties qu'on peut tirer de la Vipere.
Mais deſirant rendre un bon office aux perſonnes qui n'en ont pas la connoiſſance, ou
qui l'ayant en partie, ont beſoin d'être dreſ-
ſées, ſur tout en l'exhibition de ce Sel volatil : j'ay voulu clorre mon Livre, par un for-
mulaire de receptes des principales Compo-
ſitions, dont ce Sel volatil peut être la baſe,
qui ne ſe trouvent pas dans les Livres, & qui
peuvent produire des effets dignes de ce Sel.
Et pour obliger pluſieurs perſonnes curieuſes, qui eſtimant beaucoup la Vipere, en

font des préparations en leur particulier, fuivant des receptes qu'ils trouvent dans des Livres, qui font quelquefois bien, quelquefois
mal ordonnées, ou mal executées; je leur feray part d'un Elixir de Viperes, de grande
vertu, qui fera d'un goût agreable, fe pré-
parera aifément, & fe confervera long-tems.

Prenez quatre douzaines de cœurs & autant de foyes de Viperes, fechez à l'ombre,
& mis en poudre, deux dragmes de bonne
Canelle, & demi-dragme de Clous de giro-
fle, pilez groffierement; mettez-les dans une
bouteille de verre forte, qui tienne environ
deux pintes; verfez-y deffus une livre d'eau
de la Reine d'Hongrie, une livre d'eau de
Meliffe, demy livre d'eau de fleurs d'Orange,
& demy livre d'eau Rofe; bouchez exactement la bouteille, & l'expofez au Soleil pendant quarante jours, aprés lefquels vous dif-
foudrez dans la liqueur une livre de fucre fin,
& vous pafferez le tout par une chauffe bien
nette; vous ferrerez cét Elixir dans une bouteille, & vous y ajoûterez demi-once de fel
volatil de Vipere, bien rectifié, douze grains
de Mufc de Levant, & autant d'Ambre-gris:
vous boucherez exactement la bouteille, &
vous garderez cét Elixir pour vous en fervir
au befoin, depuis demy cuillerée jufqu'à une
entiere: on en peut prendre le matin à jeun,
même à toute heure, felon la neceffité. Ce

remede eſt fort bon & fort commode : il eſt
propre non ſeulement contre tous les Venins,
contre la Peſte , & contre toutes maladies
contagieuſes , & epidimiques ; mais il fortifie
toutes les parties nobles , il conſerve la chaleur naturelle en un bon état , & par ce
moyen ſon uſage ſert beaucoup à conſerver
la ſanté , & à prolonger la vie.

L'Elixir ſuivant merite bien auſſi d'être
communiqué au Public , comme un remede
qui eſt hors du commun , & qui vaut beaucoup , non ſeulement pour les maladies des
hommes , tant du cerveau , que de l'eſtomach,
& de toutes les parties nobles , mais qui produit des effets tout particuliers , pour la plûpart des maladies des femmes. En voici la
deſcription. Prenez une once de beau Safran,
autant de Myrrhe en belles larmes , autant
d'Aloës ſuccotrin , & autant d'Ambre blanc,
une dragme d'extrait d'Opium , & autant d'extrait de Caſtor ; détrempez vos extraits avec
un peu d'Eſprit de vin , pulveriſez tout le
reſte , mettez le tout enſemble dans une cucurbite de verre , verſez-y deſſus trois livres
d'Eſprit de vin tartariſé , placez vôtre cucurbite au Bain de cendres , adaptez-luy un chapiteau avec ſon recipient , bien lutez , donnez
un feu bien moderé , & retirez environ la moitié de l'Eſprit de vin ; délutez alors vos vaiſſeaux , verſez par inclination la teinture qui

N iiij

furnagera vos poudres , qui fe trouvera fort
chargée de toutes leurs qualitez , & la gardez
à part dans une bouteille bien bouchée : verfez l'Efprit de vin que vous avez retiré , fur ce
qui aura refté dans la cucurbite, adaptez-luy
de nouveau fon chapiteau & fon recipient , &
retirez encore environ la moitié de l'Efprit de
vin : verfez encore par inclination la teinture
qui furnagera , mêlez-la avec la premiere , &
la gardez encore ; cohobez pour la troifiéme
fois l'Efprit de vin monté , fur ce qui aura
refté dans la cucurbite, procedez comme auparavant , verfez par inclination la teinture
qui furnagera , mêlez-la avec les precedentes ;
filtrez-les toutes trois enfemble , mettez-les
dans une fiole forte , & ajoûtez fur le tout une
once de fel volatil de Viperes, qui s'y diffoudra aifément , gardez le tout ainfi meflé , &
bien bouché. La dofe fera depuis dix jufqu'à
trente gouttes.

Je veux encore donner une Opiate de grande vertu , pour la plûpart des maladies du cerveau , qui eft telle. Prenez demi-once d'extrait de la racine & de la femence de Pivoine
mâle , autant de celuy du veritable Guy de
Chefne , autant de celui de fleurs de Betoine,
& autant de celuy de fleurs d'Oeillets , trois
dragmes de Confection d'Alkermes de Mefué,
trois dragmes de Sel volatil de Viperes ; une
dragme de Sel volatil de Succin , deux drag-

nes & demie de Perles preparées, & autant
d'Yeux d'Ecreviſſes preparez, trois gouttes
d'huile de Canelle, & autant d'huile de Ma-
cis, meſlez le tout ſelon l'Art, & en faites
une Opiate, que vous ſerrerez dans un pot
de fayance bien bouché. La doſe en ſera depuis un ſcrupule juſqu'à une dragme.

On peut faire en la maniere ſuivante, une
Opiate aperitive & laxative, qui ſervira à la
gueriſon de pluſieurs maladies longues & ob-
ſtinées, & ſur tout à celles qui ſont cauſées
par diverſes obſtructions des parties. Prenez
de la Conſerve de fleurs de Tamariſc, de celle de la fleur de Geneſt, de celle de la fleur
de Soucy, & de celle de la fleur de Peſcher,
de chacune ſix dragmes, demi-once de Sel
volatil de Vipere, autant d'extrait de la racine de l'Iris ordinaire, & autant d'extrait de
Rhubarbe, deux dragmes de Sel fixe de Vipere, autant de Bezoar mineral, & autant de
Sel d'Abſinthe, une dragme & demie de Re-
ſine de Scamonée, autant d'extrait de Coloquinthe, & une dragme de poudre de Canelle : mêlez toutes ces choſes enſemble, &
y ajoûtant, autant qu'il en faut, de ſyrop de
Chicorée, compoſé avec Rhubarbe, vous en
ferez une Opiate, dont la doſe pourra être
depuis une dragme juſqu'à deux, & même
juſqu'à trois, pour les plus robuſtes.

On peut auſſi faire des Pilules, qui auront

une vertu approchante, & qui se prendront
en moindre dose. Prenez de l'extrait d'Aloès
fait avec le suc des fleurs de Violette mon-
dées, de l'extrait de Rhubarbe, & de celui
de Senné de Levant, de chacun deux dragmes, autant de Sel volatil de Vipere, autant
de Resine de Scamonée, & autant de Gomme Ammoniac en larmes, une dragme de Bezoar mineral, & autant de Sel fixe de Viperes;
reduisez le tout en une masse de Pilules, dont
la dose sera depuis demy scrupule, jusqu'à
deux scrupules.

Ceux dont l'estomach sera embarrassé d'humeurs tenaces, qui n'auront pû être empor-
tées par des purgations, ni par d'autres remedes; qui auront du dégoût, & qui seront
sujets à de mauvais rapports, envoyez par leur
estomach; pourront se servir utilement de la
poudre suivante, à la fin de leurs repas, ou
même à toute heure. Prenez de la graine de
Coriandre, (qui ne soit pas preparée avec le
vinaigre, selon le mauvais sentiment des Anciens, mais telle qu'on la vend aux Bouti-
ques) de la graine d'Anis, de celle de Fe-
noüil doux, & de la racine de Reglisse bien
ratissée & sechée, de chacun demi-once, trois
dragmes de Sel volatil de Viperes, & autant
d'Yeux d'Ecrevisses preparez, deux dragmes
de Sel fixe de Vipere, & autant de Canelle
bien choisie; reduisez le tout en poudre sub-

le, & y ajoûtez autant pefant, ou fi vous voulez, le double de fon poids de Sucre fin en poudre. Serrez ce mêlange dans quelque vaiffeau de verre, ou de fayance, & le bouchez exactement : vous en pourrez prendre à la fois, depuis demy cuïllerée jufqu'à une entiere, felon que vous y aurez mis plus ou moins de fucre. On pourroit auffi ajoûter parmi la poudre quelques gouttes d'huile d'Anis, d'huile de Canelle, & même du Mufc & de l'Ambre-gris.

Ce fel volatil fe mefle fort à propos parmi les poudres fternutatoires ; car outre qu'il penetre grandement par fon activeté, il débarraffe auffi puiffamment le cerveau, en le fortifiant. On peut le mefler avec les poudres de Betoine, de Marjolaine, de petit Muguet, de Rômarin, de Stœchas Arabique, de Sauge, & femblables, & ne mettre qu'un fixiéme de Sel volatil parmi ces poudres.

Ceux qui voudront avoir une Opiate propre, non feulement à fortifier le cœur, l'eftomach, & toutes les parties nobles, mais à chaffer toute forte de venins, & toutes les impuretez de la maffe du fang, & des parties folides, & à les faire fortir par les pores de la peau, ou par les autres emonctoires, pourront preparer fort à propos l'Opiate fuivante. Prenez deux onces de Conferve de fleurs d'Oeillets, une once de Confection d'Alker-

mes ambrée & mufquée, fix dragmes de Sé
volatil de Vipere bien rectifié, demi-once d
Confection de Hyacinthe, autant d’Electuai
re Diafcordium, trois dragmes de Bezoar min
neral, autant de Perles preparées, autan
d’Yeux d’Ecreviffes preparez, autant d’Ex
trait d’Angelique, & autant d’extrait de Carc
line, deux dragmes de Sel de chardon-beniti
mêlez le tout enfemble & le reduifez en Opia
te, en y ajoûtant du fyrop de Kermes, o
d’Oeillets, autant qu’il en faut pour donner
une bonne confiftance à l’Opiate : laquell
vous ferrerez & garderez pour le befoin. O
en peut prendre pour prefervatif demie drag
me, ou dans du vin, ou dans du boüillon
mais en des maladies preffantes, on en peu
prendre une dragme, & même jufqu’à deux. x

Ceux qui voudront fe fervir de l’huile, qu
a été tirée par la diftillation, la peuvent em
ployer toute feule, ou bien la mêler avec éga
les parties d’Onguent Martiatum, & même
ajoûter les huiles diftillées de Rômarin, d
Sauge, de Lavende, & autres femblables.

Les perfonnes qui confidereront bien tou
tes ces receptes, y trouveront non feulemen
une proportion reguliere en la dofe de toute
chofes, mais une précaution grande pour n’y
avoir rien mis qui puiffe détruire ni changé
la nature du Sel volatil, qui eft ce qu’on doi
le plus éviter dans fon exhibition.

Je pourrois ajoûter ici plusieurs autres compositions, dont le Sel volatil de la Vipere peut être la base, mais je me suis contenté de donner celles-cy pour des exemples, sçachant qu'on en peut trouver d'assez bonnes dans les Livres, & estimant qu'il vaut mieux les preparer aux occasions selon le besoin, & suivant les receptes que les habiles Medecins en peuvent donner.

* Croyant de m'être suffisamment expliqué sur toutes choses, je n'ay pas jugé necessaire de m'étendre plus loin. Je diray seulement, que ceux qui sçauront bien preparer ce Sel volatil de Vipere, & le bien unir avec les parties volatiles des plantes, & les sulphurées de certains mineraux, amis de nôtre nature, pourront se vanter d'avoir fait quelque progrez dans leur profession. Je travaille tous les jours, & je souhaite de pouvoir avec le tems, donner au Public quelque chose de plus accomp*ly.

FIN.

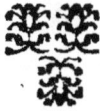

SUITE

DES NOUVELLES

EXPERIENCES

SUR

LA VIPERE,

AVEC UNE

DISSERTATION

SUR SON VENIN,

Pour servir de REPLIQUE à une Lettre que
Monsieur FRANÇOIS REDI Gentil-homme
d'Arezzo, a écrite à Messieurs BOURDELOT
& MORUS, imprimée à Florence en
l'année 1670.

PAR *MOYSE CHARAS,*
de l'Academie des Sciences, Docteur
en Medecine.

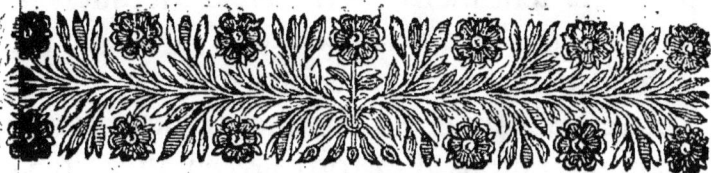

SUITE
DES NOUVELLES
EXPERIENCES
SUR
LA VIPERE,

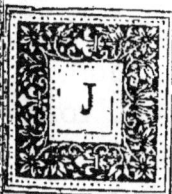

J E croyois avoir aſſez bien établi mon opinion touchant le venin de la Vipere, par quantité d'experiences, appuyées de raiſonnemens, dont j'ay fait part au Public ; Lors qu'on a vû courir dans Paris une Lettre de Monſieur Redi, dans laquelle il s'oppoſe à mes ſentimens : Et comme ſon merite luy a acquis une grande reputation parmi les Sçavans, cette Lettre n'a pas manqué de faire d'abord impreſſion ſur l'eſprit de pluſieurs perſonnes, & ſur quelques-uns même de ceux qui avoient déja bien goûté mes

O

premiers fentimens , en faveur defquels ils
fembloient s'être déja declarez. J'euffe pû m'
défendre de ce qui eft contre moy dans cette
Lettre , dés qu'elle a commencé de paroître,
ayant des raifons affez fortes & en affez grand
nombre pour foûtenir & pour juftifier tout
ce que j'avois avancé dans mon écrit ; Mais
j'ay crû qu'il valoit mieux differer jufqu'au
Printemps , afin qu'aprés que j'aurois fait de
nouvelles experiences , & que je ferois plus
afsûré de toutes chofes , par une nouvelle connoiffance de la verité , je pûffe enfuite en
mieux perfuader le Public. On verra donc
dans cette fuite d'experiences , que bien loin
de changer d'avis, je dois être plus fortement
confirmé que jamais, dans celuy que j'ay em-
braffé le premier.

* Je declare ici fincerement, que lors que
je donnay mon Livre au Public , mon but
principal fut de dire fort fidelement toutes
les veritez que j'avois découvertes , & en les
difant, de le faire avec beaucoup de circonf-
pection , & fur tout en forte que Monfieur
Redi n'eût aucun jufte fujet de s'en choquer,
puifque j'avois dés lors conçû une grande eftime pour luy & pour les beaux talens qu'il poffede, & que me fouvenant de la Lettre civile
que je luy avois écrite, en luy envoyant un
exemplaire de mon Livre , & le priant de me
vouloir honorer de fa bienveüillance , je me

devois pas détruire par aucun mauvais procedé, ce que j'avois souhaité d'obtenir de lui,
& cela dautant moins, qu'il me le fit esperer
par l'honnête réponse que j'en reçûs. Je ne
crois pas aussi qu'on doive mal juger de mes
bonnes intentions, ni inferer de mon procedé, que je voulusse l'obliger à écrire contre
moy, ni que je pûsse prévoir que j'aurois un
jour à me défendre contre luy, comme il
arrive aujourd'huy, quoy qu'il ne m'ait pas
honoré d'aucun exemplaire de sa Lettre, dont
il a gratifié plusieurs personnes de Paris &
d'ailleurs.

Je puis encore protester ici, que lors que
je me portay à contredire certains articles de
sa premiere Lettre, ce fut presque malgré
moy, & parce que je ne pouvois m'en dis-
penser, à moins que de démentir mes sens &
mes propres lumieres, & celles même d'une
multitude de témoins. J'assûre aussi que je
serois maintenant tout prest à me dédire, &
à joindre mes sentimens aux siens, si je n'é-
tois tres-persuadé du contraire aux choses
principales qu'il a écrites contre ce que l'on
peut voir dans mes Livres.

Aprés ces protestations, me trouvant tres-
assûré, tant par la raison que par plusieurs
nouvelles experiences que je viens de faire,
de n'avoir rien avancé qui ne soit entierement conforme à la verité; j'ay crû être indis-

O ij

penfablement obligé à la foûtenir, & rendre un bon office au Public, en tâchant de luy faire voir qu'il eft mal-aifé d'oppofer raifonnablement aucune chofe au contraire.

Le different qui eft entre M. Redi & moy roule principalement fur ce : Qu'il pretend que le fuc jaune contenu dans les veficule des gencives des Viperes, eft le feul & le veritable fiege de leur venin ; Que ce fuc n'eft pas venimeux étant pris par la bouche, mais qu'il l'eft dans les morfures que la Vipere fait pendant qu'elle eft en vie, & même dans celle qu'on peut luy faire faire plufieurs jours aprés qu'elle eft morte, pourvû que le fuc jaune intervienne ; Que le même fuc tiré d'une Vipere vivante, auffi-bien que celuy d'une Vipere morte, eft toûjours venimeux, s'il eft introduit dans des playes, & s'il eft mêlé avec le fang de l'animal bleffé, foit qu'on s'en ferve étant liquide, ou aprés l'avoir deffeché & mis en poudre ; Et qu'il tuë generalement toute forte d'animaux, dans les playes defquels on l'aura introduit.

Et moy, ne pouvant avoüer de tous ces articles que celuy de l'innocence du fuc jaune pris par la bouche, & m'oppofant formellement à tous les autres ; Je dis que le venin de la Vipere n'eft que dans les efprits irritez. Que le fuc jaune tant de la Vipere vivante & même tres-irritée, que de celle qui eft morte.

u nouvellement, ou depuis plusieurs jours,
'a aucun venin en soy, ni dans la morsure,
i pris interieurement, ni introduit dans les
layes, ni mêlé avec le sang, ni enfin en quel-
ue sorte qu'on puisse l'employer; Qu'il ne
uë & n'infecte aucune sorte d'animaux; &
u'il n'est qu'une pure & tres-innocente
alive.

La question doit être decidée principalement par la verité du fait, quoy qu'elle puisse
ncore être éclaircie par des raisons tres-per-
nentes. Je n'ay garde d'accuser M. Redi
e mauvaise foy dans ses experiences; quoy
u'elles ne soient pas designées publiques,
omme les miennes, & qu'il y pourroit avoir
uelque chose à dire dans les formalitez de
s morsures, ou dans l'employ du suc jaune;
reputation est trop bien établie pour pou-
oir souffrir aucune atteinte; & c'est cette con-
deration qui me fait le plus de peine. Ce-
endant je vois le contraire de ce qu'il a avan-
é contre mon Livre; & les veritez que j'y
ppose, se remarquent clairement dans mes
remieres & dernieres experiences, tant dans
elles que j'ay faites seulement à la veuë de
uelques Curieux, que dans celles que je
iens de faire en public, & en presence d'un
es-grand nombre de Medecins, & d'autres
erfonnes fort éclairées sur ces matieres: De
orte que je ne puis, & ne dois pas cacher

O iij

plus long-tems ces veritez, qui font le principal motif de ce difcours.

Il n'y a pas lieu de s'étonner, fi M. Redi
ayant fait toutes fes experiences par l'ordre &
aux dépens d'un grand Prince, auffi curieux
que liberal, a pû avoir des Viperes & toute
forte d'animaux, en beaucoup plus grand
nombre que je n'en ay eu, moy qui ay fait
toutes chofes de mon mouvement, à mes propres frais, & par un pur defir de difcerner le
vray d'avec le faux; & je ne crois pas avoir
été obligé de multiplier la dépenfe, lors que la
verité s'eft trouvée fuffifamment éclaircie, &
que tous les affiftans reconnoiffoient, que j'a-
vois affez fait de preuves particulieres pour
chaque experience. Car puifque luy-même
s'eft contenté d'avoir fait avaler du fuc jaune
à un feul Homme, à un feul Canard, & à un
feul Chevreau, pour fçavoir & pour afsûrer
qu'étant avalé il eft innocent, fans en faire un
plus grand nombre d'experiences; il ne doit
pas me blâmer, lors que j'ay honneftement
borné ma curiofité, après avoir fait en plufieurs chofes beaucoup plus d'épreuves, qu'il
ne dit en avoir fait fur ce fujet; comme on
peut voir par ce qu'il en écrit en la 17. & 18
page de fa premiere Lettre. Je trouve donc
qu'il n'a pas grande occafion de fe plaindre de
moy, comme il fait, fous le nom de ces Auteurs illuftres, aufquels il attribue mon Livre

dans fa Lettre ; de ce que je n'ay pas daigné faire un aſſez grand nombre d'experiences, pour confirmer la verité des Obſervations ſur la Vipere, contenuës dans ſa premiere Lettre de l'année 1664.

Il n'avoit pas, dis-je, grande occaſion d'en parler de la ſorte, puiſque je n'agiſſois ainſi qu'à ſon imitation, & puis qu'il avoit dans ſa même Lettre avancé & aſſûré des choſes, qui ne demandoient pas que je fiſſe davantage d'épreuves, que celles que j'ay décrites dans mon Livre : Quoi-que je puis aſſûrer en avoir fait beaucoup plus que je n'en ay reçité. Il ſçavoit bien que ſur la fin de la 23. page de ſa premiere Lettre, il s'étoit ſervi de même termes.

E quel veleno ſchizza tutto fuora, ſe non al primo, almeno, al ſecondo morſo, ſi che il terzo, (e più volte l'ho eſperimentato) non e velenoſo.

Et ſi à cauſe de la déference que j'avois pour les écrits d'un homme de ſi haute repuration, je crûs entre diverſes autres experiences, qu'ayant fait mordre par une même Vipere, irritée à chaque fois, cinq divers Pigeons, qui moururent tous, & même le dernier plûtôt que les autres, je pouvois en demeurer là ; Je ne penſe pas que M. Redi ait rien à me reprocher en cette rencontre : Il avoit aſſûré dans ſa premiere Lettre, & il

asûre encore dans sa derniere, que tout le
venin consistoit dans le suc jaune, que ce
venin s'épuisoit tout, sinon à la premiere, du
moins à la seconde morsure, & qu'il avoit
souvent experimenté que la troisiéme n'étoit
plus venimeuse : De sorte que si j'ay été persuadé que tout le suc jaune devoit être sorti
par la seconde morsure faite au second Pigeon,
& si ensuite j'ay vû mourir trois autres Pigeons,
par de nouvelles morsures de la même Vipere,
qui avoit mordu les deux premiers ; Je ne
crois pas que M. Redi ait droit de m'accuser
de n'en avoir pas assez fait ; il eut pû même
me rendre la justice d'avoüer, qu'il y en avoit
plus que suffisamment pour appuyer mes réflexions ; & que j'ay été obligé dés-lors à chercher le venin ailleurs que dans le suc jaune,
puis qu'il n'intervenoit plus, selon luy, aux
trois dernieres morsures, & que les trois derniers Pigeons étoient aussi-tôt & même plûtôt morts que les deux premiers, de la mort
desquels il pouvoit accuser le suc jaune. Que
si je n'ay pû trouver, non plus que M. Redi,
dans tout le corps de la Vipere, aucune autre
partie visible ni palpable qui fut venimeuse,
& qui pût être à bon droit declarée le siege
du venin, & la veritable cause de la mort qui
suivit les trois dernieres morsures ; Il ne doit
pas s'étonner si aprés l'avoir cherchée avec
soin, je l'ay enfin trouvée dans les esprits ir-

ritez, & si je me suis fondé sur toutes les lumieres que j'ay puisées dans les experiences
& dans la raison.

Mais comme le principal motif de mes experiences a été uniquement le desir de sçavoir exactement la verité sur ces matieres;
Ayant vû que M. Redi dans la 31. page de
sa derniere Lettre, a desiré que je fisse de nouvelles experiences sur les objections qu'il m'a
faites; Pour être plus asûré de toutes choses,
j'ay bien voulu luy donner cette satisfaction,
en me la donnant à moi-même: Car au mois
de May dernier, dans le Laboratoire Chymique du Jardin Royal, en presence de deux à
trois cens assistans, tant Medecins, qu'autres
personnes capables d'en juger, & dignes de
foy; parmi plusieurs Viperes vivantes, qui
m'avoient été envoyées de Dauphiné, & de
divers endroits de Poitou, je choisis une femelle grande & assez vigoureuse, nonobstant
le long voyage qu'elle venoit de faire, & luy
ayant ouvert les deux machoires, je les fis
essuyer fort exactement, à diverses reprises,
pour épuiser tout le suc jaune contenu dans
les vesicules de ses gencives, & qui même
pouvoit être épandu aux parties voisines,
avec un linge delié dont j'avois entouré tout
le manche d'un canif: Aprés quoy je pris la
même Vipere par le coû avec des pincettes,
je l'irritay en luy serrant le bout de la queuë

avec les dents, & en luy preſſant de tems en
tems le coû avec les pincettes, je luy preſen-
tay immediatement aprés, & conſecutivement
cinq Pigeons & deux Poulets pour les mordre
à la partie la plus charnuë de la poitrine, ayant
irrité de nouveau la Vipere à chaque fois : Je
bleſſay auſſi à deſſein ſix Pigeons ou Poulets,
en divers endroits, en preſence de toute l'Aſſemblée, & j'y introduiſis des gouttes de ſuc
jaune, tirées des veſicules de nouvelles Viperes irritées ; Je mis les uns, & les autres à part :
L'Aſſemblée ſe ſepara environ une heure
aprés, avant lequel tems, cinq des Pigeons
ou Poulets mordus, ſe trouverent morts, &
les deux qui reſtoient moururent environ une
autre heure aprés.

Mais les Pigeons & les Poulets, que j'avois
bleſſez & farcis de ſuc jaune dans leurs playes,
n'eurent aucun mal que celuy d'une lividité
qui parut à la partie bleſſée, & telle qu'elle
eût pû leur arriver par la ſeule playe, & ſans
aucune participation du ſuc jaune. Je fis voir,
deux jours aprés, à l'Aſſemblée les mêmes
Poulets & les mêmes Pigeons bleſſez, qui ſe
trouverent en fort bon état, & preſque abſo-
lument gueris de leurs bleſſures, où il ne
reſtoit que tant ſoit peu de lividité. Je voulus
alors rebleſſer les mêmes animaux en de nouveaux endroits, & y introduire de nouveau
ſuc jaune : Certaines perſonnes auſſi propo-

ferent de faire fur quelqu'un de ces animaux, l'introduction de ce fuc jaune, en imitant en quelque forte la transfufion ridicule, qu'on a faite en divers lieux de l'Europe, d'un fang étranger dans les veines des hommes, afin que ce fuc fe trouvant bien mêlé avec le fang par la circulation ordinaire, pût manifefter tout ce dont il eft capable. J'y acquiefçay volontiers & on entreprit l'introduction de ce fuc fur un des mêmes Pigeons, qui avoient été bleffez deux jours auparavant : Un Medecin & deux Chirurgiens, travaillerent les uns aprés les autres fur ce Pigeon, tant pour faire l'inci-fion, que pour faire la ligature des vaiffeaux les plus apparens de l'aîle droite ; Mais ils fi-rent les uns & les autres perdre tant de fang au Pigeon, qu'il mourut bien-tôt aprés.

Voyant cela, je dis, que le Pigeon n'étoit mort que par la perte de fon fang, & non pas par l'introduction du fuc jaune ; & qu'il étoit neceffaire qu'un feul Chirurgien de la com-pagnie fit une nouvelle operation fur un autre des mêmes animaux qui avoient été bleffez deux jours auparavant, & fur lefquels le fuc jaune avoit auffi été éprouvé. L'operation fut faite en même tems fur un Poulet, lequel non feulement en échappa encore, mais il fut vû le lendemain & les jours fuivans de toute l'af-femblée en fort bon état, de même que les autres animaux, qui avoient été rebleffez en

même tems , & de nouveau expofez au fuc
jaune , quoi-que fans forme de transfufion.
Il eft pourtant vray qu'il y eut un Pigeon de
ceux qui avoient été bleffez pour la feconde
fois, qui fe trouva mort quelque tems aprés fa
bleffure, dans un fourneau de terre couvert,
fort chaud , & placé joignant un autre femblable, où je diftillois pour lors de l'efprit & de
l'huile de Tabac, & dont la mort devoit être
imputée aux vapeurs perçantes de cette diftillation, ou bien à la chaleur exceffive du fourneau, dans lequel il avoit été enfermé, qui fe
trouvoit fi chaud, qu'on ne pouvoit en fouffrir la chaleur avec la main : joint qu'étant
couvert, prefque aucun air n'y pouvoit entrer.

Là deffus, comme la reputation de M. Redi
ne manque pas de luy attirer l'eftime & la faveur de beaucoup de perfonnes dans Paris,
j'apperçûs que quelques-uns de la compagnie
vouloient douter, fi le fuc jaune feroit tcû-
jours innocent : Et me trouvant avoir quatre
Chiens de diverfe grandeur, j'exhortay fort
ceux qui témoignoient le plus en douter, de
travailler, ou de faire travailler à l'introduction
du fuc jaune par maniere de transfufion, fur
tous ces Chiens, ou du moins fur quelqu'un
d'eux ; Mais quelque inftance que j'en fiffe,
perfonne ne voulut l'entreprendre : On alle-
gua que ces animaux étoient trop robuftes,
pour fuccomber fous une telle operation, puis

que le Poulet qui l'avoit soufferte, & qui avoit éprouvé deux fois le suc jaune, en étoit échappé, aussi-bien que les autres animaux, qui avoient été reblessez en même tems que luy, & qui avoient aussi éprouvé deux fois le suc jaune : Ce qui m'obligea de protester, qu'il ne tenoit pas à moy qu'on ne l'essayât de nouveau, & de prier la compagnie de prendre le refus de ces Messieurs pour un aveu de l'innocence du suc jaune.

Mais comme cela ne me suffisoit pas, je remis la partie au lendemain, & je promis d'avoir de nouveaux animaux, de moindre grandeur que les Chiens, pour verifier plus amplement l'innocence du suc jaune, par de nouvelles introductions dans des playes. J'eûs alors six Pigeons, & deux petits Chats ; J'obligay une personne que je connoissois la plus favorable à M. Redi, de faire lui-même les incisions, & d'y introduire le suc jaune à son gré : Il fit les blessures telles qu'il voulut, & même il separa la peau de la chair tout autour des playes qu'il avoit faites, & si avant, que je ne pûs m'empêcher de luy dire en riant, qu'il en faisoit plus que M. Redi lui-même ne disoit dans ses Lettres d'en avoir fait, & *Boni esse Pastoris tondere, non deglubere.* Un des petits Chats fut mordu à la partie cartilagineuse de l'oreille, sans aucune apparence de sang à l'endroit de la morsure, & il en échappa :

l'autre qui étoit bien plus petit & affez con-
noiffable par fa couleur noire & pour avoir les
oreilles coupées, fut bleffé à deffein au haut
du derriere du coû & en partie à l'endroit du
bas de l'os occipital ; fa peau fut feparée de la
chair tout autour de la playe, & de l'un & de
l'autre côté, jufques prés de la partie anterieure du coû, & on introduifit tant de fuc
jaune qu'on voulut dans l'un & dans l'autre
côté, auffi-bien que dans la playe ; Ce Chat
tenoit la tefte baiffée, principalement à caufe de la douleur qu'il fouffroit, pour avoir
été en partie écorché vif ; il fentoit auffi des
douleurs approchantes en deux autres endroits, où il avoit été bleffé & écorché de
même.

Il y eut des affiftans qui murmuroient déja, & qui difoient que je perdrois ma caufe,
& que le Chat mourroit infailliblement. Cependant le Chat ne mourut point, quoy qu'il
fût tres-petit & tiré de deffous la mere, & il
fut reprefenté vingt-quatre heures aprés fain
& fauf dans la compagnie, encore qu'il n'eût
ni teté ni mangé durant tout ce tems-là : Et
c'eft une chofe affez remarquable, que ce
Chat ayant été rendu à un Religieux à qui
il appartenoit, & étant beaucoup grandi, a
encore aujourd'huy la partie pofterieure du
crane découverte à l'endroit de la bleffure, &
nonobftant cela & la chûte de quelques chairs

& de quelques pellicules qui se sont separées
des endroits où il avoit été écorché, il est tout
à fait éveillé & ne cesse de faire des singeries
fort divertissantes. Les six derniers Pigeons,
qui avoient été blessez en même tems, & qui
avoient souffert le suc jaune furent aussi mon-
trez, & ils furent encore gardez cinq ou six
jours avec les autres Pigeons & Poulets, blessez auparavant par deux fois, parmi lesquels
étoit aussi celuy sur lequel on avoit imité la
transfusion : Enfin ils furent tuez, rôtis, &
mangez en bonne compagnie, composée même de quelques-uns de ceux qui les avoient
vûs blesser, & qui les trouverent fort savoureux & de bon goût.

Parmi toutes ces experiences, je ne man-
quay pas d'éprouver, si les testes de Viperes
mortes depuis peu, accompagnées de leur
coû, avec tout leur suc jaune, seroient capables de faire mourir des animaux en les en
faisant mordre : Je l'essayay sur des Pigeons,
& sur des Poulets, en leur enfonçant les
dents le plus profondement, qu'il m'étoit
possible : J'employay aussi à cela des Viperes
entieres, que j'avois trouvées mortes dans les
barrils parmi les vivantes, & qui étoient bien
abondantes en suc jaune ; Mais cela fut toûjours sans aucune incommodité des animaux
mordus, bien loin qu'aucun d'eux en mourut.

Je passe ici sous silence plusieurs autres experiences faites chez moy, en presence de divers Medecins, qui ont toutes concouru, pour démontrer l'innocence du fuc jaune, & pour l'attribution du venin aux esprits irritez. Je ne dois pourtant pas taire ce que firent trois jeunes Medecins, qui étant tres-persuadez de la verité de mes experiences, tant sur l'innocence du fuc jaune, que sur celle de la morsure faite sans les esprits irritez; se firent à l'envi l'un de l'autre, mordre le doigt par une Vipere morte avec tout son fuc jaune, & si avant que le sang y parut à tous: Mais ils n'en eurent autre mal, que celuy qu'ils auroient pû recevoir d'une pareille piquûre faite par une épingle.

J'aurois fait sans doute un bien plus grand nombre d'experiences, si je n'eusse remarqué, que Monsieur Redi lui-même en avoit déja fait beaucoup pour moy, & pour appuyer mes sentimens, & entr'autres celle dont il dit en la 26. page de sa premiere Lettre d'obfervations.

Si mori un pollaſtro morſicato da una Vipera, alla quale io aveva tagliata la punta di denti, e fatto à bello ſtudio ſchizzar fuora della guaine quel mal liquore che vi ſta naſcoſto.

Car puisque par sa propre confession, un Poulet mourut pour avoir été mordu d'une Vipere, à laquelle il avoit à deffein coupé les pointes des dents, & fait sortir bien soigneusement

gneufement des veſicules des gencives , tout
e ſuc jaune, qu'il appelle cette mauvaiſe liqueur , & qu'il veut être le ſeul ſiege du venin ; Il n'a pas droit non plus que moy d'accuſer de la mort du Poulet, un ſuc qui n'y
ſtoit plus, ni les pointes des dents, puis qu'il
les avoit coupées ; Et il ne ſçauroit éviter
d'en accuſer avec moy les eſprits irritez de
a Vipere, & de tomber dans mes ſentimens,
qui ſont, que le venin de la Vipere n'eſt ni
groſſier ni materiel , mais qu'il eſt inviſible
& tout ſpiritueux.

Pour faire voir de nouveau que Monſieur
Redi a travaillé ſans y penſer, pour juſtifier
mon opinion , & qu'en même tems auſſi il
ſe contredit manifeſtement , en détruiſant
dans ſa derniere Lettre , ſa premiere propo-
ſtion, qui eſt *Que tout le venin de la Vipere*
ſort à la premiere ou du moins à la ſeconde mor-
ſure, & que la troiſiéme n'eſt plus venimeuſe,
comme il aſſûre de l'avoir ſouvent experimen-
té, on trouvera ces paroles dans la 33. 34. &
35. page de ſa derniere Lettre.

Sul principio di Maggio ſcelſi una Vipera
femmina delle più groſſe , e rigoglioſe , e le feci
mordere nella coſcia deſtra, a un per uno dieci
pollaſtri, de quali il primo, il ſecondo, ed il
terzo morirono quaſi ſubito : il quarto parve
ſolamente che ſteſſe di malavoglia : ed il quin-
to, e gli altri tutti non ſolamente non mori-

rono , ma non ebbero male alcuno : E pure ogni
volta , che la Vipera mordeva , se le dava gran-
dissima occasione d'incollorirsi a suo dispetto
e d'infuriarsi.

Nel Mese di Giugno replicai l'esperienza con
cinque anitre domestiche fatte mordere da una
sola Vipera ; dalla quale feci mordere , imme-
diatamente dopo tre Piccioni torraivoli : La
prima anitra ferita mori in tre ore , la seconda
in cinque ; ma l'altre non morirono. Egli ben
vero , che mori il primo piccion torraivolo , ma
non gia gli altri due ultimi. Di dodici piccioni
grossi una volta ne morirono solamente quat-
tro ; ma il giorno seguente di dodici altri ne
morirono fino in sei. Di cinque conigli ne ri-
masero morti tre.

Ces diverses experiences directement contraires à la premiere assertion de Monsieur
Redi , seroient bien capables d'embarrasser
tout autre esprit que le sien : Car en premier
lieu il a vû, que de dix Poulets mordus l'un
aprés l'autre par une seule Vipere , les trois
premiers sont morts subitement , & le quatriéme a été un peu malade ; Il a vû que de
cinq Canars & de trois Pigeons mordus l'un
aprés l'autre par une même Vipere, les deux
premiers Canars moururent, comme aussi un
des trois Pigeons, qui même avoit été mordu aprés les cinq Canars ; Il a vû aussi une
fois, que de douze Pigeons mordus , on en

trouvé quatre de morts ; Qu'une autre fois
de douze, il n'en est échappé que la moitié,
& que de cinq Lapins mordus de même, il
n'y en eut que deux d'exempts de la mort.

Je ne puis assez m'étonner que toutes ces
experiences n'ayent pas été capables de ren-
verser ses sentimens, ou du moins l'engager
à les suspendre. Je ne doute pas aussi que le
nombre des animaux qui moururent n'eût été
bien plus grand, si les morsures eussent été faites en d'autres endroits qu'aux cuisses : Car
outre qu'elles ont leurs os, leurs nerfs & leurs
tendons, capables d'émousser la pointe des
dents à la première morsure, elles ont aussi
leurs muscles fort visqueux, qui ne manquent
pas d'enduire les dents de la Vipere qui mord,
d'en boucher en partie les potes, & même
d'empêcher par leur viscosité qu'elles ne pe-
netrent si avant dans les morsures suivantes ;
& je ne doute pas encore que cela n'arrive de
plus en plus dans la réïteration de leurs morsures. Je ne m'étonne même pas, que les Canars ne moururent pas si-tôt que les Poulets
& les Pigeons, ni s'il en mourut moins ; car
outre les raisons que je viens de dire, ils ont
la peau, les os, & toutes les autres parties bien
plus dures, & bien plus difficiles à être per-
cées des dents de la Vipere, que ne font les
parties des Pigeons ou des Poulets ; Ou je ne
trouve d'ailleurs point d'endroit plus propre à

defquels ce fuc jaune a été introduit, quoi-
que tiré chaudement des veficules des gencives des Viperes fort irritées; bien loin que le
fuc des Viperes mortes fût capable de nuire à
pas un animal : Je puis af ûrer auffi que jamais
aucune tefte de Vipere morte, foit qu'elle fût
toute entiere, ou feulement avec le ccû, &
quoy qu'elle abondât en fuc jaune, n'a porté
aucun dommage aux hommes ni aux animaux
qui en ont été mordus.

Le fuc jaune que j'avalay dans une des Con-
férences de Monfieur l'Abbé Bourdelot, me
fait fouvenir d'une Lettre que Monfieur des
Trapieres fort curieux, fort fincere, & fort
habile Apotiquaire de Bourbon l'Archambaud
luy écrivoit, qui y fut leuë, & qui portoit
entr'autres chofes, Qu'en l'année 1630. il avoit
pris une Vipere, à laquelle il avoit coupé les
dents crochuës, qu'il la portoit dans fa po-
chette, qu'au bout de deux ou trois jours, il
luy prit envie de l'approcher de fon vifage en
la preffant un peu, qu'elle le mordit à la lévre, & luy fit une grande douleur, d'où vint
qu'il la jetta par terre & l'écrafa de colere;
que la lévre & le vifage luy enflerent, qu'on
luy fit une ligature, qu'on luy donna de la
Theriaque dont on appliqua auffi fur la morfure; qu'il fe fit à l'endroit de la morfure une
petite veffie, d'où il fortit deux ou trois gouttes d'une liqueur de la couleur d'un jaune

tinoir, & que le visage luy demeura extrême-
ment pasle pendant un mois.

Si l'on desire sçavoir mes sentimens sur cette
experience, je declare qu'il n'y a rien que je ne
doive croire, & j'ajoûte même qu'il n'y arriva
rien, qui ne s'accorde avec les principes que
j'ay établis, & que je soûtiens. Car bien qu'on
eût coupé à la Vipere les grandes dents, qui
eussent pû porter plus avant, & mêler avec le
sang de M.ʳ des Trapieres les esprits irritez de
la Vipere, on n'avoit pas coupé la pointe des
petites, que je fis voir dans la même Conférence avec les autres parties voisines dans la
gueule d'une Vipere vivante, envoyée à M.ʳ
Bourdelot par le même Apotiquaire qui avoit
été mordu, desquelles petites dents j'ay ci-
devant donné la description & même la figure, aussi-bien que celle des machoires de dessus & de dessous, où elles sont plantées, comme on le peut voir dans mon Anatomie de la
Vipere, en la section des dents & en la troisiéme Estampe de mon Livre.

En effet, encore que ces petites dents
n'ayent pas la longueur, ni la grosseur des
grandes, elles ont neanmoins la même forme,
& la même matiere ; car elles sont osluës, cro-
thuës, creuses, diaphanes & tres-pointuës,
en sorte que les esprits irritez peuvent passer
au dedans, comme dans de petits entonnoirs,
& au travers de leurs pores, comme au tra-

vers de ceux des grandes ; mais ils ne fça-
roient aller bien avant, parce que la petitef
des dents ne permet pas qu'elles portent leu
ouvertures jufques dans les chairs, & tout c
qu'elles peuvent faire c'eft d'ouvrir la peau.

D'ailleurs en raifonnant fur les accidens ar
rivez à Mr des Trapieres par cette morfure
tels qu'ils font marquez dans fa Lettre, je n'
vois rien qui ne foit fort naturel & fort croya
ble ; Car quoi-que les efprits irritez fuffen
entrez par les ouvertures que les petites dent
avoient faites, ils ne pouvoient pas pourtan
penetrer les chairs ni fe mêler avec le fang
parce que les ouvertures n'étoient pas affe
profondes, & ils ne pûrent que faire leurs ef
forts, entre la chair & la peau, d'où s'enfuivi
la tumefaction à la lévre & au vifage, & l'im-
preffion de la couleur pafle, qui y parut pendant un mois, lefquels accidens auroient d'a-
bord été facilement furmontez par une feule
prife de fel volatil de Viperes, qui auroit fai
tranfpirer les efprits irritez, qui féjournoien
entre la chair & la peau, & ne pouvoien
trouver entrée pour aller plus avant.

Pour ce qui eft de la veficule qui fe form
à l'endroit de la morfure, & des deux ou trois
gouttes de liqueur obfcure qui en fortit aprés
ce n'étoit qu'un peu de ferofité amaffée en cé
endroit, laquelle étoit venuë des parties voi
fines, & qui avoit été caufée par la compre

fion de la ligature, & par la meurtriffure que
les dents & les machoires avoient faite lors de
la morfure, & fans aucune intervention du
fuc jaune, qui, outre fon innocence, n'auroit
pû entrer par de fi petites ouvertures.

Aprés tant d'experiences, & aprés tant de
réflexions que j'ay faites, tant fur le fuc jaune, que fur les efprits irritez de la Vipere; Je
ne fçaurois comprendre comment tous les
animaux de Monfieur Redi, ont pû mourir
generalement & fans aucune exception, par
l'introduction du fuc jaune dans les playes
qu'il leur avoit faites, & par la morfure des
teftes feparées, ou bien par celle des Viperes
entieres, mortes même depuis plufieurs jours.
J'ay trop d'experiences du contraire, & trop
de témoins, pour n'en pas douter, & pour ne
me pas tenir à mes premiers fentimens.

Mais afin que parmi les veritez que j'ay
avancées, & qui confiftent en fait, le Public
puiffe trouver dequoy fe fatisfaire, j'ay crû
que je devois expliquer mes penfées fur ces
matieres, & me former moy-même les objections qu'on a pû, ou qu'on pourroit me
faire à l'avenir. Je dis donc touchant le fuc
jaune, Que rien ne peut agir de foy, que fuivant fa nature, la difpofition de la matiere
dont il eft compofé, & la force de fon activeté. On ne trouvera pas, par exemple, dans
l'eau de riviere, le goût, la force, ni les par-

ties qu'on trouvera dans le vin, & elle n'enny-
vrera pas comme luy ; Elle n'aura pas l'acrimonie ni la penetration de l'urine ; ni la couleur, ni l'amertume du fiel ; L'efprit de vin
qui fe trouve débarraffé de la partie aqueufe
qui empêchoit le vin de produire les effets
dont il étoit capable, eft bien plus fubtil, &
bien plus puiffant, que le même vin dont il a
été tiré. Le fel volatil de l'urine aura une toute autre penetration que l'urine qui le contenoit avant fa fublimation ; Et fans fortir de
mon fujet, le fel volatil de la Vipere, eft fort
different de la chair & des os de la Vipere,
dont on l'a tiré, & quoy qu'en petite quantité, il operera plus en un moment, tant par
fon odeur que par fa vertu perçante, que dix
fois autant de la matiere dont il a été extrait,
ne pourroient effectuer dans plufieurs heures.

La ferofité bilieufe, acre, falée & fpiritueufe, qui fe forme fouvent dans nos corps,
produira fubitement des inflammations aux
yeux, des tumeurs aux joües, aux gencives,
au gofier, & en plufieurs autres endroits, comme auffi des puftules, des érefipeles, & la gangrene même ; Et tout cela par la compofition
de fes parties, & par la force de fon activité ;
Au lieu que le flegme épais & vifqueux ne
produira rien de pareil, & il ne fera à charge
à la nature, que par fon propre poids, par fa
froideur & par fa tenacité. Le flegme, dis-je,

fera en tout tems incapable d'agir avec celerité, & il ne pourra produire aucun effet que
tres-lent, & proportionné à son pouvoir, qui
se trouve fort borné.

Ainsi je dis que ce n'est pas le propre du suc
jaune, de se porter promptement aux parties
éloignées, & d'y agir avec l'activité & la violence, qui se remarque au venin de la Vipere;
Je dis qu'une salive lente, visqueuse & presque insipide, ne sçauroit faire de grands progrés en un moment; Je dis d'ailleurs, qu'il est
impossible qu'elle entre corporellement dans
les trous que les dents ont faits, qui sont tres-
petits & presque invisibles, & qu'elle ne sçauroit non plus passer par les creus des dents, &
encore moins au travers de leurs pores, si on
vouloit luy faire prendre ce chemin. Je dis
aussi qu'encore que la dent se puisse trouver
toute enduite de ce suc lors de la morsure, la
peau de l'animal mordu, & la chair même s'il
en étoit besoin, l'arrétent hors de la morsure,
& l'empêchent d'y entrer; Que quand même
elle le pourroit, il luy faudroit un lieu propre
pour la recevoir, un grand passage pour y faire ses démarches, & un fort long-tems pour
arriver aux parties éloignées; Je dis enfin
que quand même elle y seroit parvenuë, si
c'étoit une chose possible, elle ne sçauroit jamais agir au delà des forces que la nature luy
a limitées.

D'ailleurs si ce suc jaune étoit capable de
quelque action considerable, il ne manqueroit pas de la faire paroître ou entiere, ou en
partie, lors qu'il est avalé & introduit dans
l'estomach ; où le lieu, la chaleur, & toutes
choses sembleroient concourir, ou à sa fermentation, si sa matiere y étoit disposée, ou
à reduire son pouvoir en action ; Car en passant de l'estomach par les intestins il infecte-
roit le chyle, & en feroit un poison qui seroit
porté conjointement avec lui par les vaisseaux
lactées, & par les Thoraciques découverts si
heureusement par l'illustre Monsieur Pecquet,
pour descendre dans le cœur avec le sang, qui
est la matiere sur laquelle le venin de la Vipere exerce particulierement son empire : &
cette voye est bien plus aisée & bien plus spa-
cieuse, que celle de l'ouverture des dents, par
où même ce suc ne peut entrer.

Je dis de plus, que s'il étoit tel qu'il a paru
à Monsieur Redi ; étant mis dans la bouche
& introduit dans l'estomach, il imprimeroit
aux lieux de son passage & dans ceux de son
séjour, quelque marque de son pouvoir, &
particulierement s'il contenoit des sels arseni-
caux, comme quelque personne l'avoit écrit,
qui ne manqueroient pas de se manifester
bien-tôt ou par leur goût, ou par leurs effets :
Et cependant tous ceux qui goûteront ou qui
avaleront du suc jaune, n'y remarqueront ja-

mais aucune malignité ni petite ni grande, ni dans la bouche, ni dans l'eſtomach, ni ailleurs. Je conclus donc par toutes ces conſiderations, que ce ſuc ne contient aucune partie en ſoy, qui puiſſe diſſoudre ni coaguler, ni contrarier à aucune ſubſtance de nôtre corps; & qu'il ne poſſede aucune qualité apparente ni cachée, qui nous démontre qu'il en ſoit capable.

J'ajoûte encore que ce ſuc, tout fade & tout ſaliveux qu'il eſt, ſe trouve toûjours ſi jaune en tous les lieux de la France, qu'on ne ſçauroit raiſonnablement le dire guere moins coloré qu'en Italie, & que l'un & l'autre doivent avoir des qualitez toutes ſemblables, ou du moins fort approchantes. Et ce ſeroit en vain qu'on voudroit alleguer en faveur de Mr Redi, que la diverſité des lieux & des climats, ou bien celle des alimens pourroient changer la nature des Viperes, & cauſer la difference toute manifeſte qui ſe trouve entre ſes experiences & les miennes: Car bien qu'on puiſſe remarquer quelque diverſité dans d'autres ſujets, on n'en peut trouver dans celui-cy; Et quand il ſe pourroit faire qu'il y eût quelque difference, il eſt impoſſible que la nature du ſuc jaune & celle des eſprits ſoient tout-à-fait changées, puiſque nous trouvons en France au ſuc jaune les mêmes marques, que M. Redi a trouvées & décrites dans celuy d'Italie, & puiſque nos Viperes, ſans aucune interven-

tion du fuc jaune, tuent auffi promptement
que fçauroient faire les fiennes.

Mais j'eftime que ce feroit beaucoup fi dans
le fuc jaune, ou dans les efprits irritez on pouvoit remarquer quelque petit degré de qualité plus puiffant ou plus foible en Italie qu'en
France ; Car j'ay verifié par une infinité d'experiences, que toutes les Viperes de France,
quoi-que prifes en des endroits bien differens,
& fouvent éloignez de plus de fix-vingt lieuës
l'un de l'autre, ont un venin tout pareil, &
qu'elles tuent également ; D'où j'infere, qu'il
eft impoffible que la difference des Viperes
d'Italie & de France, foit bien confiderable,
puifque même le Dauphiné, qui eft une Province de France, qui nous en fournit beaucoup, & qui eft fort montueufe, auffi-bien
que l'Italie, eft limitrophe du Piémont, qui
eft le commencement de l'Italie, & que le
même Dauphiné a beaucoup de Viperes dans
fes dernieres extrêmitez ; & puis enfin que
toutes les Viperes que nous en faifons venir,
ont toûjours leur fuc jaune fort innocent,
quoi-que fort coloré.

Je puis dire en effet, que les Viperes qui
m'ont le plus fervi dans mes experiences premieres & dernieres, m'avoient été pour la
plûpart envoyées de Dauphiné, & que je les
y employois volontiers, comme étant d'ordinaire plus grandes que la plûpart de celles

qu'on m'envoyoit de Poitou ; du moins celle
qui me servit à mordre les cinq premiers Pigeons, dont je parle dans mes premieres experiences, & celle qui a mordu les sept derniers Poulets ou Pigeons, étoit de celles de
Dauphiné, & même des plus grandes qu'on
avoit pû recouvrer : Et il n'eut pas été à propos d'employer aucune dent de Vipere separée de la teste, & moins encore de l'essuyer
avec de la mie de pain, sous esperance qu'elle
fît mourir aucun animal en l'en picquant,
puisque ni les dents accompagnées de suc jaune sans être separées des testes mortes, ne
sauroient nuire, ni même celles des vivantes sans le concours des esprits irritez : Et si
je me suis quelquefois servi tantôt de mie de
pain, tantôt de linge délié, pour essuyer tout
le suc jaune des vesicules, ce n'a été que sur
les Viperes vivantes, pour faire voir que ce
n'étoit pas le suc jaune qui faisoit mourir, mais
les seuls esprits irritez en entrant par le moyen
de la morsure.

Il ne faut pas pretendre non plus, que la
Vipere déchire en mordant, à moins que luy
ayant fait enfoncer ses dents dans la chair de
quelque animal, on la tirât immediatement
aprés avec violence par le reste du corps ; Il
ne faut pas, dis-je, pretendre que la Vipere
de son propre mouvement fasse en mordant
aucune grande ouverture, par où le suc jaune

puiſſe entrer; Car elle ne fait qu'enfoncer ſes
dents bien avant, & elle les retire auſſi-tôt
avec autant de facilité, qu'un Chat retire ſes
griffes lors qu'il le veut. On ne ſçauroit remarquer auſſi que deux fort petits trous à
l'endroit de la morſure, qui paroiſſent même
comme rebouchez par la chair, & qu'on auroit peine à diſcerner, ſi la douleur, ou les
accidens qui ſuivent la morſure, n'obligeoient
à y regarder de prés.

On ne voit auſſi jamais, que le venin s'attache à la partie morduë, ni que le mal commence par une mortification, ou par une gangrene, qui puiſſe y arriver, comme quelque
perſonne l'a avancé; Car ſi cela étoit, & ſi
le venin ſéjournoit à l'entrée, il ſeroit bien
plus aiſé à ſurmonter; Je ſçay encore, par une
infinité d'experiences, que le venin ne s'ar-
réte jamais au lieu par où il eſt entré, mais
qu'il s'inſinuë fort promptement dans les veines, pour ſe mêler avec le ſang; ſur tout ſi la
morſure luy en a ouvert un aſſez libre paſſage
pour y arriver: Je ſçay qu'il y produit enſuite
les accidens fâcheux qui accompagnent la
morſure, & qu'il cauſe enfin la mort, ſi on
ne la prévient par un prompt ſecours. Ce qui
montre clairement, qu'il faut de neceſſité
qu'un venin de cette nature, ait des diſpoſi-
tions à penetrer bien differentes de celles qui
paroiſſent à un ſuc jaune, incapable de toute

actioro

...tion & de tout mouvement subit. Ce seroit aussi un travail fort inutile, que de succer l'endroit de la morsure; sous esperance d'en faire sortir un suc jaune; qui n'a pû y entrer: Et quoi-que je n'improuve pas cette maniere de secours en une telle occasion, je sçay que tout ce que le succement peut operer, c'est de rappeller en dehors quelque partie des esprits irritez, qui étoient entrez par les ouvertures de la morsure; Je sçay aussi qu'un remede specifique pris par la bouche, & sur tout le secours exterieur que je donneray à la fin de cette replique, valent beaucoup mieux.

On m'opposeroit en vain l'exemple de la semence des animaux, laquelle nonobstant la viscosité sert tous les jours à la propagation de l'espece qui la produit; Et qu'il se pourroit faire de même, que le suc jaune porteroit le venin dans la morsure; Car outre que la semence est la partie la plus pure & la plus achevée que l'animal puisse produire, elle est aussi accompagnée de beaucoup d'esprits, & il faut encore le concours de plusieurs autres moyens, tant pour l'introduire & pour la recevoir, que pour former & perfectionner le fœtus; Il faut encore outre cela, l'assistance de beaucoup d'esprits de la part de la mere; un suc proportionné & propre pour sa nourriture & pour son accrois-

Q

fement, & un tems affez long pour en venir
à bout : Au lieu que le fuc jaune ne pouvant
paffer que pour un excrement dégorgé des
glandes falivaires, aprés y avoir été envoyé
du cerveau & des parties voifines, & fe trouvant deftitué d'efprits & de toute difpofition
à agir, manque auffi de voye fuffifante pour
fon introduction, & de lieu propre pour fon
féjour : Et quand l'entrée & le lieu pour le
féjour luy feroient accordez, il luy faudroit
un tems bien plus long qu'à la femence dont
je viens de parler ; Mais avec tout ce tems,
& toutes ces circonftances, il feroit toûjours
incapable de rien operer de parfait, & il
periroit de lui-même, fans aucune production
remarquable.

Que fi on vouloit dire que ce fuc jaune peut
avoir des efprits propres & proportionnez à
fa nature, & qu'ils ne manquent pas de faire
operer le venin dans le moment de la morfure, mais qu'étant tiré des veficules & ex-
pofé à l'air, ces efprits fe diffipent, & le laiffent incapable de toute action ; Je répons,
Que fans m'arréter à ce que j'ay amplement
verifié fon innocence en toute forte d'em-
plois, Monfieur Redi lui-même y renonce,
comme j'ay dit ci-devant, puis qu'il pretend
que le fuc de Viperes mortes même depuis
plufieurs jours & même defféché, ne laiffe
pas d'infinuer le venin fans aucune interven-

tion d'esprits, lors qu'il est introduit dans des playes. Mais outre tout cela, plusieurs experiences m'ont fait voir que la mort suit la morsure sans aucune intervention du suc jaune & lors qu'il a été parfaitement bien essuyé. D'ailleurs, on sçait bien que le propre des esprits est d'être en mouvement, de s'attacher & de suivre les parties qui en ont le plus, comme peut être, par exemple, le sang.

On doit aussi sçavoir que les esprits qui insinuënt le venin, ne sont pas de la nature de ceux qui suivent le mouvement ordinaire du sang de l'animal, qu'ils ne s'y joignent pas comme eux, & que ni les uns ni les autres, n'ont aucune union avec le suc jaune, qui n'est qu'un pur excrement : Mais que les esprits dont je parle, se forment dans le moment que la Vipere conçoit l'idée de se vanger ; Et ils n'ont que faire de l'embarras d'un suc si lent & si visqueux, qui n'est nullement en état de les suivre, ni de passer par les pores imperceptibles des dents, que les seuls esprits peuvent penetrer, non plus qu'entrer en aucune autre maniere par les trous que les dents ont faits : En un mot, la nature d'un suc épais, lent & visqueux, n'est pas d'agir, de penetrer, & d'être porté rapidement aux parties les plus éloignées des corps ; Mais c'est aux substances spiritueuses, qu'il appartient de passer & d'aller, où les corporelles ne

fçauroient atteindre ; Ce font ces efprits feuls
qui peuvent bouleverfer toute l'œconomie du
corps ; Ce font eux qui troublent la circulation du fang & qui le corrompent ; Ce font
eux qui accrochent les efprits naturels & animaux , & qui les empêchent d'être portez aux
parties , comme ils avoient accoûtumé ; Et
c'eft enfin par ce feul empêchement , que
la mort de l'animal fuit d'ordinaire la morfure.

Quant à ce qu'on pourroit objecter , qu'il
eft fort difficile d'épuifer le fuc jaune fi exactement, qu'il n'y en refte plus du tout ; Et qu'il
fe pourroit faire qu'il en intervint quelque
peu dans toutes les morfures. Outre que c'eft
encore une fois contre le fentiment de M.
Redi , & qu'il y a renoncé par fa premiere
affertion ; Je dis que les glandes falivaires ,
quoi-que beaucoup en nombre , font trop
petites, & qu'elles ont trop peu de capacité,
pour pouvoir contenir affez de fuc pour y
fournir : Et qu'on ne fçauroit attendre cela
que des grands animaux , qui ont les glandes
falivaires, & les autres parties bien plus groffes ; Et quand il feroit poffible qu'elles en
fourniffent fuffifamment , je foûtiens que
l'impoffibilité de l'introduction de ce fuc , &
fon innocence juftifiée, doivent fuffire pour
refoudre cette objection.

Je diray pourtant ici en faveur de M. Redi,

Que je ne doute pas que ce suc jaune, tout saliveux & tout excrementeux qu'il est, ne contienne en soy son sel volatil, aussi-bien que toutes les autres parties de la Vipere, de même que toutes les parties, & tous les excremens des animaux, & que par consequent il ne puisse être censé spiritueux. Mais outre que ces substances spiritueuses ne sont jamais mal faisantes, elles sont encore trop intime-ment meslées & enveloppées avec leur ma-tiere, & elles ne sçauroient produire leurs effets sans en être separées, ce qui ne se peut faire que par une violente chaleur, & dans des vaisseaux propres à cela.

Je dis donc qu'on peut tirer par artifice, un veritable sel volatil de ce suc jaune, & même sans aucune addition & sans aucun mêlange d'autre matiere ; qu'on peut verifier qu'il est de pareille nature que celuy des au-tres parties de la Vipere, & que bien loin d'être capable d'agir comme un venin, il est fort propre & fort puissant, pour surmonter tous les mauvais accidens que la morsure de la Vipere peut causer, & partant qu'on ne doit accuser que les seuls esprits irritez. Puis donc que M. Redi a seché & mis à part le suc jau-ne de deux cens cinquante Viperes, & qu'il en peut avoir facilement beaucoup davantage, il ne tient qu'à luy d'en tirer le sel quand il lui plaira, pour verifier ce que je viens de dire.

Et si pour s'en épargner la peine , à cause de
ses autres occupations importantes , il lui plaît
de m'en envoyer une quantité suffisante , je
m'offre de bon cœur à luy en preparer , pour
luy faire voir par là , non seulement l'innocence de ce suc , mais la grande utilité qui s'y
trouve cachée.

Pour ce qui est du souffle ou de l'haleine
bilieuse de la Vipere , qu'on pourroit accuser
d'intervenir avec le suc jaune , & de le rendre venimeux , j'estime qu'elle ne doit passer
que pour un déguisement des esprits irritez.
Je soûtiens , Que la veritable haleine de la
Vipere est toûjours innocente , pour bilieuse
qu'on la puisse representer ; Qu'il ne sort aucune mauvaise odeur de sa gueule , ni de tous
ses intestins , ni même des parties destinées
à rejetter les excremens ; Que les Viperes
entr'autres marques sont differentes des Couleuvres , parce que celles-ci ont leurs excremens & les parties qui les contiennent fort
puantes , & sentant l'odeur d'une urine corrompuë , au lieu qu'on ne peut reconnoître
aucune mauvaise odeur en toute la Vipere ;
Que les esprits qui portent le venin sont toute autre chose que l'haleine qui vient du poûmon ; Qu'ils n'ont aucune union ni corres-
pondance avec l'humeur bilieuse ; Qu'ils ne
se forment que dans le moment de l'irritation ; & enfin , Qu'ils n'ont que faire d'un suc

jaune excrementeux & inutile , qu'on voudroit faire intervenir, lequel n'eſt propre qu'à
garder le paſſage du lieu, par où les eſprits
irritez ſont entrez.

Mais pour faire mieux connoître l'impoſſi-
bilité de l'intervention de cette haleine, &
pour faire voir que jamais elle ne contribuë
au venin ; C'eſt qu'une teſte de Vipere coupée, deſtituée de poûmon & de toute communication au fiel , & incapable de fournir
aucune haleine , privée même de tout ſuc
jaune , ne laiſſe pas de tuer par ſa morſure,
tandis qu'elle eſt encore vivante , ſi elle eſt
irritée, tout de même que feroit une morſure de la teſte d'une Vipere toute entiere,
& en vie.

Touchant la communication qu'on pourroit encore pretendre être entre la veſſie du
fiel & le ſuc jaune , à eauſe de quelque reſ-
ſemblance de couleur ; Outre que mes ſentimens ſur ces matieres, ſe trouvent fort conformes à ceux de M. Redi ; que nous avons
tous deux également verifié l'innocence du
ſuc contenu dans la veſſie du fiel; que nous
avons nié qu'il y eût aucun vaiſſeau, qui por-
tât ce ſuc amer dans les veſicules des gencives , pour faire le ſuc jaune qui s'y trouve ;
& enfin que nous avons contredit unanimement *les* erreurs des Anciens ſur ce conduit
pretendu ; La verité de ce que nous avons

Q iiij

avancé, est fort facile à justifier, en goûtant
le suc du fiel, qui est tres-amer & tres-acre,
en en voyant la couleur verte, & le confron-
tant avec celuy des vesicules des gencives,
qui est d'un jaune pâle & d'un goût tres fade,
quoy qu'également innocent. On le peut encore mieux verifier en dissequant une ou plusieurs Viperes, dans lesquelles, non plus
qu'aux Serpens & à tous autres animaux, on
ne trouvera jamais aucun vaisseau, qui porte cette bile, de la vessie du fiel aux gencives,
& on n'y verra que des veines & des arteres
remplies de veritable sang. On n'en doute-
roit plus si on prenoit la peine de le goûter,
car on n'y trouveroit que la saveur ordinaire
du sang ; On en pourroit être encore plus
assûré, si on goûtoit tout ce qui coule du
corps de la Vipere lors qu'on en a separé la
teste, car on n'y trouveroit aucune amertume, ni autre goût que celuy du sang. Et d'ailleurs, ayant amplement verifié que le suc
jaune ne vient que des glandes salivaires, &
en ayant donné une description fort exacte,
Je ne crois pas en devoir parler davantage,
quelque chose qu'en ayent écrit les Anciens,
ou quoy qu'en puissent dire les Modernes.

Pour venir maintenant aux esprits irritez
de la Vipere, que j'assûre être le veritable &
le seul siege du venin ; Il me semble que M.
Redi n'a pas sujet de s'opposer à ma pensée,

lors que je fais intervenir l'imagination de la
Vipere, ou fon idée de vengeance, pour la
formation de ces efprits. Je pourrois alleguer
ici ce que dit Vanhelmont, dans fon Chapitre
du Tombeau de la Pefte; Que non feulement
l'idée & l'imagination de la terreur fe forment
dans l'archée interieur de l'homme attaqué de
la pefte, mais que le Crapaut, qui a, comme
il dit, une haine perpetuelle contre l'homme,
fe fentant pris, pendu par un pied de derriere, & en état de mourir, conçoit une idée
& une imagination de terreur, par la veuë de
l'homme qui fe prefente fouvent à fes yeux,
& que cét animal confidere comme fon capital ennemi; Et fait que la même idée ou la
même imagination de terreur que le Crapaut
a conçuë par ce moyen, forme en luy des
impreffions & des qualitez qui font même per-
manentes aprés fa mort. Il veut aprés cela,
que de fon corps mort dans ces idées de terreur, meflé avec les parties qui en font forties,
& avec la cire qui les aura reçûës, on faffe des
Trochifques, lefquels pris interieurement, &
portez, ou appliquez, ayent la vertu de guerir & même de garantir de la pefte, en morti-
fiant par leur qualité fpecifique la terreur que
l'archée interieur de l'homme avoit conçuë de
ce mal.

Puifque ce fentiment de Vanhelmont a
trouvé place dans l'efprit de plufieurs perfon-

nes bien capables d'en juger ; qu'il les a même portez à faire exactement la préparation
des Crapaux, telle qu'il l'a enseignée dans le
même Chapitre, & que je puis afsûrer d'avoir
fait moi-même cette préparation pour satisfaire au defir de tres-habiles Medecins ; &
d'avoir vû quantité de personnes qui y ajoû-
toient une grande foy, & qui portoient continuellement fur eux de ces Trochifques, pendant qu'il y avoit bruit de pefte. Il me femble
que la formation des efprits irritez, que j'attribuë à l'idée & à l'imagination de la vengeance, que la Vipere conçoit lors qu'elle fe
fent mal-traitée, eft fans comparaifon plus
foûtenable, & beaucoup plus facile à comprendre, de même que l'entrée des efprits irritez par les ouvertures que les dents ont faites; parce que non feulement ces ouvertures
ont accoûtumé d'être profondes, mais parce
que les dents étant creufes, fervent comme
d'entonnoir, pour l'introduction de ces efprits
qui accompagnent la morfure, & qui produi-
fent enfuite dans le corps mordu, les triftes
effets de la vengeance, que la Vipere avoit
conçûë, fentant le mal qu'on luy faifoit ; &
l'introduction de ces efprits par le creux de ces
dents eft d'autant plus facile, qu'il y a même
au bout de chaque groffe dent un trou, lequel, quoi-que fort petit & comme imper-
ceptible aux yeux, fe peut neanmoins bien

difcerner par un microfcope, & il a même été reconnu depuis peu dans des Affemblées publiques à Paris, en prefence de quelques perfonnes fort affectionnées à M. Redi.

Que dira-t-on de l'imagination de terreur & de contrainte, que le même Crapaut imprime à la Belette, laquelle ayant vû & ayant été reciproquement vûë de ce vilain animal, en un certain tems de l'année, & toûjours dans l'Efté, ne peut éviter de courir affez long-tems tout autour de luy, en pouffant à tout moment fa voix perçante, qui femble demander du fecours, tandis que cét animal demeure immobile la gueule ouverte ; & laquelle aprés s'être long-tems agitée, eft enfin forcée par la même imagination de fe venir rendre dans la gueule du Crapaut. La chofe eft trop connuë & trop averée en divers endroits de la France, pour en devoir douter, & je puis afsûrer de l'avoir vûë moi-même autrefois ; Et qu'ayant alors bien remarqué & même admiré la force de ces idées, tant par l'agitation de la Belette, que par la contrainte qui la porte à venir dans la gueule du Crapaut, j'eus la fatisfaction de tuer le Crapaut dans ce moment, & par ce moyen de fauver la Belette, qui s'enfuit bien vîte fe fentant délivrée par la mort de l'animal, laquelle fut fuivie de l'extinction des mêmes idées qui avoient eu auparavant un fi cruel empire fur fa volonté. On

ne sçauroit attribuer un tel effet à la bave,
à aucune partie materielle du Crapaut, puis
que la Belette le fuit naturellement, & qu'elle
ne se rend dans sa gueule que malgré elle.
Outre que la bave du Crapaut qu'elle ne man-
qua pas de rencontrer dans sa gueule, ne peut
rien operer, puisque la Belette se sauva inco-
tinent aprés la mort de l'animal. Il faut donc
de necessité chercher la cause de tous ces effets dans les esprits irritez.

Que dira encore M. Redi du Chien enragé
qui dans le bouleversement de ses sens & de
ses fonctions ordinaires, ne respire que destruction, & ne tâche que de reduire en son état
malheureux tous les hommes qu'il voit, & son
Maître même, aussi-bien que tous les animaux qu'il peut approcher & mordre ? Si ce
Chien enragé a le pouvoir de faire passer les
mêmes idées, & la même imagination dont
il se trouve rempli, dans tous les animaux qu'il
peut mordre, & même dans l'homme, quoi-
que d'une ame & d'une nature bien differente, encore qu'il n'ait fait que toucher la superficie de la peau du bout de ses dents, & même au travers de plusieurs habits capables de
retenir & d'essuyer toute la bave, qui eût pû
adherer aux dents & qu'on eût pû accuser de
complicité, comme remarque fort à propos
le même Vanhelmont dans le même Chapitre ? Si, dis-je, ce Chien a le pouvoir de

ommuniquer son mal à toute sorte d'animaux
e l'un à l'autre, & même jusqu'à l'infini, sans
xception d'aucune espece. Pourquoy trou-
era-t-il incroyable que la Vipere puisse par
a morsure, porter ses esprits irritez dans les
orps des hommes ou des animaux qu'elle
eut attraper; que ces esprits soient capables
e donner la mort à l'animal mordu; & qu'ils
xecutent cela par la perturbation & par la
orruption qu'ils introduisent dans toute la
asse du sang, puis qu'ils en empêchent mani-
estement la circulation, & la communication
es esprits naturels, qui avoient accoûtumé
être portez à toutes les parties : Vû même
qu'ils ne s'étendent pas si loin que ceux de la
morsure du Chien enragé, puisque tous les
animaux qui en ont été mordus, n'ont aucun
venin communicable, ni par leur morsure ni
autrement, pendant leur vie, & qu'ils peuvent être maniez & même mangez seurement
aprés leur mort.

Je dis outre cela, que s'il est vray que
l'homme qui a en tout tems une même salive
& les mêmes dents, & qui ne les a ni poin-
tuës, ni formées comme celles de la Vipere,
est capable d'introduire la gangrene, & de
donner même la mort par la morsure qu'il aura faite étant en colere; tandis qu'une pareille
& une plus grande morsure, faite par le même homme n'étant point irrité, n'est suivie

d'aucun mauvais accident, & se guerit comme une simple playe : On ne doit pas trouver ni étrange, ni impoſſible, que la Vipere
qui a ſes dents longues & perçantes, & qui
témoigne le pouvoir de ſon irritation par la
promptitude de ſa morſure, puiſſe en mordant quand elle eſt irritée, faire ſentir les
effets mortels de ſes eſprits irritez.

Que dira-t'on de la piqûure de la Tarantule, quelque legere qu'elle puiſſe être ?
peut-on la declarer exempt de l'idée & de
l'imagination de ce petit animal, puis qu'elle
l'imprime ſi fortement & ſi diverſement dans
les perſonnes qui en ont été piquées, juſqu'à
leur pervertir en partie les ſens & les eſprits,
les conformer à ſa nature remuante, & les
contraindre en des tems certains & reglez à
une danſe continuelle qui dure même pluſieurs jours, & laquelle ayant laiſſé un levain
obſtiné des mêmes idées, ne manque pas de
produire les mêmes effets tous les ans, & ſi
l'on en croit les Auteurs, auſſi long-tems que
la Tarantule vit, & juſqu'à ce que les mêmes
idées en ſoient éteintes par ſa mort. Et bien
que je ne doute pas que M. Redi n'ait vû une
infinité d'exemples de perſonnes piquées de
la Tarantule, puis qu'il y a quantité de ces
animaux dans l'Italie ; Je ne laiſſeray pas d'alleguer ici celuy d'un Soldat Napolitain, qui
ſervoit il y a environ vingt - quatre ans dans

Infanterie Françoise. Ce Soldat, à qui ses
camarades donnerent le nom de Tarante,
parce qu'il en avoit été piqué, étoit dans le
Regiment Royal de Roussillon ; Il ne manquoit jamais de sentir tous les ans en un tems
reglé, qui étoit environ le vingtiéme du mois
de Juillet, les effets de la piqûure qui luy fut
faite avant qu'il vint en France ; il étoit toûjours asûré du tems que ce mal le devoit
prendre à deux ou trois jours prés ; Et dés
que les idées de la piqûure se trouvoient exal-
tées à un degré capable de produire leurs effets, il commençoit la danse ; il desiroit d'en-
tendre sans interruption le son des Violons,
que les Officiers du Regiment faisoient joüer
pour luy charitablement ; il répondoit à leur
son en dansant continuellement en assez bonne cadence, sans se lasser & sans prendre haleine pendant trois jours, mangeant même &
bûvant sans interrompre sa cadence, & se
trouvant dans des extrêmes impatiences lors
que les Violons discontinuoient quelque moment ; & cela d'autant plus que si l'intermis-
sion étoit tant soit peu grande, il devenoit
tout livide & il tomboit dans de grandes défaillances.

Il se plaisoit pendant sa danse à avoir aux
mains diverses épées nuës, les unes aprés les
autres, à voir autour de luy plusieurs miroirs,
pour s'y mirer en dansant, à être environné

& animée; J'ay crû la devoir chercher dans
efprits; & après l'y avoir reconnuë, j'ay aba
donné fon parti, & ay bien voulu commun
quer au Public la découverte que j'en ay fai

Je ne fuis pourtant pas trop furpris, de
que M. Redi fe trouvant en ce rencontre pr
occupé des chofes corporelles, perfifte en
core aujourd'huy dans fon fentiment, puifqu
dans des préparations qui dépendent tout-à
fait de ma profeffion, & que je dois bien con
noître, il rejette les fubftances fpiritueufe
qui ne font pas à fon goût, pour s'attach
feulement aux plus materielles, qui font le
moindres, & en fort petite quantité; ce qu
ne l'empêche pas de les croire les meilleures
On peut voir ce qu'il en a écrit fur la fin de l
page 76ᵉ & au commencement de la 77ᵉ d
fa premiere lettre d'obfervations en ces mots

In quefte mie naturali offervaƵioni ho confu
majo gran quantità di Vipere facendone all
giornata uno ftraƵio grandiffimo, e per cava
come fi dice, il fottil del fottile, ho femp
meffe da banda, e confervare tutte le loro car
ni, e l'offa, che feccate in forno, e pofcia
fuoco vivo con longo, e faticofiffimo lavor
abbruciate, e ridotte in cenere, con acqua
fonte, n'ho cavato il fale, e purificatolo, e r
dottolo quaf' in criftalli, &c.

Ceux qui connoiffent toutes les partie
dont le corps de la Vipere fe trouve compof

e manqueront pas de s'étonner de ce qu'une
Perfonne fi judicieufe & fi remplie de belles
connoiffances, n'a pas apperçû que la princi-
ale & la meilleure partie de la Vipere con-
fiftoit en fon fel volatil, & que le même fel
ne manqueroit pas de s'envoler & d'être tout
confumé par la préparation, ou plûtôt par la
deftruction dont M. Redi s'eft fervi pour tirer
le fel de Vipere. Ils verront bien, que lors
qu'il a voulu, comme il dit, tirer le fubtil du
fubtil : il a fait tout le contraire, & qu'il a
chaffé & diffipé le fubtil, le volatil & le meilleur, pour retenir feulement le groffier, le
fixe & le moindre. Ils jugeront bien qu'il ne
devoit pas fe donner toute la peine, & toute
la fatigue qu'il dit avoir prife, pour réüffir
fi mal dans fon travail ; & qu'il auroit beaucoup mieux fait de paffer fous filence fon procedé, que de le publier. La maniere dont il
s'y eft pris, auroit été, comme je penfe, reçûë des Anciens, qui ne fçavoient pas, que
tous les animaux abondaffent en fel volatil,
& qu'ils en euffent tres-peu de fixe ; Et fa
préparation qui fe trouve fort facile, auroit
plû davantage en ce tems-là, fur tout en
Italie, que cette grande & penible préparation du fel de Viperes, qui fe faifoit avec tant
d'apparat, & fur laquelle j'ay déja dit mes
fentimens, en parlant des remedes tirez de
la Vipere.

R ij

Je prévois auſſi que Monſieur Redi, ne recevra pas un plus grand avantage, de ce qu'il a deſiré s'attribuer, d'avoir connu le premier les Glandes Salivaires, que j'ay découvertes aux deux côtez temporaux de chaque Vipere, tant mâle que femelle; l'on en verra la deſcription, & j'en ay donné le portrait au naturel, dans mon Anatomie de la Vipere. Car il ne le perſuadera jamais à ceux qui verront au commencement de la 44ᵉ page de ſa premiere lettre d'obſervations le diſcours ſuivant.

Se non iſtimaſſi a vergogna ſcriver ſenz' altra riprova ciò, che mi paſſa per la immaginazione, direi forſe, che quel liquor giallo non per altra via mette capo nelle ſopranominate guaine de' denti, che per quei condotti ſalivali nuovamente ritrovati dal celeberrimo Tommaſo Vvartoxo, & in queſta Corte da Lorenzo Bellini giovane dotto, & di grandiſſima eſpettazione moſtrati in altri animali fuori della ſpezie dell' vomo, e particolarmente ne i cervi e ne i picchi; oltre che ſotto al fondo di quelle guaine vi ſono due glandule da me in tutte le Vipere ritrovate. Non fate però capitale di queſto mio penſiero, perche potrobbe eſſere una chimera, come chimera credo, &c.

Je ne puis comprendre comment M. Redi, après avoir parlé des conduits ſalivaires, comme d'une choſe qui luy paſſoit dans l'imagi-

nation, & où il s'exprime par *peut-être*, c'est
à dire ne le sçachant pas ; declare qu'il auroit honte d'écrire une chose sans l'avoir veri-
fiée; lui qui exhorte son ami, à qui il en écrit,
de ne faire pas capital de sa pensée ; & qui
allegue que cela pourroit être une chimere,
dont aussi il repete le mot immediatement
aprés ; Je ne sçay, dis-je, comment aprés
avoir écrit ces choses, il peut pretendre d'être
l'inventeur des Glandes Salivaires, & de leurs
conduits ; car il ajoûte encore en la page 55ᵉ
& en la 56ᵉ de sa premiere lettre, en parlant
du suc jaune.

E questo veleno altro non è, che quel liquore,
che imbratta il palato, e che stagna in quelle
guaine, che cuoprono i denti, non mandatovi
dalla vescica del fiele, ma generato in tutto
quanto il capo, e tra messo forse alle guaine
per alcuni condotti salivali che forse metton
capo in quelle.

Où le mot de *peut-être* réïteré encore par
deux fois, fait bien voir que M. Redi ne par-
loit des conduits salivaires, que comme d'u-
ne chose dont il n'étoit du tout point assûré.
Et bien qu'il puisse dire d'en avoir eu la pensée plûtôt que moy ; (qui n'ài travaillé à l'examen des Viperes que quelque tems aprés sa
premiere lettre) Que ce qu'il en avoit écrit
me donna dés-lors occasion & même envie
de chercher ces conduits, & les glandes qui

R iij

y pouvoient envoyer le fuc jaune ; Que
croyance qu'il avoit de la generation de ce
dans toute la tefte, m'a porté à chercher
glandes falivaires, plus haut & plus loin,
le deffous du fond des veficules ; Et que
ne doute pas, qu'il n'eût pû lui-même tro
ver ces veritables glandes, s'il eût voulu s'
donner la peine : Mais puis qu'il ne l'a pas fa
il ne doit pas être fâché que j'aye travaillé
fa place, & que j'y aye réüffi ; Et il n'a p
droit de nier que j'aye le premier trouv
décrit, & reprefenté au naturel les deux gr
tas de Glandes Salivaires de la Vipere av
tous leurs vaiffeaux, tant pour former qu
pour porter le fuc jaune dans les veficules q
couvrent les groffes dents.

Quant à ce que M. Redi dit de moy,
parlant des Auteurs, aufquels il attribu
mon Livre, que j'ay converti les mots de *fo*
le fond en ceux de *dans le fond* des veficule
des gencives, & d'y avoir cherché en va
les deux petites glandes, qu'il afsûre y avo
trouvées en toutes les Viperes : Pendant qu
s'attache feulement à la lettre, je me tiens
la verité du fait ; Et j'afsûre d'avoir cherch
avec beaucoup d'exactitude, non feuleme
dans tout le fond des veficules, mais par to
le deffous de leur fond, fans y avoir trouvé a
cune glande groffe ni petite, ni rien qui e
couleur de glande, ni qui approchât en que

que forte de leur forme, si ce n'est les plus petites dents d'attente, dont j'ay parlé en ce lieu là.

Mais je mets en fait, qu'on ne sçauroit trouver aucune glande ni dans le fond, ni sous le fond des vesicules ; Et qu'il n'y a sous le fond que l'os cartilagineux qui donne la forme au museau de la Vipere, les deux bouts pointus des deux os avancez du crane, où les deux grosses dents sont fortement annexées, le conduit de l'odorat, celuy de l'oüye, quelque petite veine, quelque petite artere, quelque petit nerf, quelque bout de muscle, & les extrémitez des canaux salivaires qui dégorgent dans les vesicules, comme on en pourra voir à peu prés la description dans l'Anatomie que j'en ay faite.

Aprés cela Monsieur Redi fait bien voir lui-même qu'il étoit impossible qu'il y eût des glandes sous le fond des vesicules, puis qu'il dit dans la 38ᵉ page de sa derniere lettre.

Ne io poteva mai scrivere che fossero collocate nel fondo delle guaine, se mi era immaginato, che il liquor giallo sgorgasse in esse guaine dopo aver corso per i condotti salivali, che pur m'immaginava potessero aver' origine, o connessione con quelle due glandule da me vedute, le quali perciò bisognava, che necessariamente fossero in sito un poco lontanetto dalle guaine, e non nel fondo di esse.

R iiij

Car puis qu'il dit d'avoir entendu, que le suc jaune fit son cours par les conduits salivaires, avant que de se rendre dans les vesicules; Il ne sçauroit trouver un chemin assez long, ni une distance assez grande, pour avoir besoin de longs conduits, depuis le dessous du fond jusques dans le fond des vesicules; Car il n'eût été besoin que d'une petite ouverture au même fond, pour recevoir le suc sortant des deux petites glandes dont il a parlé. Et il fait bien voir, qu'il ne peut pas soûtenir ces deux petites glandes sous le fond, où il a voulu qu'elles se trouvassent, puis qu'il veut aùjourd'huy qu'elles soient necessairement en un lieu un peu éloigné des vesicules, pour pouvoir trouver dans l'entre-deux un espace suffisant aux vaisseaux necessaires au cours de ce suc jaune. Outre qu'il seroit du tout impossible que deux petites glandes fournissent à tout le suc jaune qui se presente dans les vesicules, puisque les deux gros tas de glandes que j'ay trouvez aux deux parties temporales & derriere les orbites des yeux de la Vipere, ont peine d'en fournir chacun environ une goutte, dans l'espace de vingt-quatre heures, aprés que les vesicules ont été bien épuisées.

D'ailleurs, il est fort aisé à juger par ce que M. Redi dit dans sa premiere lettre, qu'il n'entendoit pas que les glandes salivaires fussent situées, comme elles le sont, aux deux

côtez temporaux ni si prés du crane, puis qu'il
dit que ce qui luy passoit par l'imagination,
étoit que la teste de la Vipere n'envoyoit ce
suc jaune que par certains conduits salivaires;
Car s'il eût été d'autre sentiment, il n'eût parlé que de glandes, ou du moins il auroit commencé par elles avant que de parler des conduits. Ce qui fait bien voir aussi qu'il a par
ce moyen, comme renversé l'ordre de la nature; Car au lieu de situer les glandes joignant le crane, & placer ensuite les conduits
salivaires, il a commencé par eux, & il a voulu qu'ils reçussent immediatement le suc du
cerveau, & qu'ils le portassent aux vesicules
des gencives, & que les deux glandes qu'il a
pretendu, fussent situées entre le bout de ces
conduits & le fond des vesicules; quoy qu'il
n'y en ait point, & qu'il seroit tout-à-fait inutile qu'elles y fussent, parce qu'il n'y a qu'elles
qui puissent à l'abord succer & digerer les humiditez du cerveau & des parties voisines, &
qui puissent les envoyer dans les vesicules des
gencives par les conduits destinez à cét office.

Mais tandis que M. Redi m'accuse d'avoir
pris le fond des vesicules pour le dessous de
leur fond, & de n'avoir pas bien compris,
comme il dit, la langue Toscane; Je puis dire
que lui-même n'a pas tout-à-fait bien compris, ni bien expliqué les termes François dont
je me suis servi, puis qu'il dit à la fin de la 35ᵉ

,, milieu de l'articulation que la racine de la
,, groſſe dent a avec le coin avancé de l'or-
,, bite , & avec le petit os qui de ſon autre
,, bout eſt articulé au milieu de la machoire
,, ſuperieure. Ce vaiſſeau principal , qui con-
,, ſideré ſeul eſt fort petit en apparence , mais
,, qui en effet n'eſt pas ſi petit, puis qu'il re-
,, çoit la décharge de tous les petits vaiſſeaux
,, limphatiques qui partent de chaque Glan-
,, de , ſe vuide dans la veſicule des gencives,
,, & y porte ce ſuc ſaliveux , qui peut avoir
,, des qualitez approchantes de celles de la
,, ſalive des hommes , ou de la bave de plu-
,, ſieurs animaux.

,, Le nerf qui porte aux narines la faculté
,, de l'oüye , coule pendant quelque eſpace
,, le long des Glandes, qui ſont auſſi accom-
,, pagnées , comme j'ay déja dit , de petites
,, veines & de petites arteres. Or ayant bien
,, conſideré la ſubſtance , la qualité & la ſi-
,, tuation de ces Glandes , nous avons jugé
,, que ce n'étoit pas en vain qu'elles étoient
,, formées , mais que leur uſage en apparence
,, étoit de recevoir les humiditez , tant du
,, cerveau que des yeux & des parties voiſi-
,, nes, & que leur uſage étoit fort commode,
,, & de plus tres-neceſſaire aux parties qui
,, reçoivent cette liqueur, tant pour humecter
,, les ligamens des groſſes dents , & pour les
,, tenir en état de fléchir , lors que la Vipere

veut mordre, que pour arrofer & pour don- "
ner accroiffement aux dents que la nature "
a formées & plantées au milieu de ce fuc. "

D'ailleurs, en examinant & goûtant éga- "
lement les Glandes & le fuc, nous l'avons "
trouvé tout femblable à celuy des gencives, "
que M. Redi a décrit, fçavoir fort appro- "
chant du goût de l'huile d'amandes douces, "
fans aucune amertume, quoy qu'il laiffe "
quelque tems aprés une petite acrimonie à "
la bouche, telle qu'on la peut difcerner en "
toute forte de falive. "

Je pourrois ajoûter ici ce que je dis des
Glandes falivaires des Couleuvres, leur difference d'avec celles de la Vipere, & alleguer
la croyance que j'ay d'en être également le
premier inventeur ; Mais parce qu'une fi longue citation pourroit être ennuyeufe, & que
ceux qui voudront être plus éclaircis, n'auront qu'à voir le refte dans la fection 2ᵉ de
mon Livre, comme je l'ay remarquée, je ne
le tranfcriray point ici. Cependant il eft fort
aifé à juger par tout mon difcours, & par la
defcription exacte que je fais de ces Glandes
& des parties qui leur font voifines, qu'elles
ne m'ont pas été connuës par imagination.
Leur fituation fort éloignée du deffous, &
même des côtez du fond des veficules des
gencives, fait bien voir qu'elles ne font ni
nel fondo, ni *fotto al fondo* des mêmes vefi-

cules, comme M. Redi l'a pretendu, & leur grand nombre fait bien voir, que c'eſt tout autre choſe que les deux petites glandes, dont il parle & qui même ne ſe trouvent point.

Je ſupplie le Lecteur de bien conſiderer celles que j'ay découvertes, & comme elles ſont repreſentées en la troiſiéme Eſtampe, tant à la partie temporale d'une teſte coupée marquée C, où leur forme & leur ſituation eſt repreſentée au naturel, comme elles ſe voyent avant qu'en être ſeparées ; que dans l'enclos d'un ſquelete de Vipere, qui y eſt auſſi dépeint, où il les pourra voir en leur face ſuperieure & inferieure, tirées hors de la teſte & attachées par leurs ligamens au derriere des yeux & aux divers corps du cerveau.

J'avouë que je n'en ay eu l'entiere connoiſſance qu'aprés beaucoup de peine, & qu'aprés une fort longue & toute particuliere application ; Je ne me ſuis pas contenté de foüiller long-tems dans le fond & ſous le fond des veſicules des gencives ; mais pour trouver ces Glandes, j'ay écorché & diſſequé une infinité de teſtes de Viperes, le plus adroitement & le plus délicatement qu'il m'a été poſſible ; Et j'ay employé toute ſorte de moyens, pour les bien examiner, juſqu'à faire boüillir legerement dans un peu d'eau pluſieurs teſtes, tant pour conſiderer les diverſes ſutures du crane, & pour en ſeparer toutes les parties, que pour

bien remarquer la forme & la connexion de
ces Glandes, pour les tirer entieres & jointes comme elles font aux yeux & aux divers
corps du cerveau, aufquels la moüelle de
l'épine eft annexée, & pour avoir toutes ces
parties en leur entier, & telles que je les ay
fait reprefenter. Il me femble que tous ces
foins, fuivis d'un fi bon fuccés, meritent bien
que M. Redi ne m'envie pas la découverte de
ce grand nombre de Glandes falivaires, avec
tous leurs vaiffeaux; vû qu'il luy paroît affez
que je fuis incapable de lui envier aucune des
belles chofes qu'il a déja trouvées, ou qu'il
pourra trouver à l'avenir dans fes curieufes
Recherches.

Il ne me refte plus, ce me femble, qu'à
fatisfaire à M. Redi, tant fur l'incertitude
dans laquelle il eft, touchant le pouvoir du
fel volatil de la Vipere, pour la guerifon des
morfures de cét animal, que fur les objections
qu'il a faites contre mes experiences de la
tefte & du coû de la Vipere, pour la guerifon
des Chiens qui en ont été mordus, & que j'ai
même eftimé devoir être puiffans pour la guerifon des hommes, à qui pareille chofe feroit
arrivée. Il n'oppofe rien au pouvoir du fel
volatil qu'un renvoy au tems qu'il veut prendre, pour preparer Chymiquement ce fel, &
pour en faire l'experience : Mais il dit qu'il
en a fait plufieurs de la tefte & du coû de

la Vipere, & qu'il a trouvé en premier lieu ;
Qu'ayant fait avaler par avance à deux gros
Chiens, à chacun la teste & le coû d'une
Vipere, & les ayant enfuite fait mordre l'un
& l'autre par d'autres Viperes, ces Chiens
ne moururent point ; Et qu'ayant fait faire
de pareilles morfures à deux autres Chiens
de même groffeur, qui n'avoient mangé ni
teste, ni coû de Viperes, ils ne moururent
point non plus ; Il dit enfuite, qu'ayant fait
avaler à un Poulet une teste de Vipere, &
deux à un Chapon, & les ayant fait mordre,
l'un & l'autre moururent bien-tôt aprés ; Il
ajoûte que le jour fuivant, ayant fait aprefter
des teftes de Viperes, il les fit avaler par force à deux petits Chiens, dont il fit mordre
le plus petit à la cuiffe prés de l'aine, & l'autre à la langue, & qu'ils moururent tous
deux ; Qu'il fit la même experience fur huit
Poulets, fur deux petits Chats, fur deux petits Lapins, & fur fix Pigeons, en frottant
même leur morfure du fang de la Vipere ;
Que même les fix Pigeons furent mordus
par des teftes de Viperes mortes depuis plufieurs jours, & que tous ces animaux mordus moururent ; Qu'enfin il avoit nourri
deux Pigeons pendant trois jours de chair
& de boüillon de Viperes, & qu'ayant été
enfuite mordus, ils moururent de même
nonobftant ce fecours.

Pour

Pour réponſe à toutes ces experiences, je
me ſers des mêmes generalitez, dont M.
Redi lui-même s'eſt ſervi contre les miennes, & qui ſe voyent dans la 16ᵉ page de ſa
derniere lettre, quand il dit, Que la Vipere
tuë bien plus aiſément les petits animaux par
ſa morſure, qu'elle ne fait les grands ; Que
la mort arrive plûtôt ou plus tard ſuivant la
grandeur ou la petiteſſe de l'animal mordu,
& ſelon que l'endroit de la morſure eſt plus
ou moins fourni de veines ou d'arteres ; Que
s'il ſort beaucoup de ſang de la morſure,
l'animal n'en meurt pas, & que même il n'a
pas beaucoup de mal ; Qu'il arrive auſſi quelquefois que l'animal mordu échappe, aprés
avoir ſouffert pluſieurs accidens mortels ; Et
que cela peut arriver par le ſeul ſecours de
la nature.

Pour ce qui eſt des deux autres generalitez qu'il allegue ſur l'introduction du ſuc
jaune, je n'ay pas crû les devoir rapporter
ici, tant parce que je ne conviens pas de la
poſſibilité du fait, & que je m'en ſuis aſſez
expliqué ailleurs, que parce qu'elles ne ſervent point à ce ſujet : Mais j'eſtime plus à
propos, d'ajoûter deux autres generalitez à
celles de M. Redi, & de dire, Que la morſure eſt plus ou moins mauvaiſe, non ſeulement ſuivant l'endroit mordu, mais ſuivant
que la Vipere a été plus ou moins irritée,

S

lors qu'elle a mordu, & selon que les dents
ont plus ou moins penetré ; Et raisonnant
en particulier sur nos Experiences , Je dis,
Que les Chiens que j'avois fait mordre, chacun par trois fois , & qui furent gueris en
avalant chacun la teste & le coû d'une Vipere , étoient d'une taille fort mediocre ;
Qu'il est tres-difficile de fonder un juge-
ment afsûré sur les grands, dont Monsieur
Redi s'est servi , tant sur ceux qui avoient
avalé la teste & le coû de la Vipere, que
sur ceux qui n'en avoient pas avalé ; Que
tous les autres petits animaux dont il s'est
servi , tant le Poulet & le Chapon, que les
Pigeons, les Poulets , les petits Chiens, les
petits Chats & les petits Lapins , n'avoient
pas d'eux-mêmes assez de force pour re-
sister quelque tems aux esprits irritez , ni
pour joüir de l'effet du remede , & sur tout
celui qui fut mordu à la langue ; Car je crois
fermement qu'il n'y a aucun animal grand
ni petit , lequel étant fortement mordu à la
langue par une Vipere bien irritée , puisse
éviter la mort, quelque secours qu'on luy
puisse donner ; à cause des nerfs , des veines
& des arteres dont la langue est parsemée,
& à cause que les esprits irritez trouvant une
entrée libre , produisent tous les effets dont
ils sont capables, avec tant de violence , &
de précipitation, que rien du monde ne sçau-

toit les arrêter. Mais en toute morfure cu-
rable, je n'ay garde de renoncer au fecours
que peuvent apporter la tefte ; le coû, le
cœur, le foye, & même plufieurs autres parties de la Vipere, & fur tout de celle qui aura fait la morfure, pour la guerifon des animaux qui auront affez de force pour refifter
quelque tems, & pour attendre l'effet de
cette forte de remede. Je crois auffi avoir
grand fujet de n'en exclure pas même l'homme, comme de préferer les parties de la même Vipere qui a mordu, à celles des autres, parce qu'elles doivent avoir plus de
rapport, & plus de fympathie avec les efprits irritez qui en étoient partis.

Sur quoy, j'eftime qu'il ne fera pas mal à
propos de communiquer au Pubic un accident arrivé dans le Laboratoire Royal de cette Ville, pendant mes dernieres Experiences.
Un jeune homme fort avancé dans les belles
letrres, defirant de fe perfectionner dans l'une
& dans l'autre Pharmacie, & s'attachant principalement à mon Cours de Chymie, étoit
prés de moy, au milieu d'une fort grande
Affemblée, le fecond jour de mes Experiences. Aprés que j'en eus fait quelques-
unes, pendant que j'en entretenois la Compagnie, il voulut à mon imitation & à mon
infçû prendre une Vipere avec fa main, &
luy faifir la tefte ; il ne le fit pas avec toutes

S ij

les précautions neceffaires, & ne la tint pas
fi fortement, que la Vipere ne prît fon tems,
& qu'elle ne luy enfonçât bien avant une de
fes grandes dents, vers le milieu de la partie
fuperieure du doigt indice gauche. L'ayant
apperçû, j'éloignay autant qu'il me fut poffible toute crainte de fon efprit, & je l'exhortay à recourir aux remedes neceffaires.

La foy qu'il ajoûtoit aux Veritez contenuës dans mon Livre, qu'il avoit lû plufieurs
fois, le porta à me dire, que fi je le jugeois
à propos, il mangeroit la tefte & le coû de
la Vipere qui l'avoit mordu : En loüant fon
courage, je feconday fa bonne volonté ; car
je fis rôtir legerement fur les charbons la
tefte & le coû de la même Vipere, & je la
luy fis macher & avaler toute chaude, au
milieu de la Compagnie ; je luy fis encore
avaler le cœur & le foye rôtis de même ;
Aprés quoy je dis que je ne doutois pas que
cela ne fût fuffifant pour fa guerifon, mais
que pour une feureté toute entiere, je voulois encore luy faire prendre du Sel volatil
de Vipere, afin de ne rien rifquer, & de ne
rien oublier en une telle occafion, d'autant
plus qu'il s'agiffoit d'une perfonne pour laquelle j'avois beaucoup d'eftime, & à la fan-
té de laquelle je prenois un grand intereft.
Je luy donnay donc incontinent aprés, environ cinquante grains pefant de ce Sel

volatil diſſout dans quatre onces d'eau, &
j'aſsûray qu'il n'y avoit plus rien à craindre.
Le jeune homme ſe tint toûjours au milieu
de l'Aſſemblée, & il ne ſortit du lieu où elle
ſe tenoit, qu'aprés qu'elle ſe fut ſeparée, &
ſeulement pour prendre un peu l'air. Il fut
enſuite environ deux heures, tant au Jardin
Royal que dans le Laboratoire, pendant lequel tems il ſentit par fois quelque petit mal
de cœur ; mais étant revenu chez luy, il
étoit preſt à ſouper à l'ordinaire, & il l'auroit fait ſi je n'euſſe trouvé plus à propos,
qu'il prît une nouvelle doſe du même Sel
volatil : Ce qui réüſſit ſi bien, que le lendemain aprés avoir bien dîné, il revint en
la Compagnie, comme il avoit fait le jour
précedent ; ce qui cauſa une extréme ſur-
priſe à tous ceux qui avoient été témoins de
ſa morſure : Depuis ce tems-là, il s'eſt toûjours bien porté.

Or quoy que ſa morſure parût bien plus
profonde, que ne paroiſſoit celle du Gentil-
homme Allemand, qui fut mordu au commencement de mes premieres Experiences,
il n'eut pourtant aucun de tous ces accidens
fâcheux, qui arriverent à ce Gentilhomme,
& que j'ay décrits dans mon Livre ; car il
n'eut autre douleur que celle du trou de la
morſure, & il n'eut même point de fiévre.
La playe rendit ſeulement quelques gouttes

de fang, par le moyen de la ligature que je
luy fis faire au haut du doigt mordu, lequel
n'enfla jamais, & guerit comme il eût fait
d'une piqûure d'épingle, fans qu'il y parût
aucune cicatrice, bien loin d'y avoir eu
gangrene, ni efcarre, comme quelques-uns
avoient crû qu'il dûft arriver. L'affaire a été
trop publique pour ne paffer pas dans tout
le monde pour veritable ; & je ne penfe pas
que M. Redi luy-même en voulût douter ;
mais plûtôt qu'il aura lieu de s'étonner de
ce que toutes chofes ont enfemble concouru pour juftifier toutes les veritez que j'avois
avancées dans mon Livre, dont il a contefté
les unes, & n'a pû fe déterminer fur les autres:
Si toutefois il avoit en fon particulier des
remedes plus prompts & plus afûrez pour
la guerifon des morfures de la Vipere, le
Public luy fera toûjours fort obligé, lors
qu'il luy plaira de luy en faire part, comme
je fais tres-volontiers de ceux que j'ay ex-
perimentez.

Je ne veux pas parler ici des diverfes experiences fur la Vipere, que des perfonnes
tres-capables ont faites depuis quelque tems
à Paris, qui confirment non feulement l'innocence entiere du fuc jaune des veficules
des gencives ; mais qui autorifent en même
tems mon attribution du venin aux efprits
irritez : Ces veritez feront mieux reçûës de

leur part, & elles me feront bien plus avantageufes, que fi j'entreprenois de les publier aujourd'huy : Car on y verra fans doute des chofes bien curieufes, & elles feront de tout autre poids, que ce que je pourrois en dire : Outre que je n'ay garde de pretendre fur la gloire qui leur en eft dûë, ni de m'attribuer l'obligation que tout le Public leur en aura.

Pour conclufion de ce difcours ; puifque M. Redi n'a trouvé dans tout le corps de la Vipere, autre fujet que le fuc jaune, où il pût affigner fon venin ; puifqu'en fatisfaifant de mon côté aux nouvelles Experiences qu'il a defirées de moy, j'ay fuffifamment juftifié l'innocence du fuc jaune des Viperes de France, en faifant voir la conformité qu'il doit avoir avec celuy des Viperes d'Italie, & la grande apparence qu'il y a, que les feuls efprits irritez caufent la mort qui fuit la morfure ; puis qu'enfin les Viperes de France tuënt auffi-tôt, & tout de même que celles d'Italie, & même fans aucune intervention du fuc jaune : J'eftime que M. Redi feroit fort bien, fi en fatisfaifant de fa part à l'attente du Public, & fans s'arréter plus long-tems au fuc jaune, qui luy eft fi raifonnablement contefté, il prenoit la peine de travailler à la recherche de quelque fujet nouveau qui pût être approprié communément aux Viperes de France & à celles d'Italie,

S iiij

qui eût la même difposition de matiere,
même faculté d'agir avec celerité, &
pût avec juftice être également declaré
veritable fiege de leur venin, afin qu'enfui
il pût en exclurre auffi valablement les e
prits irritez, que j'en exclus aujourd'huy
fuc jaune : Mais fi au contraire il arrive qu'
n'en puiffe trouver aucun autre ; je ne croi
pas qu'il ait à l'avenir aucun lieu de foûteni
fon opinion, non plus que de contefter l
mienne.

Finiffant cette Differtation, je diray que
la contrarieté de fentimens qui fe trouve en
tre M. Redi & moy, dans les chofes les plus
effentielles du venin de la Vipere, fe peut remarquer encore de nouveau fur le mémo
animal : Car plus il témoigne dans la trente-
neuviéme page de fa derniere Lettre, d'en
avoir d'averfion & d'abomination, plus j'en
fais cas, & plus je prens plaifir à le manier,
à l'examiner, & à le préparer : Et je ne fçaurois affez loüer les qualitez excellentes qu'un
fi rare fujet poffede, ni les remedes miracu-
leux qu'il fournit ; ce font toutes confiderations, qui m'ont ci-devant porté, & qui
m'obligent encore aujourd'huy à nommer la
Vipere, une des principales colomnes de toute la Medecine.

Peut-être qu'à cette fois Monfieur Redi
ne doutera pas, qu'un difcours auffi rude

que celuy-ci, & qui a été conçû parmi le
charbon, & les fourneaux, que je n'ay guere abandonnez depuis quelque tems, ne ſoit
de moy ; il jugera, ſans doute, que ſi des
gens plus ſçavans y avoient mis la main, les
raiſonnemens en ſeroient plus ſubtils, le ſtile
plus poli, & les expreſſions plus delicates;
Et que les citations Gréques & Latines, n'y
auroient pas été épargnées, tant pour en fortifier les argumens, que pour en orner &
groſſir le Volume. Mais parmi toutes les con-
trarietez que des vûës differentes ont fait
naître entre Monſieur Redi & moy, j'auray
toûjours pour luy une eſtime fort grande &
fort deſintereſſée ; D'autant plus que j'ay
grand ſujet de concevoir quelque bonne opinion de mon Livre, puiſqu'il a pû meriter,
qu'un homme ſi éclairé & ſi renommé, ait
daigné le lire & le relire avec plaiſir, comme
il le dit lui-même, qu'il ait pris la peine d'en
tranſcrire mot à mot pluſieurs pages, & qu'il
l'ait rendu celebre par ſa réponſe, & par
celle qu'un homme de grand eſprit & de haut-
te reputation luy a faite à lui-même ſur ce
ſujet. Je ne puis que je ne m'en glorifie beaucoup, & que je ne me declare hautement ſon
obligé. Et quand il arriveroit que la diverſité de ſes experiences, la force de ſes argumens, ou l'eſtime qu'il s'eſt acquiſe parmi
les Sçavans, l'emporteroient ſur moy dans

l'esprit de tout le monde. La victoire qu'il
en obtiendroit, ne me seroit guere moins
avantageuse, que si la verité de mes experiences, accompagnée de mes raisonnemens,
avoit pû balancer, ou prévaloir même sur
les sentimens, & sur les Ecrits d'un Homme
si illustre.

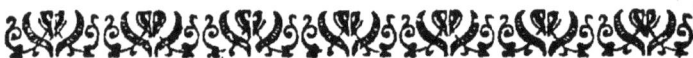

SUPPLEMENT

D'EXPERIENCES

SUR LA

VIPERE,

*CONTENANT QVELQVES MOYENS
nouveaux, heureusement employez à la guerison de ses morsures ; Avec divers raisonnemens qui serviront à appuyer tout ce qu'on
a avancé dans ce Livre.*

LOrs que j'achevé ma suite d'Experiences sur la Vipere, j'esperay de
voir quelque replique de Monsieur
Redi. J'attendis long-tems, mais en vain :
nous en demeurames là. Et quoi-que les S^{rs}

Hoffman & Denis, euffent mal à propos &
fur des faits artificieufement fabriquez & fup-
pofez, tâché de donner quelque atteinte à la
fincerité de mes Experiences ; je me conten-
tay de les refuter, & de faire connoître en
deux endroits de ma Pharmacopée Royale,
Galenique & Chymique, que je mis au jour
peu de tems aprés, la fauffeté & le peu de
fondement de ce qu'ils avoient avancé contre moy ; ne croyant pas neceffaire d'en grof-
fir ce Livre, puifque le filence que je leur
impofay fervoit de conviction fuffifante contre eux.

Mais cela n'empêche pas, que l'obligation
où je me trouve de revoir ce Livre, dans la
nouvelle Edition qu'on en fait, ne m'engage
à l'augmenter du récit fuccinct de deux morfures de Vipere, qui m'arriverent par hazard
l'année derniere 1692. l'une affez prés de l'autre, au milieu de l'Affemblée de l'Academie
Royale des Sciences ; Que dans le fidele recit que j'en feray, je ne communique de bon
cœur, les moyens afsûrez dont je me fuis heureufement fervi pour ma guerifon ; Et qu'en
recapitulant par occafion, mes premiers fentimens fur le fiege du venin de la Vipere, &
fur l'innocence du fùc jaune, & fortifiant le
tout d'une nouvelle Differtation, je n'aye lieu
d'efperer, que ce petit Supplement fuffira,
pour rabattre les objections qu'on pourroit

encore me faire, & qu'en trouvant quelque place dans l'esprit du Lecteur judicieux & desinteressé, le tout pourra servir pour une agreable conclusion de ce Livre.

Je me trouve d'autant plus obligé d'en user de la sorte, que les morsures m'arriveren dans l'Academie, y faisant mes fonctions, & y tenant des Viperes en vie dans mes doigts pour en examiner & faire voir les parties, & principalement celles du dedans de la gueule que je devois indispensablement en rendre le premier conte à l'Assemblée, à la veüe de laquelle les accidens m'étoient arrivez ; & que tous les travaux de l'Academie, ne tendant qu'à l'avantage du Public, & l'histoire de ce deux dernieres Experiences & de toutes leurs dépendances, luy étant extrémement avantageuse, bien loin de la supprimer, je devois au plûtôt la rendre publique, aprés en avoir demandé & obtenu l'agréement de l'Assemblée.

Mon âge avancé me rendant aujourd'huy en quelque sorte moins propre à la recherche qu'on pourroit faire d'un nombre presque innombrable d'autres parties de la Vipere, pour la plûpart incomparablement plus deliées, & plus difficiles à découvrir, que celles dans la description desquelles je me bornay, en composant ce Livre ; le Public n'aura pas sujet de regreter, que je m'y sois

fixé, lors qu'il sçaura que Messieurs du Vernay & Mery, tres-dignes membres de l'Academie dont j'ay l'honneur d'être, & tres re-
commandables par leurs belles lumieres, &
rares découvertes dans l'Anatomie, se feront
fait un plaisir de relever le fil de ma Description Anatomique de la Vipere, & de l'enri-
chir d'un nombre comme infini de petites
parties presque invisibles sans Microscope,
que j'avois crû pouvoir negliger à l'imitation
des Anciens, & que d'autres Personnes moins
sçavantes, moins patientes & moins adroites
que ces Messieurs, n'eussent que tres-diffici-
lement entrepris de décrire. Par avance je
prens volontiers part à l'obligation que le Public leur en aura, & je joins mes applaudis-
semens aux loüanges que toute la Republi-
que des Lettres leur en donnera. Tandis que
desirant de ma part bien informer le Lecteur
de toutes les circonstances, qui précederent,
accompagnerent & suivirent les deux morsures dont il s'agit, je diray fort ponctuellement
les choses comme elles se sont passées.

Je me trouvois celuy de la compagnie, qui
avoit le plus manié de Viperes, & qui, nonobstant quelque relâchement de la subtilité
de ma veuë, & de l'agilité de mes doigts,
n'ayant pas tout-à-fait perdu mon ancienne
disposition à manier ces Animaux en vie,
entrepris volontiers d'en examiner les unes

aprés les autres, une quantité affez confiderable, nouvellement apportées de Poictou,
& qui, pour faire voir à propos aux Curieux
de l'Affemblée, les parties de la Vipere, telles que je les avois décrites dans mon Livre,
m'attachois principalement à celles du dedans de la gueule, voifines des grandes dents.
J'en avois paffé un bon nombre par mes mains
dans quelques Affemblées, & en leur tenant
long-tems & à diverfes fois, les machoires
ouvertes dans mes doigts, donné aux Curieux
le tems & la facilité neceffaire, pour examiner les parties internes de la gueule de cét
Animal, & fur tout les groffes dents meurtrieres, leurs envelopes, leur fuc jaune, &
celuy des parties voifines, & enfuite les deux
gros tas de Glandes conglomerées, que j'ay
le premier trouvées, décrites, & fait reprefenter au naturel, derriere & le long des orbites des yeux de la Vipere, & que j'ay nommé Salivaires; Lors que dans l'Affemblée du
20ᵉ Août 1692. il arriva, qu'ayant déja, à
mon ordinaire, tenu fucceffivement dans mes
doigts, les machoires ouvertes de onze Viperes en vie, & mis chacune à part, aprés en
avoir fait l'examen, méprifant en quelque
forte la douziéme, qui rampoit fur la table,
& la prenant trop negligemment avec des
pincettes par le milieu du corps, elle lança fa
tefte dans le moment, & me mordit de tou-

te sa gueule ouverte le deſſus du doigt du milieu de la main gauche, entre la premiere & la ſeconde articulation, en ſorte qu'on y voyoit ſortir le ſang de pluſieurs ouvertures, preſque imperceptibles, que les dents avoient faites en un ſeul coup.

Cét accident imprévû & peu ordinaire, ayant à l'inſtant imprimé à toute l'Aſſemblée, la crainte de quelque funeſte évenement pour moy; On ſe raſsûra en me voyant intrepide, & que l'intime connoiſſance, que je croyois avoir depuis long-tems, du venin de la Vipere & de ſon étenduë, me délivroit de toute apprehenſion pour ce qui venoit de m'arriver, & m'entendant prier la compagnie de m'en laiſſer le ſoin & la conduite, ſur les aſſurances que je donnois de luy rendre bon conte de ma perſonne, & de tout le bien, ou le mal que je pourrois en recevoir.

La choſe éclata trop, & elle me paroît de trop de conſequence pour l'Academie, & pour moy en particulier, & trop inſtructive pour le Public, pour devoir être ſupprimée; Je crois auſſi, que le fidele recit, que je continueray d'en faire, & celuy des circonſtances qui ont accompagné & ſuivi la morſure, & des moyens prompts & aiſez, dont je me ſuis ſervi pour en éloigner les accidens, ſeront de grande utilité; & que dans mes longues réflexions ſur toutes choſes, on trouvera

d'aſſez puiſſans argumens, pour convaincre
ceux qui voudroient douter de l'exiſtence, du
pouvoir & de l'action des eſprits irritez de la
Vipere, lors de la morſure, & qui ne voudroient fonder le venin, que ſur un ſuc jaune,
inſipide, extrémement épais, viſqueux & hors
d'état de ſe porter ſubitement aux parties intimes des Animaux mordus, fort éloignées de
la morſure, & de paſſer par des ouvertures
auſſi petites que ſont celles que font les dents
des Viperes; pour y faire les ravages & les
progrez, dont les ſeuls eſprits irritez ſont raiſonnablement capables; Quelque entrée &
paſſage qu'on veüille dire, que certaines ouvertures reconnuës par M. Redi, & démon-
trées depuis peu dans l'Academie par Meſſieurs
Du Vernay & Mery, dans la racine, & un peu
au de là du milieu de la longueur des grandes
dents, luy pourroient fournir; qui peuvent
bien ſervir, & paroiſſent même avoir été faites par la nature, pour l'introduction des eſprits irritez dans le corps de l'Animal mordu;
mais par où le ſuc jaune toûjours viſqueux,
épais & lent, ne ſçauroit entrer ni courir avec
précipitation, ni moins encore parvenir aux
principaux & plus intimes endroits du corps
de l'Animal mordu, où les accidens mortels
arrivent, lors qu'on n'a pas arrété le cours
des eſprits irritez.

La Vipere ayant renfermé plus vîte que je
ne

me fçaurois le dire, dans fa gueule ouverte, tout ce qu'elle pouvoit enveloper de la partie fuperieure de mon doigt, & l'ayant abandonné en même tems avec la même vîtefle, Je fentis à l'inftant quantité de piqûures, prefque en tous les endroits du doigt, qui s'étoient trouvez dans la gueule, mais la douleur en étoit mediocre & tolerable, bien loin d'être atroce. Toute l'Affemblée vit à l'abord un grand nombre de petites ouvertures, en tous les endroits de la morfure, qui n'étoient bien connoiffables, que par tant foit peu de fang fereux, qui paroiffoit à chacune, tandis que la fuperficie de l'endroit mordu étoit enduite de fuc jaune.

Ayant dés-lors en veuë de faire retrograder, autant que je le pourrois, les efprits irritez introduits dans le doigt par la morfure; je ne voulus pas negliger de fuccer moi-même l'endroit mordû; ce que je fis une feule fois; mais fentant le bout de ma langue couvert de fuc jaune & de quelque fanie mêlez, n'en pouvant fouffrir le goût fade, je les crachai, & je crus à propos d'exprimer, comme je le fis legerement avec mes doigts de la main droite, l'endroit mordu, pour en faire fortir quelque peu de fanie, & avec elle quelque portion des efprits irritez. Mais fçachant que cela ne fuffiroit pas, fi je laiffois aux efprits qui y reftoient, la liberté de paffer ou-

T

tre, & de s'étendre & penetrer dans l'habitude de mon corps, j'eus recours en même tems à une fiffelle, dont je liay de trois tours affez ferrez le doigt mordu prés de fa racine, environ un poûce plus haut que l'endroit de la morfure; Ce qu'ayant fait, j'afsûray qu'il n'y avoit plus rien à craindre pour moy; & je dis que quelque fpiritueux que je connuffe le venin de la Vipere, ayant mis des bornes à fon cours, & le tenant bridé par la ligature, il ne pouvoit aller plus avant; & que la nature feule le chafferoit du lieu, où il étoit entré; Et d'où, s'il eût trouvé les paffages libres & ouverts, en s'infinüant dans les veines & les arteres, & dans les autres parties de mon corps, il n'eût pas manqué d'y troubler la circulation du fang, d'interrompre le cours & la communication des efprits Animaux, fans laquelle les parties ne peuvent fubfifter, & même de mettre ma vie en danger, fi j'euffe negligé tous autres fecours.

Il me fut tres-aifé de connoître, que toutes les dents du deffus & du deffous, agirent en même tems lors de la morfure, & que les fix ou fept grandes dents mobiles, fituées de chaque côté, l'une joignant l'autre, fous & derriere les groffes dents fixes, dans le fond de leurs enveloppes, que j'ay nommé ailleurs dents d'attente, coopererent en même tems; leur figure, leurs pointes & leur

ituation , les rendant naturellement tour-
nées de même que les grandes dents fixes , &
leur bafe pofée & pouffée par le fond de leur
refervoir , qui appuyoit fur la machoire , en
même tems que les autres dents agiffoient.

La perfuafion où j'étois d'avoir arrété le
cours du venin par la ligature , m'empêcha
de recourir , comme je l'ay fait autrefois,
pour d'autres Perfonnes morduës , à la tefte,
au coû , au cœur & au foye de la Vipere ,
legerement grillez & mangez , les croyant
alors fuperflus ; Mais pour ne pas paffer pour
temeraire , je me déterminay à prendre du
Sel volatil de Vipere , lors que je ferois à mon
logis. La morfure m'arriva dans l'Academie
fur les cinq heures de foir , j'en partis bien-
tôt aprés avoir lié mon doigt , & j'arrivai chez
moy un peu avant fix heures , fans reffentir
aucune foibleffe , ni alteration en tout mon
corps , ni autre incommodité que celle de la
ligature. Mais ne voulant pas trop méprifer
ce qui venoit de m'arriver , & me trouvant
un peu fatigué par d'autres travaux , & par
la chaleur de la Saifon ; je me mis au lit , &
j'y pris dans un petit verre de vin , vingt-
quatre grains de Sel volatil de Vipere , à deffein de me provoquer quelque fueur ; mais
n'y fentant pas de la difpofition affez tôt à
mon gré , je l'avançay par un boüillon fait
avec des jaunes d'œufs & de la mufcade , que

T ij

je pris bien chaud fur les huit heures, & j'eus
enfin une fueur univerfelle, par le moyen
d'une pareille dofe de Sel volatil de Vipere
que je pris deux heures aprés le boüillon.
J'euffe pû fortir dés le lendemain matin, mais
cét accident me donnant occafion de prendre quelque relâche, je garday trois jours la
maifon. Cependant, ne doutant plus d'avoir
arrété & furmonté le venin de la Vipere ; la
douleur que je fentois au doigt par la ligature
que j'y avois laiffée cinq heures entieres, me
devenant de plus en plus infupportable, je me
refolus de l'ôter, & en même tems une autre
plus plate & moins ferrée, que j'avois mife
au poignet du même côté, laquelle avoit
donné lieu à une rougeur & enflûre confiderables, furvenuës à toute la main, par
l'empêchement que l'une & l'autre donnoient
au fang d'y circuler, & aux efprits Animaux
d'y faire leurs fonctions ordinaires.

Cét enlevement de ligatures, ayant calmé
fur le champ mes fouffrances, je joüis bien-
tôt aprés d'un agreable fommeil ; Et bien loin
que par là, la rougeur & l'enflûre s'étendiffent au bras, lors qu'il n'y avoit plus rien
qui en arrétât le cours, celles de toute la
main difparurent infenfiblement ; & ce qui
étoit le plus à remarquer, fut qu'au bout de
tres-peu de jours, il ne refta ni au doigt, ni
en toute la main, aucune trace de la morfure.

& que le feul endroit du doigt, où j'avois fait la ligature, ayant paru rouge pendant quatre ou cinq jours, & quelques petits bouts de peau fort minces s'en étant feparez infenfiblement, toute cette rougeur difparut bientôt, & qu'on ne pût dés-lors, non plus qu'aujourd'huy, remarquer aucune alteration au doigt ni en toute la main, ni y difcerner lequel des doigts avoit été mordu.

J'avouë toutefois, que le peu de confequence & de durée des accidens paffagers, qui fuivirent les ligatures, me firent croire dés-lors, que je les avois pouffées au delà du tems neceffaire à ma guerifon, & même juger, que le feul employ de la premiere ligature, ôtée même au bout d'une heure, m'eût été fuffifant, & m'eût garanti de toutes les fouffrances que j'en eus.

L'heureux fuccez des moyens dont je me fervis pour me garantir des mauvais effets du venin de la Vipere, & pour en prévenir tous funeftes accidens, ayant donné lieu à des longues réflexions que je fis fur tout ce qui venoit de m'arriver; Je fus tres-perfuadé, qu'il avoit été bon, que cette morfure me fût arrivée plûtôt qu'à tout autre de la compagnie, à qui la peur d'un danger peu familier, eût pû faire plus de tort, que la morfure même; puis que j'étois incapable de m'épouvanter d'un mal, dont je fçavois depuis long-tems

T iij

toute l'étenduë, & dont j'étois afsûré de me
délivrer bien-tôt. Mais repaſſant dans mon
eſprit l'importance de cette morſure, & la
finguliere connoiſſance qu'elle pouvoit donner d'un venin ſi ſuperficiellement examiné
des Anciens, ſi mal défini par eux & par ceux
qui les ont aveuglement ſuivis, & ſur lequel
le ſentiment des Modernes, ont été ſi differens & ſi oppoſez les uns aux autres ; Je crûs
non ſeulement d'avoir grand ſujet de me con-
ſoler de ce mal apparent, mais d'être bien aiſe
qu'il me fût arrivé : car quelques conſiderables & inſtructives, qu'ayent été les morſures
arrivées par hazard à des hommes, lors de
mes premieres & de mes ſecondes Experiences, il m'étoit impoſſible d'en parler auſſi juſte
ni d'y faire des réflexions auſſi ſolides, que je
le puis aujourd'huy. Et quoi-que je ſçache
que mes anciennes Experiences, doivent être
d'un grand poids, pour la validité de mes aſ-
ſertions, & que les conſéquences que j'en ay
tirées ſoient ſoûtenuës, par ce que divers bons
Auteurs en ont écrit ; On peut dire que cette morſure, & celle qui l'a ſuivie d'aſſez prés,
& dont je dois parler bien-tôt, contiennent
le plus eſſentiel, & ſervent d'expliquation &
de lumiere à toutes celles qui ont précedé ;
puiſque concourans à une même fin, & con-
firmans de plus en plus les anciennes, elles
m'ont fourni des circonſtances que je ne pou-

vois bien ſçavoir que par moi-même, ni bien
verifier, qu'en ſuivant comme à la lettre, tout
ce que j'ay ci-devant écrit du venin de la Vipere, dont j'ay tout-à-fait exclus le ſuc jaune,
& uniquement accuſé les eſprits irritez.

Cette premiere morſure, quoy qu'alors
ſuivant ma penſée ſuffiſante pour autoriſer
mes anciennes Experiences, & pour fortifier
ce que j'avois avancé ſur le venin de la Vipere,
ſe trouva le 2ᵉ du mois de Septembre ſuivant,
ſecondée d'une nouvelle, qui dans la même
Academie aſſemblée m'arriva, à la partie laterale du doigt indice droit, voiſine du poûce,
environ une ligne loin de l'ongle, par une
grande & vigoureuſe Vipere, à qui je tenois
les machoires ouvertes dans mes doigts, dont
celuy qui avoit été mordu auparavant, étoit
du nombre ; tandis qu'on en tiroit avec un
cure-oreille du ſuc jaune, pour en faire des
Experiences ; car cette Vipere faiſant des ef-
forts continüels pour s'échaper de mes doigts,
qui commençoient de s'engourdir, avança
peu à peu & inſenſiblement, ſes grandes
dents du côté gauche, & enfin les enfonça
bien avant dans ce doigt, dont je me ſervois
à tenir ſes machoires inferieures ; lors que je
differois de m'en plaindre, & que quelque
profonde & ſenſible que fût la piqûure, je ne
laiſſois pas de tenir les machoires & la teſte
de la Vipere dans mes doigts, pour donner le

tems neceffaire à tirer de fa gueule le fuc jaune dont on avoit befoin : mais quelque perfonne de la compagnie ayant vû couler du
fang vers le bout de mon doigt, je me vis
obligé de lâcher la Vipere pour y remedier.
Ayant un peu exprimé & effuyé le fang de
mon doigt, je le liay de trois tours d'une petite fiffelle , immediatement au-deffus de la
premiere articulation , affez voifine de la morfure ; & afsûrant qu'il n'y avoit plus rien à
craindre pour moy , je declarai, qu'étant tres-
perfuadé que la ligature que je venois de faire,
fermoit la porte au venin, que la Vipere eût
pû me communiquer par fa morfure , je ne
voulois pas à l'avenir recourir à fon Sel volatil , ni à aucun autre remede. En effet étant
de retour chez moy , & ayant fort peu de
tems aprés ôté la ligature, je foupay , & je me
couchai deux heures aprés , & ayant eu une
nuit fort tranquille , je fortis le lendemain
dés le matin , & je vaquay à mes affaires le
refte du jour & les fuivans , fans avoir rien
pris par la bouche , ni rien appliqué fur le
doigt , & fans qu'on y pût appercevoir aucune trace de la morfure. En forte qu'au premier jour d'affemblée , qui fut trois jours
aprés, je prefentay à la Compagnie , mon
doigt mordu en tres-bon état ; proteftant,
comme je le protefte encore aujourd'huy , de
n'avoir employé pour ma guerifon, autre fe-

ccurs que la ligature, tenuë en état feulement une petite heure.

Sur toutes lefquelles circonftances, n'étant
pas homme a tromper le Public, mais preft à
dire les chofes en tres-grande fincerité ; Je
dis de bonne foy, que ma difpofition naturelle à éprouver plûtôt fur mon corps, que
fur celuy des autres, les chofes où l'on pourroit foupçonner quelque danger ; ma préoc-
cupation fur la bonne conftitution de toutes
mes parties ; le fouvenir des maux, que la
trop longue ligature m'avoit fait fouffrir ; la
perfuafion où j'étois que dans la premiere
morfure, j'avois étendu le tems de la ligature, quatre heures plus loin qu'il ne falloit ;
qu'une feule heure eût été fuffifante pour arrêter le cours du venin, & que j'euffe pû me
paffer de la contre-ligature du poignet ; me
firent refoudre à me borner à la ligature feule d'une heure, & à m'abftenir dés-lors de
tout autre fecours.

Je ne crois pas cependant, que la facilité
avec laquelle je me fuis gueri des deux morfures, & fur tout de la derniere, puiffe faire
douter de la grandeur du venin de la Vipere,
puifque tous les bons Auteurs qui en ont écrit,
conviennent de quantité de funeftes accidens,
qui fuivent fa morfure, qu'un bon nombre de
Perfonnes dignes de foy, fut prefent à ceux
qui arriverent au Gentilhomme Allemand,

mordu au commencement de mes premieres
Experiences , lors que je ne connoiffois encore que fort fuperficiellement le venin de la
Vipere ; & qu'on a fouvent & en divers lieux
verifié la force de ce venin , fur divers Animaux expofez aux morfures de cette befte
feroce.

Mais dans la certitude où l'on doit être,
que je n'avance rien ici , qui ne foit tres-
veritable : Je crois rendre au Public un tres-
bon office , en lui communiquant les moïens,
dont je me fuis fi heureufement fervi , & fur
tout celuy de la ligature, faite au plûtôt, un
peu plus haut que la morfure , aux parties
du corps, où l'on peut la pratiquer ; laquelle
feule, comme je viens de l'experimenter fur
moi - même , peut prévenir & éloigner tous
les accidens mortels qui fuivent ordinairement la morfure ; Et celuy du Sel volatil,
tiré chymiquement des Viperes defféchées,
pris par la bouche au poids de vingt - quatre
grains, dans du vin, ou dans quelque autre
liqueur cordiale , & réiteré fuivant le befoin,
fi la morfure avoit été faite à la tefte, ou en
quelqu'autre endroit du corps , trop gros,
pour y pouvoir employer à propos la ligature ; ou lors que ne l'ayant pas faite à tems,
le venin s'eft infinüé dans l'habitude du corps.
Ce font les deux moyens que je donne , &
que je crois fuffifans pour guerir feurement

les morſures de Vipere, arrivées aux hommes ; Sans rejetter la teſte avec le coû , le cœur & le foye de la Vipere qui a mordu , legerement grillez & mangez, dont j'ai autrefois parlé dans mes Experiences ſur la Vipere, pour ceux qui ne pourroient pas avoir à point nommé le Sel volatil : De tous leſquels moyens , je ne ſçay pas ſi aucun Auteur avant moy à propoſé l'uſage.

Ce qui n'empêche pas que je ne communique en même tems , ceux dont les chaſſeurs de Vipere de Poictou ſe ſervent , lorſque quelque Vipere les a mordus, tels que je les ay appris de bonne part. Ces chaſſeurs prennent égales parties de Praſſium album , ou Marrube blanc , de Tapſus barbatus , ou boüillon blanc , de Pentaphyllon , ou Quintefeüille , d'Agrimoine & de Chiendent , & les ayant bien hachez ou écraſez, les font boüillir environ un quart-d'heure dans du vin blanc , & ayant coulé le tout , & mis la perſonne morduë au lit , ils luy en font boire chaudement un bon plein verre , & l'ayant bien couverte , ils tâchent de la faire ſuer. Ils ſcarifient l'endroit mordu , ils le frottent avec les herbes boüillies , & ils y appliquent la décoction , & les mêmes herbes boüillies en fomentation chaude , tant que l'enflûre ait été diſſipée, & tous accidens ceſſez. Ce Remede , quelque bon qu'il puiſſe être à la cam-

pagne , pour les perfonnes éloignées de fecours , ne doit pas l'emporter fur la ligature,
aux parties où elle peut convenir , telles que
font les bras & les jambes , puis qu'elle peut
feule garantir la perfonne morduë de tous accidens , en empêchant le venin de paffer outre. Mais on peut s'en fervir à propos lors que
la ligature n'a point de lieu , & qu'on manque
de Sel volatil de Vipere, ou qu'on n'a pas donné à tems, la tefte avec le coû , le cœur, &
le foye de la Vipere qui a mordu , legerement grillez.

Les circonftances qui ont accompagné l'u-
ne & l'autre morfure, me paroiffans dignes de
quelque attention , j'ay crû à propos de rendre ici quelque raifon de ma conduite pour
ma guerifon, tant en les confiderant chacune
en particulier , qu'en les comparant l'une à
l'autre. La liberté qu'eut la premiere Vipere
d'employer toutes fes dents à me mordre , &
le grand nombre de petites ouvertures qu'elles firent à mon doigt, rendoient bien en apparence la morfure plus redoutable que la derniere , qui n'étoit que l'ouvrage des feules
groffes dents du côté gauche ; mais en échange, on pouvoit remarquer que la derniere,
quoi-que plus lente, avoit été plus profonde,
& qu'il y avoit même paru plus de fang qu'à
la premiere ; Et fi l'on pouvoit dire , que j'a-
vois fort à propos fait à la premiere une liga-

ture, foûtenuë d'une contre-ligature, & pris
outre cela deux bonnes dofes de Sel volatil de
Viperes ; On pourroit dire également, que
je devois faire la même chofe à la derniere
morfure. Mais étant devenu fçavant à mes
dépens, & ayant eu le tems d'examiner toutes chofes, & de reconnoître que la premiere
ligature m'avoit déja garanti de tous accidens,
avant le Sel volatil de Vipere, que je ne pris
qu'une heure aprés ; Je devois raifonnablement juger, que les ligatures fouffertes pendant cinq heures, devenoient pires que la
morfure ; Et on ne doit pas être furpris de ce
que, me contentant d'une feule ligature à la
derniere, je ne la garday qu'une heure, & fi
étant perfuadé que cét efpace étoit plus que
fuffifant, pour arréter le cours des efprits irritez, & pour donner lieu à leur diffipation,
je negligeai alors le Sel volatil de Vipere, que
je croyois, & que je reconnus enfin n'avoir
pas été neceffaire, par mon heureufe guerifon, fans m'en être fervi.

Car j'étois convaincu, que la rougeur,
l'enflûre & la douleur, n'étoient arrivées à la
main, que par l'empêchement notable, que
les ligatures donnoient au fang dans fa circulation, & aux efprits animaux dans leur cours
ordinaire ; & qu'au lieu que le fang & les efprits s'étendiffent, comme auparavant, à la
main & jufqu'au bout des doigts, la violen-

ce que ces ligatures faisoient à la Nature , y attiroit un amas & une confusion d'humeurs & d'esprits sortis de leur place. Et j'en étois d'autant plus persuadé, que pendant les douleurs des ligatures , je n'avois ressenti d'ailleurs aucun mal en tout mon corps , & que toutes les douleurs calmerent en un moment, dés que je les eus lâchées. On auroit, ce me semble, grand tort de blâmer mon procedé, puisque *frustra fit per plura , quod fieri potest per pauciora* , qu'une seule ligature faite un peu au-dessus de la morsure , & tenuë en état pendant une heure , suffisoit pour arréter le cours des esprits irritez de la Vipere, & pour donner lieu à leur dissipation, & que n'ayant pas sujet de craindre quoi-que ce fût, ni de leur part , vû qu'il leur avoit été impossible de penetrer dans l'habitude de mon corps, ni de celle du suc jaune, que j'avois verifié depuis long-tems fort innocent, & incapable de mouvement & de penetration ; Je devois avec juste raison negliger tous autres secours ; Et enfin, puisque la ligature n'ayant pas eu le tems de m'exciter aucune douleur considerable, ne fut accompagnée d'aucuns accidens; que la petite enflûre & la rougeur du doigt mordu, excitées par la ligature, disparurent dans la nuit; qu'il n'y resta aucune trace de la morsure ; & que je n'en ay depuis senti aucune incommodité.

Les Experiences que je viens de faire, du pouvoir qu'a la ligature d'arrêter le cours & les progrez du venin de la Vipere, me confirment de plus en plus dans mon ancien Sifteme, qui eft, que ce venin n'eft ni groffier, ni terreftre, mais tout-à-fait fpiritueux, & preft à entrer & à penetrer bien avant dans le corps de quelque autre animal que ce foit, lors qu'il eft introduit & pouffé par la morfure d'une Vipere irritée; Et fur tout, fi ne trouvant aucun obftacle dans fon cours, les grandes dents ont attrapé quelque veine, ou quelque artere confiderablement groffes, par où les efprits irritez de la Vipere, ayent pû entrer & livrer combat au fang & aux efprits animaux de l'Animal mordu; & en troublant la circulation & dépravant la fubftance du premier, empêcher les derniers de parvenir aux parties qui en ont befoin, & qui ne peuvent fubfifter fans eux. Car je ne fçaurois trouver aucune raifon qui me perfuade, que le fuc jaune ramaffé & contenu dans les enveloppes des grandes dents, ou dans les parties voifines, puiffe être le veritable fiege de ce venin; puis qu'il eft infipide, exempt de toute acrimonie, tout-à-fait incapable de nuire, par aucune qualité fenfible qui foit en lui; que fon épaiffeur, fa vifcidité & fa lenteur, le rendent hors d'état de fe tranfporter en un moment aux parties éloignées de la morfure, où les acci-

dens mortels arrivent , & où les feuls efprits
irritez font capables de parvenir ; que les Animaux mordus de la Vipere , ne fouffrent &
ne meurent que par défaillance , & pour avoir
été privez du cours ordinaire du fang qui ar-
rofoit & entretenoit leurs parties , & de celuy des efprits qui les animoit ; que le cœur,
ni le foye , ni les autres parties principales
des corps morts de la morfure , ne font en
aucune façon alterées , ni corrompuës en leur
fubftance , ni capables de caufer aucun dommage aux autres Animaux qui peuvent les
manger , & qu'elles paroiffent au même état
que font celles de pareils Animaux , qu'on
vient d'égorger.

Car le venin de la Vipere , ne s'attachant
pas aux parties folides de l'Animal mordu ,
mais faifant fes principaux ravages aux endroits bien éloignez de la morfure , & n'atta-
quant que le fang , ou les efprits qui l'accompagnent , fait fort fenfiblement connoître fa
nature fpiritueufe , & conclure que ce n'eft
pas du fuc jaune , qu'on doit attendre de téls
effets ; vû que , fans alleguer que fa fubftance épaiffe & vifqueufe , ne luy permet pas
de paffer avec celerité par les ouvertures des
groffes dents , à peine connoiffables par le
Microfcope , ni qu'on ne voit aucune impref-
fion de venin dans l'endroit mordu , l'effet de
'a ligature n'étant pas d'arréter le fuc jaune,
privé

privé de lui-même de mouvement; la portion de ce suc, que la morfure pourroit apparemment introduire, devant plûtôt agir à
la porte où il s'arrête, que plus loin, où l'ac-
cez luy eft défendu, & ne paroiffant, comme je l'ay dit, dans l'endroit mordu, qui fe
trouve plus bas que la ligature, non plus que
dans toutes les parties qui font au-deffus; aucune apparence de venin; On ne fçauroit
raifonnablement l'imputer au fuc jaune, quelque deffein que certains Auteurs ayent eu de
l'en accufer. On ne doit pas auffi être furpris, que la ligature fuffife pour arrêter le
cours des efprits irritez, lefquels avec toute
leur fubtilité ne fçauroient agir contre les
efprits de l'Animal mordu, fi la Vipere ne
leur prepare une entrée par fa morfure, &
s'ils ne trouvent un efpace fuffifant pour les
combattre & pour les furmonter.

On ne doit pas auffi s'étonner, de ce que ces
efprits n'agiffent pas alors fur l'endroit mordu; parce que n'étans pas capables de ronger, ils ne s'attachent pas aux parties folides, & que ne rencontrans pas des efprits en
état de leur refifter, ni un lieu proportionné
à leur action, ou propre à leur féjour, ils fe
diffipent d'eux-mêmes bien-tôt aprés. Mais
on doit remarquer, que fi le fuc jaune étoit
le veritable fiege du venin, comme quelques-uns l'ont pretendu, quoi-que par les

V

raifons que je viens d'avancer , & que je
pourrois fortifier de plufieurs autres , il foit
incapable de fe porter rapidement aux parties
éloignées de la morfure , où les accidens mortels arrivent , fa fubftance épaiffe , vifqueufe
& tenace donnant de la prife , & grande facilité au venin de s'y accrocher , fur tout fi fes
parties étoient groffieres ; ce fuc s'en trouvant infecté , devroit fuivant les apparences,
imprimer aux parties , où il eft contraint de
refter , alors & même long-tems après la morfure , des marques vifibles & fenfibles de fa
malignité , s'il en avoit ; telles que pourroient
être des rougeurs ou des lividitez , des ulceres ou des pourritures. Mais perfonne n'ayant
jamais vû rien de pareil en aucune morfure de
Vipere ; le peu d'obfcurité qu'on peut y ob-
ferver quelquefois , ne venant que de tant foit
peu de fang extravafé & fe diffipant de foi-
même après la guerifon , fans laiffer aucune
trace de morfure ; & tout le grand nombre de
mes Experiences premieres , fecondes & dernieres , concourans à exempter le fuc jaune
de tout venin ; Je ne crois pas qu'on puiffe
raifonnablement l'en accufer à l'avenir.

Etant donc auffi perfuadé que je l'étois &
que je le fuis , de l'innocence du fuc jaune de
la Vipere ; qu'on ne doit accufer que les feuls
efprits irritez de tous les accidens qui fuivent
la morfure ; que ces efprits ne peuvent nuire

sans entrer dans l'habitude du corps mordu ;
qu'y étans entrez, ils y troublent la circulation du sang ; & la communication ordinaire
des esprits animaux aux parties ; que les esprits irritez ne sçauroient passer au delà de la
ligature ; si on la fait promptement un peu
plus haut que la morsure ; qu'ils ne peuvent
faire du ravage là où ils n'ont sçû penetrer ;
qu'ils sont obligez de retrograder & de res-
sortir, ou par les ouvertures, par où ils
étoient entrez, ou par les pores de la peau de
l'endroit mordu ; & qu'il faut necessairement
qu'ils se dissipent ; Tout ce qui arriva depuis,
ne servit qu'à me confirmer dans mon premier
sentiment. Car je remarquay ; qu'une heure
s'étant écoulée depuis la ligature, avant que
je prisse le Sel volatil, je ne sentis alors, ni
aprés aucune alteration en tout mon corps ;
que la sueur ne m'arriva ; que quatre heures
aprés avoir pris le Sel volatil, & que pendant
tout ce tems-là, je ne souffris autre mal, que
celuy que me faisoient les ligatures ; dont la
douleur devenoit de plus en plus grande, &
beaucoup pire, que celle de la morsure ; J'ob-
servay, dis-je, que la douleur cessa dés que
j'eus lâché les ligatures ; que la rougeur &
l'enflûre de la main se dissiperent bien-tôt
aprés ; & que j'en fus quitte pour quelques
petits bouts de peau, qui se separerent de
l'endroit du doigt, où je m'étois fait la liga-

V ij

ture. Ce fut donc avec grande raiſon, que ne voulant plus m'expoſer à des ſouffrances inutiles, je me reſtreignis à une ſeule ligature, faite à la partie ſuperieure de la morſure, qui m'arriva en dernier lieu, à mon doigt indice, & que je crûs qu'une heure de ligature ſuffiroit; puis que la ſeure & prompte gueriſon qui m'en arriva, en eſt une preuve inconteſtable.

On ne ſçauroit donc avec juſtice blâmer ma conduite en cette occaſion; Et cela d'autant moins, qu'Ambroiſe Paré premier Chirurgien de deux de nos Rois, dans l'examen qu'il faiſoit des parties internes de la gueule d'une Vipere, en ayant été mordu au doigt; employa, comme il le dit dans ſes œuvres, la ligature pour ſa gueriſon, pour empêcher le venin de paſſer outre; ſe contentant après d'appliquer ſur la morſure du cotton trempé dans de l'Eau-de-vie, dans laquelle il avoit delayé de la vieille Theriaque; que moyennant cela, il ne luy arriva aucun accident, & qu'il en fut gueri dans peu de jours; quoique l'endroit de la morſure, étant entre la chair & l'ongle, parût beaucoup plus ſenſible, & du moins auſſi difficile à guerir que le mien.

Et puiſque M. Redi lui-même, dans ſa lettre d'Obſervations ſur la Vipere, adreſſée à M. Laurens Magalloti, dit qu'outre l'uti-

lité de la fuccion des playes que la Vipere fait
en mordant; il croit, fuivant le confeil de
Galien, fort avantageux de faire une étroite
ligature au-deffus & affez prés de la playe,
pour empêcher, comme il le dit, le venin
d'être porté au cœur par la circulation du
fang, & éviter que toute fa maffe n'en foit
infectée; Ajoûtant, que toute forte de ligature, foit de laine, foit de lin, foit de foye,
foit de cuir ou de peau, eft également propre à cela.

On ne doit pas auffi trouver mauvais, que
j'affigne aux efprits irritez de la Vipere, le
fiege du venin; puifque Monfieur Boyle,
generalement eftimé de tous les Sçavans,
dans fon Livre de l'Utilité de la Science
naturelle, approuve le fentiment de Baccius,
qui a foûtenu dans fon Traité des Poifons,
que le venin de la Vipere n'eft en aucun endroit déterminé de fon corps, mais feulement dans les efprits; & qu'il en eft de même des Viperes, que des autres Animaux,
dont les morfures font venimeufes, quand ils
font en furie, quoi-que hors de là elles ne
le foient point.

Puifque Galien, admirant combien il étoit
difficile que le venin de la Vipere, paffaft
au travers d'un aiguillon, auffi folide qu'eft
celuy des groffes dents, avoit été contraint
de conclure, qu'il falloit que cette fubftan-

ce fût spiritueuse, & quoi-que petite en volume , qu'elle fût tres-grande en vertu.
Puisque Marc-Aurele Severin , dans le Livre qu'il a composé sur la Vipere, témoigne
qu'ayant frotté avec du suc jaune les playes
de plusieurs Animaux, il ne s'en étoit ensuivi
aucun mauvais effet. Et enfin, puisque Jean-
Baptiste Hodierna , écrivant au même Severin, dit qu'il avoit crû jusqu'alors , que les
vesicules qui enveloppent les grosses dents
creuses de la Vipere , contenans une humeur
jaune , visqueuse , étoient le receptacle du
venin , que les mêmes dents lançoient contre leurs ennemis ; mais qu'il avoit enfin trouvé , que ce n'étoit pas ce suc jaune qui faisoit mourir , & qu'il falloit necessairement
que le venin vint d'ailleurs.

Je laisse à part ce que M. Redi lui-même
dit avoir remarqué ; qui est, que le suc jaune
ne pouvant passer au travers des grosses dents,
ne peut couler que le long d'elles , comme
il dit l'avoir souvent verifié ; Et la pensée que
j'ai, qu'il y a grande apparence que M. Redi,
voyant l'épaisseur & la lenteur de ce Suc, &
son peu de disposition à penetrer & à arriver
aux parties nobles de l'Animal mordu , pour
y causer les accidens fâcheux qui suivent la
morsure , étoit tacitement persuadé que quelque substance spiritueuse , agissoit sous le
masque du suc jaune , & étoit portée là où

ce fuc ne pouvoit parvenir.

Je laiſſe auſſi à part la penſée recherchée
de feu M. l'Abbé Bourdelot, grand Partiſan
de M. Redi ; lors que tâchant de porter quelque temperamment entre le ſentiment de
M. Redi, & le mien, ſur le venin de la Vipere, & ne pouvant raiſonnablement l'imputer au ſuc jaune : il dit, qu'il pourroit être,
que le venin de la Vipere fût dans ſon haleine, & qu'elle fût en quelque ſorte de la
nature de celle de certains Bouchers, qui eſt
capable de corrompre leur viande ; ſa penſée ne pouvant ſubſiſter, puiſque la Vipere
n'a rien de puant en tout ſon corps, & puis
qu'une teſte de Vipere accompagnée d'une
portion de ſon coû, nouvellement ſeparée
de ſon corps, de même que de ſon poûmon
& de tous inſtrumens neceſſaires à la reſpi-
ration, étant encore vivante, & venant à
mordre, peut tuer par ſa morſure, de même
qu'une Vipere vivante toute entiere ; Et puiſque le même M. Bourdelot, n'oſant pas pro-
noncer tout-à-fait en ma faveur, dit que la
diverſité des climats pourroit beaucoup contribuer à une auſſi notable difference de ſentimens.

Je ne veux pas diſconvenir des bons effets
que peut produire un coûteau rougi au feu,
tenu prés de l'endroit mordu, auſſi long-
tems qu'on peut le ſouffrir ; puiſque M. Boyle,

V iiij

dans son même Livre de l'Utilité de la Science naturelle, rapporte la notable Experience
qu'il en fit sur un homme, qui voulut bien
en souffrir l'épreuve, à prix d'argent convenu : mais je crois, que ce seroit se marty-
riser sans necessité, puisque la seule ligature,
faite promptement, comme je l'ay dit, peut
sur le champ arréter le venin, & délivrer de
toute crainte la personne mordüe.

Or sçachant bien que, quelque facile &
asûrée que soit la ligature, la peur de certaines personnes pourroit être si grande, qu'ils
voudroient la fortifier de quelqu'autre secours ; puis qu'en ces occasions l'abondance
de certains remedes ne sçauroit être dom-
mageable, il leur est permis de griller legerement & de manger, comme je l'ay dit ailleurs, la teste avec le coû, le cœur & le foye
de la Vipere qui a mordu, ou les mêmes parties de quelqu'autre Vipere, si celle-là s'étoit
échappée, ou de prendre dans du vin quelque prise de Sel volatil de cét Animal, ou de
poudre de Vipere bien fidele ; Mais je pro-
teste que la seule ligature faite promptement
& à propos, est un secours suffisant & im-
manquable, & que je n'en voudrois jamais
employer d'autre pour moy & pour les miens
en ces occasions.

Et dautant que toutes les Experiences sur
lesquelles je me suis fondé, ont été non seu-

lement faites en Public, mais en preſence de
quantité de perſonnes fort ſçavantes & fort
éclairées, dont même alors une partie étoit
manifeſtement attachée au parti de M. Redi;
que ces perſonnes n'ont aucunement con-
teſté la maniere avec laquelle je faiſois mordre divers Animaux par des Viperes irritées;
ni celle des playes que je leur faiſois, pour y
introduire du ſuc jaune, & qu'elles-mêmes
ont introduit de ce ſuc, tout autant & auſſi
ſouvent qu'ils l'ont jugé à propos, & même
en diverſes Aſſemblées; Je ne penſe pas
que ceux qui voudroient encore aujourd'huy
prendre ſon parti contre moy, puiſſent avec
juſtice, s'éloigner des moyens, qui furent
alors également approuvez de l'un & de
l'autre parti, & generalement de toutes les
perſonnes qui ſe trouverent dans ces Aſſemblées; Et même je crois qu'ils ſe doivent
reſtreindre dans les bornes de M. Redi, (s'ils
veulent en embraſſer le parti) & ſe contenter de voir ſortir quelque ſang des playes
qu'on fera à des Animaux, à deſſein d'y mêler du ſuc jaune avec le ſang; puiſque M.
Redi n'en a pas deſiré davantage, & qu'il a
aſſûré la mort de tous les animaux bleſſez,
dans le ſang deſquels on avoit meſlé du ſuc
jaune; Car quoy qu'il ait dit dans ſa derniere lettre, que tous les Poulets & les Pigeons, dans les playes deſquels il avoit mis

du fuc jaune, moururent dans l'efpace de
trois ou quatre heures ; puis qu'il ne fpecifie
pas la grandeur des playes , & que fuivant
fes premieres Affertions, il fuffifoit qu'on mêlât du fuc jaune parmi le fang des playes,
pour faire mourir l'Animal bleffé, Il me femble qu'on n'a pas droit de faire les playes fi
grandes, qu'elles puiffent donner la mort aux
Animaux , par la perte de leur fang ou autrement, fans aucune intervention du fuc jaune, dans la vûë qu'on auroit d'établir, fans
verité , en faveur de M. Redi , le fiege du
venin de la Vipere dans ce fuc , & de faire
prévaloir fes fentimens , fur mes Experiences
tout-à-fait contraires aux fiennes ; mais qu'on
doit fe contenter d'en voir fortir du fang,
pour y introduire & mêler du fuc jaune, puifque ce même Auteur a afsûré ailleurs , que
ce fuc étoit toûjours mortel, pourvû qu'il
pût atteindre & fe mêler parmi le fang de
l'Animal mordu ; foit qu'on y emplôyât le
fuc jaune des Viperes vivantes & irritées, ou
celuy des mortes , foit nouvellement ou depuis plufieurs jours , ou le même fuc defféché & mis en poudre.

J'ajoûte à cela, que n'étant pas ici queftion
des playes, que les Animaux peuvent recevoir d'ailleurs, & dont ils peuvent guerir ou
mourir, fans que le fuc jaune y intervienne,
mais uniquement de celles que la Vipere peut

faire en mordant & les couvrant de fuc jaune ; On ne fçauroit y trouver une plus jufte
proportion , qu'en y employant les mêmes
inftrumens dont la Vipere fe fert en mordant,
& faifant fes playes ; Et dautant qu'il feroit
difficile d'en bien juger, en fe fervant de la
morfure & des dents d'une Vipere vivante,
(où les efprits irritez ne manqueroient pas
de concourir avec la morfure) puifque M.
Redi a foûtenu que le fuc jaune tiré de la
gueule d'une Vipere morte, pris en cét état,
& même defféché & reduit en poudre, mis
fur des playes , étoit auffi dangereux que celuy qu'on tireroit d'une Vipere vivante bien
irritée ; On peut étrangler une grande Vipere bien fournie de fuc jaune , & lors qu'elle
fera tout-à-fait morte, lui ouvrir les machoires , & en faire mordre quelqu'un de ces
Animaux , que M. Redi employoit à fes
Experiences ; puifque les dents ayant fait
leurs playes auffi grandes & auffi profondes,
que la longueur & la groffeur des dents les
auront pû faire , & le fuc jaune s'y trouvant en même tems, l'experience qu'on en
fera ne manquera pas d'être fort jufte ; Et
pour ôter aux contredifans tout fujet de reproche, Je confens encore volontiers qu'on
frotte outre cela la morfure , avec autant
que l'on voudra de fuc jaune chaudement
tiré de la gueule d'une Vipere vivante &

fortement irritée ; Et on ne manquera pas
d'en verifier l'innocence , conformément à
toutes les Experiences, que j'ay fait & marqué dans mon Livre.

Pour ce qui est de la guerison des morsures de la Vipere, par le moyen de la ligature, en la maniere dont je me suis servi,
Je ne doute point , que le même homme
de M. Boyle , qui s'exposoit pour de l'argent
aux morsures de Vipere, vivant encore, n'aimât mieux en faire l'épreuve , que celle du
coûteau rougi au feu , & qu'on ne trouvât
même d'autres hommes assez déterminez,
pour faire la même tentative pour de l'argent ; Mais si on ne vouloit pas en venir là,
il est bien aisé d'en faire l'experience sur un
Chien , ou sur un Chat , qu'on peut faire
mordre par une Vipere irritée , en la partie
basse de la cuisse, & liant de trois tours raisonnablement serrez avec une ficelle, ou petit ruban , la même cuisse , un poûce plus
haut que la morsure , sans rien essuyer du
suc jaune, & couvrant l'endroit mordu de la
partie creuse de quelque coquille, appliquée
& liée , en sorte que le Chien ne puisse l'ôter, ni lécher sa playe ; laisser les choses en
cét état pendant une heure. Car le succez
de cette ligature, faisant voir la verité de
mes sentimens ; J'espere que ceux qui en auront fait l'experience, n'imputeront jamais

plus au fuc jaune un venin qu'il n'a pas, &
qu'il ne fçauroit communiquer ; Et que le
Public fera tres-aifé de fçavoir un moyen
auffi prompt & aifé, qu'eft celuy de la ligature, pour fe guerir feurement, en tout tems
& en tout lieu, des morfures de la Vipere.

Au furplus, la penfée où je fuis, que
monobftant le peu de fuccez de ceux qui ont
autrefois tâché de fupprimer la verité de mes
Expériences, & principalement le pouvoir
des moïens que je communiquai alors pour la
guerifon de fes morfures ; il pourroit arriver
à l'avenir, qu'on contredît, ou qu'on voulût douter de la fuffifance de la ligature, que
je donne aujourd'huy pour un remede fort
afsûré. Cette penfée, dis-je, me porte à
prier ici, comme je le fais par avance, les
perfonnes qui en auroient le deffein, de differer de me contredire, jufqu'à ce qu'ils
ayent recherché, découvert & en main, s'il
leur eft poffible, un ou plufieurs moyens,
plus aifez, plus prompts & plus afsûrez, que
celuy de la ligature, pratiquée de même que
je l'ay dit ; Car dés que j'auray bien verifié
les bons effets de ce qu'ils propoferont, je
ne manqueray pas d'être des premiers à les
en loüer, & à faire valoir leurs remedes autant que je le pourrai ; Mais s'ils fe conten-
tent de blâmer ma ligature, fans enfeigner
rien de meilleur, ils doivent craindre d'en-

courir de ma part , le reproche que je crois
avoir autrefois juftement fait à M. Redi, d'a-
voir tâché d'éluder les moyens que j'avois
heureufement découvert, & communiqué au
Public pour la guerifon des morfures de la
Vipere , & de n'en avoir donné aucun de
ceux qu'il pouvoit avoir éprouvé lui - même
en quelques occafions , ou avoir oüy de la
bouche de Jacques Sozzi fon grand chaffeur
de Viperes.

Je ne prétens pas d'ôter à qui que ce foit,
la liberté de croire ce qui luy paroîtra le
plus raifonnable du venin de la Vipere , ni
d'employer les moïens qu'il eftimera les meilleurs pour le furmonter ; Mais je dis, que
pour y prendre des juftes mefures, il eft bon
de paffer les chofes par fes mains , & d'y
faire des ferieufes réflexions ; qu'il eft bon,
dis - je , d'imiter en cela le procedé de M.
Dulamon , Medecin de la Faculté de Montpellier , pratiquant heureufement la Medecine au Mont-de-Marfan Ville de la Guienne;
lequel , quoy qu'à l'abord perfuadé , que le
principal fiege du venin de la Vipere étoit
dans les efprits irritez , s'imaginant que le
fuc jaune pouvoit auffi y concourir & en
être en quelque forte le vehicule ; ayant , à
ma follicitation , bien examiné toutes les chofes de fait , & bien pefé les raifons dont je
me fervois pour combattre fa derniere pen-

sée, s'en trouvant convaincu, renonça volontiers à cette opinion, pour embrasser la mienne, sur l'innocence du suc jaune, & sur l'unique attribution du venin aux esprits irritez, & declara hautement, qu'il ne croyoit pas que la palinodie luy fût honteuse en cette occasion, où il s'agissoit de faire connoître un fait & une verité, qu'il avoit parfaitement développée & mise dans son beau jour ; Comme on le peut voir plus au long à la fin de ce Livre, tant dans un Avertissement & dans une Lettre en François, que dans des Dissertations en Vers Latins, entre M. Dulamon & moy, envoyées reciproquement de part & d'autre.

FIN DE LA SUITE
des Experiences sur la Vipere.

ECHIOSOPHIUM.

ECHIOSOPHIUM.

ILLE ego, qui nuper veterum componere more
  Theriacam nolens, meliori marte peregi;
  Quique modū docui, quô non modò Vipera summas,
Singula sed proprias conferrent Pharmaca vires:
Jam majora peto; nova nam mihi nata voluntas
Scribendi, totò quid Vipera corpore condat;
Quænam sint partes; quibus & sit dira nocendi
Vis data; num variâ lateat sub sede venenum;
An Fel origo mali; superum num vasa palatum
Hoc à fonte petant, flavum portantia Succum;
Mortifer an Succus; necet an Dens solus aduncus;
An Dens Vipereus, vivente avulsus ab Ore,
Sive etiam extincto, membris infixus, acuto
Vulnere det mortem; vel quâdam parte Cadaver
Lethiferum; damnosa aliquo vel Viscera viru.
  Nec satis hoc fuerat; sed causam nosse veneni
Mens erat; arcanos simul & reperire meatus,
Per quos Vipereum, supremam corporis arcem,
Virus adit, sedemque feri signare triumphi;
Mortibus & tutam funestis ferre medelam.
Victaque Vipereum mala concomitantia morsum
Cum fuerint; Ejus sub parte Cadaveris omni,
Observata meis Medicamina pandere curis.
  Talia sollicitè quærenti, multa fuerunt

X

Perscrutata mihi , variis rationibus acto.
Non oculis , mentique meæ , considere tutum
Credebam ; digitis , nodos , sine testibus , istos
Solvere nec cupiens ; naturæ artisque sagaces
Conveni , magnis dubiis & adesse rogavi ,
Ut docto arbitrio mea gesta probata manerent.

    Plurima tunc vario tentamine digna notatu,
Deceptæque diu veterum contraria menti,
Nota fuere mihi rerum magis ima petenti :
Nec nimius sumptus , tempusve , vel horror Echidnæ,
Proposito potuere moras afferre labori :
Vipera nam numerosa fuit mihi missa frequenter
Ex variis electa locis , nec sexus uterque
Defuit , ut scirem num quid discriminis esset ,
Quilibet & pariter mortem mordendo pararet.
Hoc ad opus volui variis Animalibus uti ,
Passere , Gallinæ pullo , Cane , Fele , Columbâ ;
Scire modum cupiens illis quô Vipera posset
Ferre necem morsu , naturam & nosse veneni.

    Hæc agitans partes varias utriusque sequebar,
Dumque mihi illarum patuit situs , ordo , figura,
Sat faustè inveni quæ secula prisca latebant.
Nam succum flavum , quem præsens esse Venenum
Crediderant atavi , velut & gens postera , prorsus
Innocuam clarè vidi constare Salivam ;
Spiritibus solis totum sed inesse venenum.

    Hæc & plura alibi patrio sermone dedisse
Sufficiat ; de felle velut quæ vana parentes
Tradiderant ; nec-non quæ morsibus apta domandis
Et morbis aliis dat Vipera corpore toto,

Ex illô & varias sat sit docuisse medelas.
Gratus at externis ut sim, queis Gallica lingua
Est ignota, Feræ volui describere partes
Versibus hexametris; harum nullâque relictâ,
Sensibus oblatâ, veras præbere figuras.

VIPERA Serpentis species, cognomine nota
Viviparæ, Catulos pariat quòd fæmina Vivos;
Ovaque non ponat, positis aut incubet Ovis,
Tecta patet totum, Corpus Cute versicolore,
Pro pedibus, Squammæ patulæ sub Ventre notantur,
His repens, quô vult Serpentum fertur ad instar,
Sed gressû lentô incedit, nescitque salire.
Hæ corpus portant Squammæ, nitidique colorem
Ensis habent, aliæque aliis incumbere gaudent.
Posterior junctura patet, dum serpit eundo
Vipera; si gressum revocet, desistit hiatus.
Hæ latus ad geminum tendunt, pellique supernæ
Consutæ veluti, Costarum finibus adsunt.
Squamma duas Costas tantùm quæcunque tuetur,
Arctè dorsalis quas propria Vertebra vincit
Radicitùs; teres inter eos dum Musculus adstat,
Qui sibi conjunctas, fulcit, flectitque, movetque.
Quæque suæ Squammæ sic Vertebra possidet usum.

In totum Squammâ Cutis est obtecta minore,
Cujus mira patet series & textilis ordo;
Perspicuus color est varius, proportio, forma,
Diversis gaudens, mox Auscum in pelle subalbo,
Mox fulvum rubro jungit natura colorem;
Ad libitum passim nigrâ quoque stemmate signat

X ij

Partes oblongas laterum caudamque petentes.
In capite & præbet maculas ut cornua longas,
Squammas dorsales nigri quoque stemmatis ordo,
A capite incipiens, jucundis flexibus ornat,
Qui referens oculis sulcatas æquoris undas,
Ad caudam pergit, lateralibus ordine junctis
Respondens maculis, electâ parte locatis,
Hæc semel exuvias aut bis deponit in annâ;
Indè est egregiô Pellis nova tecta colore.

Squammarum radix tegitur, sed finis in orbem
Dimidium, obliquè descendit ad Ile sinistrum,
Ordine formoso multo, cui dextera origo:
A lævo ad dextrum series eademque notatur,
Moxque patent Squammæ majores, moxque minores;
Largior & series, ubi moles Corporis aucta;
Strictior atque eadem, si mole minore feratur.
Multaque subtilis directè linea Dorsum
A Cervice petit, Squammâque recumbit in omni.

Majores Squammas habet & Caput inferiores,
Productas latus ad geminum, Fauceśque tegentes,
Quæ præbent similem primis majoribus usum.
Instar Porcorum, Rostrum Cute Vipera gestat;
Sex & aperta locis Cutis est, quorum prior Ore
Consistit patulo, binâ quoque Nare sequentes,
Et geminis Oculis, Auris dum nulla notatur.
Ventris custodes Squamma, greśśuśque ministræ,
Servant postremum, fæcum, coïtuśque, foramen,
Quod tegit ad Caudæ summũ, Squãma ultima in orbem
Ducta, patens, coïtu, partu, vel face, paratis.
Hæc, de Pelle Feræ Squammosâ, digna notatu;

Altera sed tenuis Cutis est, subjecta priori;
Accipit & Squammas, si sit spoliata senectâ
Vipera, tuncque novam format natura minorem :
Sic binum natura parens largitur amictum,
Utraque dum spoliata cutis pellucet utrinque.

Pollicis intensi molem vix præterit unquam
Vipera Ventre suo ; Collum digitique puellæ
Crassitiem præbet minimi, cui Cauda suprema
Convenit, at sensim minuendo, finit acuta;
Fert, collata mari, breviorem fœmina caudam,
Atque minùs crassam ; Sed Vipera fœmina, mas-ve
Omnes exuperat caudæ brevitate Colubras.
Hac in parte quidem similis, sed cuspide dispar.
Cauda brevis valdè, finem quoque præbet acutum.

Corpore constabit bino pede Vipera longa,
Illius solito crescendi fine peracto.
Mole minus quandoque maris caput esse videmus,
Suppressum est quoduis, planum, latumque supernè,
Angulus ad superum latus est extensus utrumque,]
Et custos Oculi producitur undique binus.
Pollice perfecto Capitis mensura notatur,
Octava ad latum numeratur linea finem
Vertice supremo, sed sensim strictior extat,
Nam visus spatio, vix linea quinta patebit,
Nec plus est parti, quàm linea bina, priori.

Linea Maxillam sequitur bis quinta supernam,
Inferior toto dum pollice longa reperta.
Maxillæ geminæ Gula quàm sit vasta docebunt,
Divisæ hæ finem faciunt in parte priore.
Inferior gemino constat pars Osse, priusque

Postremum stringit,. Dentes gestatque minores,
Ad latus externum mordendo flexile tantùm.
Ad medium superæ, sit & articulatio firma
Ossis, ab extremâ quod Calvæ provenit orâ;
Dentis ubi radix est articulata canini.

Multiplices patulis apparent Faucibus unci
Dentes, subtiles, ad vulnera prompta parati,
Quorum majores geminos prodire videmus,
Qui tamen inflexi remanent, dum nulla voluntas
Mordendi, promptíque patent, si surgat in iras:
Hi Maxillarum tamquàm custodia bina,
Calvæ productâ nectuntur parte priore,
Quæ custos Oculi; vinctíque ligamine forti,
Ossi junguntur parvo, quod fertur ad altam
Maxillæ partem mediam, motumque ministrat,
Maxillæ & Denti communem, tempore morsus.
Dens ad radicem succo flavente rigatur,
Quem cistis tenuis capiens, circumdat eôdem
Tempore majorem dentem, pluresque sub illô,
Atque in eô, velut alveolô, concressere pergunt
Mox duo, vel tres aut quatuor vel quinque vel ultrà

Præter eum succum quem cistis claudit utrinque
Ad Dentes superos, alius sub parte palati
Restagnat mediâ, conformis in omnibus illi;
Inter & extremas maxillas inferiores,
Glandulæ in exiguis binæ spectantur acervis
Equibus expressis flavescens succulus exit.
In cunctis supero similis, sed fonte minore.
Hôc succô extremis maxillis musculus adstans
Flexilis ut maneat, sensim labente rigatur.

ECHIOSOPHIUM.

Dentibus his magnis non est armata Colubra,
Maxillas quatuor superâ sed parte locatas
Possidet; Externæ labiorum finibus adsunt,
Internæque locô, quô Vipera dantur eodem:
Utque gerit plures maxillas fauce Colubra,
Sic habet & multò plures quàm Vipera dentes
Namque decem novies fert una Colubra duosque
Vipereisque locô Glandes demonstrat eôdem
Consimiles; Loculis fœtet sed quæque Colubra
Vipera dum tibi nulla malum præbebit odorem.

Ordine diverso dentes numerantur & octo,
Interni, similes formâ, sed mole minores.
Bina eadem sursum series, ut bina deorsum;
Densque molaris adest nullus, nam quilibet uncus,
Ut cavus, & cavitas summum contingit acumen.
Vipera namque fero mactans Animalia morsû
Devorat esuriens illo integra gutture Vastô.
Arctior & si sit Stomachus congesta tenendo,
Oesophagus prægrandis adest, hæc condit uterque:
Ignis at internus dum nullâ parte coactus,
Nullus & in stomacho liquor est, fit coctio parva.

Nec sit, Vipereo, mirum, si ventre Lacerta
Deglutita, dies maneat penè integra plures;
Corpore nam toto calor est æqualis, & indè
Non solet effundi, vel quâdam parte recondi:
Sed congestorum paulatim Vipera succum
Sugit, & ad faces quod restat inutile pellit,
Vel majora suo, si quæ sint, rejicit ore.

Quòd si scire modum cupias, quô Vipera multos
Per menses, gelidis vivat jejuna latebris;

Illa caput tollens, hiscens & sæpe, superno;
Quam trahit è cælo, faustâ nutritur ab aurâ:
Hæc licet & molli videatur corpore, duris
Temporis impetibus, viscosâ carne resistit.
Hinc fit, ut horrendos hyemis tolerare rigores
Possit; & adverso quamvis sit frigore torpens;
Flexilis exiguo veniente calore resurgat.
Præterea illius substantia partibus arctis
Constat, & innato strictè sociata calori,
Sub Cute squammosâ, manet integra, tempore longo:
Spiritus atque adeò vivax versatur in ipsâ,
Ut quamvis varias, ex ejus Corpore partes
Feceris, & Lumbis avulsa removeris imis
Viscera, per multas Cor nudum palpitet horas.
Scissus & in partes, spoliatus jam Cute Truncus
Cauda etiam semota, velut pars ossea quæque,
Vitali officio multas fungantur ad horas;
Abscissi dudum & Capitis, det morsus eumdem
Interitum, mordens quem Vipera sana dedisset.
Hæc satis: Ad partes alias veniamus Echidnæ.

Quæque suos dentes habet & Maxillâ minutos;
Dens & ad extremum submissæ, grandior extat,
Majori oppositus supero; minor atque, recurvo
Ordine, consimilem Dentem spectare videtur,
Ad Malam sociam, quæ cunctis partibus æqua.
Non interstitio conjunctus finis earum
Esse aliquo inferiùs, partem nam Musculus explet;
Os Nasi superam Malam sed firmat utramque.
Fini Clavicula, quæ Calvâ pendet ab altâ,
Junctaque productis quæ Calva partibus ossa,

Maxilli.

Maxillis superis sunt opportuna ferendis,
Ossis opem sumunt hujus qui naribus adstans
Robur ab adjunctâ Calvâ capit, & dat iisdem.

   Nares principium Capitis, binoque meatu,
Exiguo, ad Cerebrum penetrantes, Osse teguntur:
Ossis radicem fortis Calvaria firmat,
Et latus illius geminum producta tuetur;
Hæc tamen imbellem tenet articulatio motum.

   Calva Oculis ad utrumque latus largitur amictum:
Et licet exiguis, duplex concessa cuique
Palpebra, transparens Liquor, Vvea, Cornea, Nervus
Opticus, hic tenuis, brevis & radicè ligatur,
Trans Calvam penetrans, Cerebri sub corpore summo.

   Fortiter annexas, latum longumque petentes,
Suturas monstrat Calvaria, vertice toto:
Internis Fossisque suis instructa notatur:
Anterior minor est, Oculum stat & inter utrumque,
Parvula quæ Cerebri concludit corpora bina,
A quibus exigui Nervi mittuntur odoris.
Tres sunt in medio Fossæ, queis corpora terna
Condita sunt Cerebri, primis unita duobus:
Opticus atque imis Oculorum Nervus ab illis
Exit, & Auditus lateralis Nervus uterque.
Corpora sunt aliis Nervis partimque comosa.
Occipitis Fossam restantem Spina Medulla
Occupat; hinc Dorsum penetrat, Nervosque minores,
Multos, ad Costas vicinas mittit eundo.
Dura dat externam Capiti sic Calva figuram:
Cum Venis adsunt Arteriæ, & intus, & extrà.
Multus & ad varium numeratur Musculus usum,

Infertus lateri Calvæ, fummoque palato:
　Et quâ parte vides aliis Animalibus Aures,
Ad latus exiftunt, angufta foramina bina:
Primo dum nervus tenuis radicitùs hæret,
Indè, Oculo fubmiffus, abit, ramumque bifurcum
Format, & illorum Narem petit altus apertam;
Inferior Dentes divifus pergit ad imos.
Indiga dum natura poteft hâc parte videri,
Aure carens, ipfam Nervus cum Naribus explet;
Quod cavitas Calvæ, proprius Cerebrique meatus
Signant, ut Nervus geminus, qui Naribus aptus,
E Cerebro veniens, illuc quoque portat odorem.
　Ad Cerebri fummum & medium latus articulatâ
Clavicula, ad finem Capitis producta notatur:
Offibus hæc conftat geminis, cubitique figurâ
Flexis; Maxillam poft articulatur ad imam:
Ut libet hic cubitus fcit ftringi, fcitque patere;
Nafcitur & parvus cubiti fub origine Nervus,
Ex hoc poftremo, tenuique foramine Calvæ,
Auditus Nervo confinis; longior ille,
Offa fequens, tandem Maxillam parte fupernâ
Ingreditur mediam, reliquumque penetrat eundo.
Infera & in fundum defcendit acuta palati
Pars Calvæ, nervos præbetque faporis ad ufum.
　Quos & Lingua juvans fauces præcurrit hiantes;
Corporibus conftans geminis, teretique figurâ:
Definit atque minax fubtile in acumen utrumque,
Pars rubet interior Linguæ, fed prima nigrefcit:
In totum nobis innoxia Lingua, fed ipsâ,
Si careat magnis, Animalcula Vipera captat:

Vaginâ induitur, velox quoque prodit, & intrat,
In caßumque licet vibrans, hac territat hostes:
Tendinibus binis hæc à radice movetur,
Atque cuti internæ sub collo fortiter hærent.
Ossis & hyoidis dicuntur munere fungi.

   Inter maxillam Tracheja Arteria utramque
Incipit infernam, cujus sub tegmine Lingua:
Annulus huic multus formam dedit, ordine junctus,
Ascendens patulo longum dat & ore foramen,
Nostratum inferiùs, quo preßo sibilat Anguis.
Illorum series est magno pollice longa,
  Et fauces penetrans ad pectus tendit apertum.
Pectoris ingreßum non præterit annulus, horum
Per medium series, partem, concisa, supernam
Respicit, & patulo Pulmoni subjacet: Ejus
Mollior ad latus est duræ substantia juncta
Undique; Pulmoni facit & sociata canalem
Perfectum, optatam quo Vipera suscipit auram.

   Dextrâ parte jacet Pulmo, rubroque colore
Noscitur: Illius mollis substantia, nullis
Est divisa lobis, ter bino pollice longa.
Transverso digito non latior auriculari.
Rectis & ad formam veluti contexta notatur;
Et licet in dextrâ jaceat, dum plenior aurâ,
Spinam præteriens, ad partem fertur utramque.
Submißumque sibi respirans ventilat Hepar.
Huic Cava Vena suos, & Aorta Arteria, ramos
Miserunt, simul & mixtis hinc indè rigarunt.
   Ut pisum globulus cordi præmittitur alto,
Cui liquor est aqueus, carnoso corpore tectus.

                 Y ij

Exiguo huic globulo rubicundum subjacet & Cor
Pollicibusque novem distans à gutture, rubrô
Sub Pulmone patet, dextra quoque parte locatur
Membranis vinctum propriis: Hoc nobile viscus
Corpore divisum permultis palpitat horis,
Hoc & aquâ plenum Pericardion undique cingit.
Possidet auriculam, Cavi cui dat Vena liquorem
Sanguineum; sanguis penetrans, petit inde meatum
Ventriculi Cordis, patulam post implet Aortam,
Quæ ramos format geminos, sursumque supernus
Progrediens cunctas rigat illic sanguine partes,
Alter ad inferius tendit, latus atque sinistrum
Occupat, Oesophagi partem, Stomachumque sub ipso,
Hinc Testem, & Renem, Penem, Caudamque pererrat
Unus ut est aditus Cordis, sic exitus unus.

Majus mole Jecur, Cordi submittitur imo,
Dimidio longum pede, puniceoque colore,
Pollicis & ternâ latum bis parte notatur:
Dividit hoc Cava Vena fluens in corpore bina,
Longius & dextrum partem descendit ad imam;
Hæc Cava descendens, quæ dextrâ parte locantur
Viscera percurrit, dum corpus tendit ad imum.

A vastâque gulâ incipiens, in parte sinistrâ,
Oesophagus situs est, uno pede longus & ille,
Ad Stomachum portatque cibos, ut nomine signat;
Hujus ubique patet mollis textura, capaxque,
Possit ut inflari digitorum mole duorum.

Oesophago Stomachus succedit, corpore densô,
minùs extenso; quartâ non longior iste
parte pedis, tunicas binas habet intùs & extrâ.

Utraque densa patet, sed rugis intima tecta,
Dum vacuus Stomachus, pleno distenta sed illo,
Saepius & parvis est vermibus intùs operta.

Officio functus Stomachus, deturbat ad ima
Intestina suas faeces, prius & duodenum
Occurrit, tenerum Fellis capit atque meatum.
Ileon & Caecum mihi non comperta fuerunt.
Instructum sinibus, sed subjacet ordine Colon:
Postremum sequitur Rectum, quod pellit aperto,
Cauda sub summâ radice, foramine, faeces.

Intestina tegit pinguedo & mollis & alba,
Quam cingit teneris haerens membranula costis.

Ad latus & Stomachi, sub & Hepate pollice distans,
Fel liquidum, parvâ contentum cystide, turget;
Illius cocto similis substantia vino,
Acris, amara, patet viridi signata colore.
Non via visa mihi, liquor hic quâ posset adire
Dentes supremos, succo tunicamque replere
Illorum croceo, qui nil praebebit amari,
Sed tibi amygdaleum gustanti finget olivum.
Parva quidem ad summum Fellis contorsio visa,
Ex quâ vas tenerum, migrans à fonte recurvum,
Finditur in binos ramos, quorum Duodenum
Rectior ingreditur, minor & deflexus ad Hepar,
In varios ramos divisus definit alter.
Contrà post oculos positas & dente remotas
Multas inveni Glandes, simul ordine junctas,
Hasque Salivares dicam Cerebrique ministras,
Ex hoc sugentes succum, suctumque colore
Tingentes croceo, qui nil nisi pura Saliva,

Quæ rigat & lenit vicina ligamina Dentü
Majoris, pluresque sitos sub cystide Dentes.

Est sub Felle Lien, nigrescens atque rotundus,
Nec pisi molem superat: Renes ad ütrumque
Indè jacent spinæ latus: Illi, glandibus æquo
Ordine conjunctis, constant, pallente colore:
Arteriis scatet & Venis, tunicâque tenella
Quilibet obtegitur, prior est dexterque sinistro.
Vase suo in fundo munitur uterque, ferendo
Ad Rectum sero, cum fæcibus eÿciendo.

A capite ad caudam, sit Vipera Fœmina, Maf-ve,
Vertebra centeno numero conjuncta patebit,
Cum novies quinto; numero quoque Cauda superstes
Quinto & bis deno finem facit Ossibus imis.

Partibus æqua Mari prædictis Fœmina semper;
Mole quidem, gestans utero, majore notatur,
Ut collo magis & gracili, distincta; Nec aptè
Dentibus antiqui numeratis esse minores
Nos docuere Mares; numero, formàque, situque,
Nam similes illis Dentes, ut corpore Conjux
Est par, collato, Catulis exempta, Marito;
Grandior at Maris est, ob Penes Cauda tumentes.

A primâ cervice viam petit alba Medulla,
Trans spinam dorsi, Caudam quoque pergit ad imam.
Undique complures ex hâc, ut origine, Nervi
Parvi nascuntur, propriis & usibus apti,
In varios ramos divisi, partibus adsunt.
Musculus & multus, Venisque Arteria juncta,
E spina ad Costas pergunt, & Viscera cingunt.
Musculi & insignes bis bini, & plurima Vena,

Cum Nervis, dorfi comites, hinc indè notantur.
Mufculus interior binus, fubmiffus, ab altâ
Progrediens fpinâ, dorfo conjunctus utrinque,
Fertur ad extremam Caudam, fulcitque fupernos.

  Vipera Tefticulos diftinctos Fæmina binos
Poffidet : Illorum fubftantia mollis & alba :
Linea bina docet latum, ter fextaque longum.
Sub Stomacho hi Teftes, dextrâ, lævâque, jacentes,
Fundi Matricis vicinâ fede locantur.

  Hic Uterus geminum gaudens admittere Penem,
Principio eft modici digiti diftentus ut unguis :
Nec procul hoc pergit fpatium, fit namque bifurcum.
Pars Uteri prior, eft tunicis munita duabus,
Fortibus & denfis, quarum rugofior imâ
Parte jacet ; Penum ftimulos tolerare parata :
Vaginis geminis illos nam cingit eodem
Tempore, & hæ proprio juncta funt quæque canali,
Qui rugis vacuus, tener eft, & mollis ad imas
Hepatis afcendit partes, femenque petitum
Exugit patulus, mox lucida conficit Ova,
Et confecta fovet, fotis tandemque figuram
Viperam donat ; ftricto quamvifque meatu,
Perficit eximios Catulos, quos parturit indè ;
Sic Uterus bino diftinctus corpore, utroque
Viperulos numero complures ordine geftat,
Circiter ad quatuor menfes ; horumque figura,
Ut fitus, & flexus, quiddam mirabile præbent.
Quique Uterus priùs arctus erat, crefcentibus illis
Sufficiens præbet fpatium ; tandemque peracto
Tempore geftandi, cunctos parit ordine vivos,

Qua data porta fuit, nec partu Vipera læsa.

   Spermaticis etiam Vasis munita tenellis,
Quæ Testis gemini nascuntur parte sub imâ,
Indè Uteri optatum mittunt ad corpus utrumque
In coitu semen, quò fit generatio junctô.
Principio Vulvæ duplex & Musculus hæret.
Dum lubet hic stringit, distendit & ille foramen.
Ternâ Uteri bis parte pedis sunt corpora longa,
Suntque Intestinis toto confinia cursu,
Multiplici & patulo suspensa ligamine dorso.

   Testibus instructus geminis est Masculus, albi
Hi sunt & teretes; Fellis sub cystide dexter
Incipit, at brevior, minor, inferiorque sinister:
Hos membrana tenax, quæ pendet ab Hepate vincit:
Inferiùs molli pinguedine tectus uterque;
Non à fæmineâ, substantia dissidet horum.
Parvula producunt & Vasa, ferentia semen,
Candida, & in longum præbentia sigmata juncta.
Ad latus illorum Renes Rectumque notantur.
His Cava Vena comes, velut est Arteria, Renum
Cum vasis, albo sunt & turgentia succo.

   Bina sub extremo residet Vesicula Recto,
Penem inter geminum, simili quæ turgida succo:
Has alios Testes binos plerique putarunt,
Ut Testis geminus Peni remaneret utrique,
Sed malè; nam veri tantùm sub Felle priores.
His licet emissum semen per vasa, reponi
Possit, ut in Vulvam, pressis his glandibus actu,
Promptiùs intensis vicinam Penibus intret.

   Hic gemini miranda subit constructio Penis;
Provida

ECHIOSOPHIUM.

Provida nam voluit binis, stimulisque comatis,
Instructos natura Mares, multùmque salaces,
Ut possent Uteri geminum penetrare canalem,
Conjugis & mollem pungendo movere calorem.
Principium ex imâ caudæ radice trahentes,
Hi Penes gemini sensim crescendo tumescunt,
Sub spinâque petunt sacum commune foramen.
Sub cute sunt Penes tecti, si nulla voluntas
Ad coïtum fuerit, sed eâ veniente moventur,
Erectique simul surgunt, ut cornua bina;
Exitus ad Recti latus est his binus utrinque,
Cingit & hos Recto submissus Musculus imo:
Quisque cavo & longo constans est corpore bino
Penis, quæ in supero membrum junguntur in unum,
Præputio instructum, stimulis velut intùs acutis,
Albis & duris, congressus tempore tantùm
Productis; magni prostant horumque priores,
Ad fundum Penis stimuli pérguntque minores.
Cùm verò coïtum Mas ardens Conjugis optat,
Binaque spermatico Vesicula turgida succo,
Quisque uteri proprium tunc Penis inire meatum
Festinat, Veneri indulget, semenque premendo
Vesiculas fundit, multis stimulisque salacem
Congressum repetit, quò Fæmina percita, cingit
Flexibus adjunctum socium, semenque recondit
Conjunctum proprio, Matricis corpore bino:
In quibus Ova priùs, tandemque Animalcula format.
Longus & ut coïtus, Penis geminusque minister,
Seminis & vicibus repetitis missio multa,
In loculos geminos stimulatæ Conjugis; inde

Z

Tempore Viperuli plures formantur eodem.

Hinc risu apparet Veterum sententia digna,
Queis adjuncta Mari fuerit cum Fœmina visa,
Sub flexu & vario, gemini Matrice bicorni
Occulti Penes, & junctis basia labris;
Conjugis in fauces, caput introducere totum
In coïtu voluere Marem, semenque paratam
Hujus inire gulam; simul & prurigine motam
Hanc, caput immissum crudeli Dente petitum,
Ridiculo truncare mundo; loculisque recepto
Semine, formari Catulos; illosque patrati
Jampridem sceleris, studio cum vindice nasci;
Et lacerata fera Matris per viscera, tristi
Nascentes transire viâ, sic & Patris esse
Ultores meritos, eadem quos pœna maneret.

His si Viperci Penes, Uterusque fuissent
Inspecti, capiendo inquam, simul atque ferendo
Semine, vasa, oculis, animoque petita sagaci,
Si fœtus sedes, rectus velut exitus illis
Per Vulvam visus; non talia falsa libellos
Implerent, & cuique forent spernenda perito.

Vipera dente quidem multùm damnosa canino,
Tempore præcipuè subitas quô surgit in iras;
Viribus at tantis laudabilis, ut quod adunci
Dentis opus sequitur, parvi sit jure putandum:
Vipereum licet & morsum mors certa sequatur
Omisso auxilio, raro tamen accidit ille;
Nullum etenim nisi læsa suo petit hæc fera morsu:
Quòd si forte malâ non cautum dente feroci
Vipera sæva petat, tutam fert ipsa medelam

Carne suâ propriâ ; poterit nam morsus ab illâ
Hanc comedens sanus fieri ; si junxerit hepar
Præsidio cum corde feræ, caput adsit & ipsum,
Oreque sit sumptum : Si verò evaserit Anguis,
Vipereus pulvis datus ipsa venena fugabit.

Inter enim cunctos quos unquam novimus Angues,
Semper erit summâ dignissima Vipera laude :
Cognita sunt, miranda facit quæ corpore sicco,
Dum reficit phtisicos, vires languentibus affert,
Cor recreat, firmat Stomachum, reseratque meatus
Corporis obstructos, membris alimenta ministrat,
Segregat è crasso corruptas sanguine fæces,
Omnigenos cutis & morbos persanat·, & ipsam
Squammosam lepram, simul & contagia curat.

Vipera sed quiddam servat sublimius almo
Corpore quod partes volitans penetrabit ad imas,
Quas aliud sumptum nequeat Medicamen adire ;
Roboris hoc tanti, nihil ut præstantius ipso
Pharmaciæ regnum capiat, vel prodere possit :
Hæc agitans, ritusque volens abolere Parentum,
Dum malè consulti Sal, Pastillosque parabant
Vipereos ; docui propriis meliora libellis ;
Summè & ab impuris puras sejungere partes
Ignis ope, ut votis cupidi lectoris adessem :
Hunc inquam recto Sal marte volatile Echidnæ
Jam dudum docui ; Quòd si præclara petendi
Illi sit studium, Sal prorsus nobile quæret,
Optabit quoque mille malis servare paratum ;
Ut possit tutò, citò, jucundèque mederi,
Atque illo peragat quod pharmaca mille negabant :

Hoc Sale nil etenim Phæbeïa potentius in se
Ars habet, hoc illi decus est, hæc maxima virtus.

Pangebat M. CHARAS, Parisiis, Anno M. DC. LXIX.

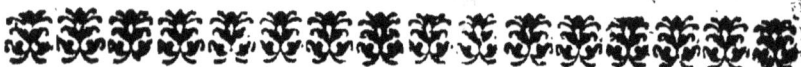

AVERTISSEMENT.

LE grand nombre d'Experiences nouvelles & curieuses que je fis publiquement au Jardin du Roy sur des Viperes, pendant mon Cours de Chymie de l'année 1671, m'ayant de plus en plus confirmé dans mes premiers sentimens, sur l'innocence du Suc jaune de la Vipere, & sur l'irritation des Esprits animaux, en quoy je fais consister la malignité du venin de cét Animal; je ne pouvois, ni ne devois pas me rendre à des oppositions que Monsieur Redi venoit de faire à des preuves si manifestes. Ce fut aussi sur un bon fondement, que je publiay ma replique contre tout ce qu'il avoit écrit sur ces matieres; me sentant obligé de détromper le Public, & de luy faire part de ce que l'experience & la raison m'avoient fait connoître, & qui ne me sembloit pas devoir à l'avenir souffrir aucune contradiction. J'ay grand sujet aussi, de prendre le silence de cét habile homme, jusqu'à ce jour, pour un tacite aveu de la justice de ma cause : Et s'il est arrivé, que quelques-uns de ses Partisans ayent fait glisser dans leurs écrits quelque chose contre moy, j'ay suffisamment fait voir dans ma Pharmacopée la mauvaise foy de leurs citations, & la foiblesse de tous leurs raisonnemens. En sorte que je puis dire, que jusqu'icy mes sentimens n'ont souffert aucune legitime atteinte, & qu'on ne sçauroit les ébranler, si l'on ne fait voir dans le corps de la Vipere un siege du venin plus soûtenable que celuy du Suc jaune, que mes experiences ont tout-à-fait renversé, & qui soit d'ailleurs plus probable que l'effet des Esprits irritez, lesquels j'ay dit & verifié être seuls capables de causer le venin.

Il est toutefois arrivé qu'au mois de Juillet de l'année 1677. un de mes amis me communiqua un manuscrit autant docte que curieux, traitant du venin de la Vipere, composé par Monsieur Jeremie Dulamon, Medecin de la Faculté de Montpellier, pratiquant avec grande reputation au Mont de Marsan, Ville de Guyenne, & que

m'étant attaché à lire ce beau difcours avec toute
l'attention dûë au merite de l'Auteur, je vis
qu'aprés être convenu avec moy que le venin con-
fifte dans l'irritation des Efprits, & aprés avoir
avoüé qu'ils peuvent feuls & fans aucun fecours
produire cét effet, il vouloit neanmoins dans la
fuite de fon Traité, que le Suc jaune concouruft à
la formation du venin lors de la morfure de la Vipere, & que même il fervift comme de vehicule
aux Efprits irritez; fe fondant principalement
fur une morfure de Vipere arrivée à feu Monfieur
fon Pere, & fur les fymptômes qui la fuivirent.
Je trouvay veritablement dans ce fçavant Traité, plufieurs belles penfées fur ces matieres, & un
précis de tout ce que les meilleurs Auteurs en avoient
dit de plus approchant de la raifon, même un difcours poli & parfemé de plufieurs vers Latins fort
élegans, dont ce celebre Auteur avoit orné fon Ouvrage; & parmy tout cela mon nom cité fort
avantageufement dans le titre, & en plufieurs endroits du Livre, & même en quelques-uns de fes
Vers. Mais ne pouvant de ma part donner les
mains à fes dernieres penfées fur le concours du Suc
jaune pour la formation du venin; & d'ailleurs

me voulant pas me rendre indigne de toutes les hon-
nesteteʒ qu'il m'avoit faites dans son Livre ; je
crûs qu'il suffiroit de luy communiquer civilement
mon opinion , & que , puis qu'il semble aimer ce
genre d'écrire, la luy envoyant en Vers Latins,
il la recevroit encore plus volontiers ; J'esperay
même qu'étant de sa part déja convenu du principal
& du plus essentiel, je pourrois par mes raisons le
porter à convenir amiablement de tout le reste.

J'ay tous les sujets du monde d'être satisfait de
ma conduite, puisque par mes raisons fondées sur
un tres - grand nombre d'Experiences , & par les
civiles déferences que j'ay renduës à ce fameux
Medecin ; en m'acquerant l'honneur de sa bien-
veillance , j'ay aussi obtenu celuy de son illustre
approbation pour tous mes sentimens. Et d'autant
qu'il étoit à propos de bien édifier le Public sur des
matieres qui ont été si mal connuës des Anciens , je
ne sçaurois m'en mieux acquiter , qu'en publiant
ici les Vers que j'ay composeʒ sur ce sujet, & en-
voyeʒ en deux diverses fois à ce celebre Auteur,
& en y entremeslant par son consentement, ceux
dont il m'a honoré pour réponse aux miens , &
qui assûrent enfin la mutuelle conformité de nos

*sentimens. J'espere que le Lecteur aura plus d'é-
gard à la solidité de mes raisons, qu'à la rudesse
de mes Vers, qui ne peuvent être que beaucoup
au dessous de ceux d'un Docteur aussi sçavant &*
*aussi éclairé, qu'est celui avec lequel j'ay eu l'hon-
neur de conferer; & qu'une approbation aussi
autentique, fera qu'à l'avenir on ne doutera non
plus & l'innocence du Suc jaune, que des perni-
cieux effets des Esprits animaux irritez lors de la
morsure de la Vipere.*

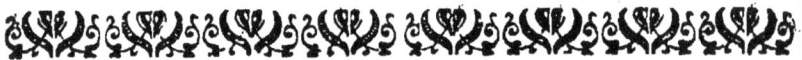

CLARISSIMO DOCTISSIMOQUE VIRO D. D.

HIEREMIÆ DVLAMON,

MEDICINÆ DOCTORI MONSPELIENSI.

MOSES CHARAS, *Veritatis Amans, & veneni
Viperei studiosus Indagator, perpetuum offert
obsequium.*

A Tam laudatô laudes habuisse Magistrô,
     Sat nova tradenti, gloria quanta mihi?
Quàm gratus, Vir Docte, mihi tuus ille Libellus,
     Quem de Viviparâ mox dare luce cupis!
Quemque oculos subiisse meos, sors prospera fecit,

                           Ut

Ut nossem ingenij rara talenta tui.
Dicere jam liceat me terque quaterque beatum,
    Cùm faveat votis tantus Apollo meis.
Pro tantis tibi quas grates, Vir clare, rependam,
    Nescio, dùm gratum me sine fine feram.
Carmine colloquij jucundam prosequor ansam,
    Cum tua, carminibus scripta sonora sciam.
Torpentem tua Musa meam nam carmine blando
    Excitat, & Montis pellit adire jugum.
Dum tibi non satis est scriptis mea summa probasse,
    Inque locis nomen mille vocasse meum;
Sed quod præcipuum, dignus velut Arbiter, altâ
    Voce canens, vindex quæ mihi rapta refers.
Inventas à me Glandes, quas unit acervus
    Ponè oculos, aliis non sinis in manibus.
Atque à me comperta probas, dùm virus Echidnæ
    Spirituum sobolem, quos movet ira, volo.
In cunctisque meos gaudes celebrare labores,
    Unum si demam, quod dubium peperit.
Jungas sed dictis mea si tentamina, credo
    Quòd similis fuerit mens tua visa meæ.
Quem Pater est passus morsum miranda docebat,
    Sed notum virus reddere non poterat.
Ver etenim quæ prima venit non complet Hirundo,
    Una nec inceptum perficit hora diem.
Vipereum virus morsu nec noscitur uno,
    Quod variis clarum morsibus esse potest.
Optarem, vir Docte, meum quemcunque Libellum
    Seriùs ad patriam præteriisse tuam.
Et tibi cuncta priùs tentamina visa fuissent,
    Queis patuit quodnam virus Echidna vibrat.
Vellem Vipereas te perpendisse catervas,
    Quas vario attentus tempore dissecui.
Proximus aut rerum, tibi quas fortuna negavit,
    Ex votis digitos has subiisse tuos.

A 2

Sæpeque tractasses flavám lentamque salivam,
 Ut scires bona quæ, vel mala ferre potest.
Certus nam fieres, quòd viscida crassaque nescit
 Tam celeri ad partes ire Saliva gradu.
Et tam densa nequit Dentis penetrare meatus
 Arctos, quos solus Spiritus actus adit.
Perque foramen acus nequit ut transire Camelus,
 Reptilis aut Limax currere sicut Equus:
Sic Succum flavum tàm crassum credere nolles
 Per clausas oculis currere posse vias.
Spiritibus solis etenim data porta viarum,
 Quas compacta magis corpora nulla petunt.
Dum servare fores voluit natura Salivam,
 Et morsus testem, non tamen esse ream.
Cùm verò agnoscas solam non posse Salivam
 Ullo corporibus ferre venena modo.
Cùmque rei dare sit quod non habet usque negatum,
 Quod nec habet virus ferre Saliva nequit.
Spiritibus cùmque iratis, absente Salivâ,
 Per te, vis mortis sit data dentis ope;
Quas, Vir Docte, negas, huic Succo cur dare vires
 Suscipis, & vanum cur petis auxilium!
Illis cur dicas opus esse vehente Saliva,
 Cùm potiùs videas huic opus esse vehi!
Non feret ad cœlos Aquilas Testudo feroces,
 Scandere nec vacuum Bufo docebit Aves.
Cursibus hæc subitis sic prorsus inepta Saliva,
 Non feret, & curret, quò nequit ipsa gradi.
Ignoscas, Vir clare, mihi, tibi visa neganti,
 Dum totis nervis vera probata colo.
Nam quid opus, suctam priùs, huc revocare Salivam:
 Quam scimus nullo posse nocere modo.
Spirituum cùm sit citò ferri, & currere promptum,
 Corporis extremas & penetrare vias;
Spiritibus nullam dat opem dum crassa Saliva,

Illis sed potiùs fert onerosa moras.
Pluribus hîc aliis possem rationibus uti,
    Sed tibi consulto pauca sat esse velim.
Et ni sufficerent, mea jam responsa Redæo,
    Si quid sit dubij, tollere posse puto.
Et si festivè tua veri lance rependas,
    Atque ea quæ scriptis sunt memorata meis.
Assero quòd nobis penitus mens una manebit,
    Et fuerint cordi tunc mea dicta tuo.
Credideras summùm formari in Felle venenum,
    Cui foret ad Dentes recta notata via.
Ast ubi descriptas partes pictasque Libello
    Respicis in nostro, vana priora putas.
Cùm capitis Glandes generent mittantque Salivam
    Insipidam ad Dentes, quò Fel adire nequit.
In cunctis aliis spero mea quæque notavi,
    Consona sic vero mox fore visa tibi.
Gaudebo, Vir Docte, mihi semperque colende,
    Si quæ jam dixi, qualiacunque placent.
Succedet votum, si veri motus amore,
    Tentes Vipereos, ipse videre sinus.
Rebus in abstrusis opus est, Vir inclite, pergas
    Mente velut digitis volvere cuncta tuis.
Mandatis dum sponte tuis parere paratus,
    Officium, laudes, obsequiumque feram.
Cùm verò tibi me devinctum prorsus opiner,
    Et nullâ læsum me ratione sciam,
Ne timeas, Vir clare, precor, ne motus ad iras,
    In te Vipereum virus in ore feram.
Si foret hoc, possem censeri pejor Echidnâ
    Quæ nullum morsu, sit nisi læsa, petit.
Dum dolcoque tuo à celebri mala passa Parente,
    Sint precor ut votis cuncta secunda tuis.
Opto Nestoreos tibi vivere detur ad annos,
    Te bona fama, salus, & comitentur opes.

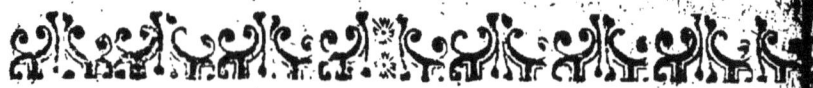

CLARISSIMO CHARISSIMOQUE VIRO D. D.

MOSI CHARAS,

Inclyte Veritatis Amanti , & veneni Viperei ſtudia-
ſiſſimo Indagatori.

Sequentem Elegiam ſcripſit, in perpetuum amoris
& obſervantiæ monumentum , HIEREMIAS
DULAMON, Monſpelienſis Medicinæ Doctor.

QUÆ *mandata typis cecinit* CHARASIUS *Author*
Carmina , vel ſcripſit , gratia Chara nimis,
Ut mihi non placeat ; morbo licet urar atroci,
Triſti quod cantu dicere Muſa poteſt.
Tu Chymicas inter Fornaces , ignibus ardes
Pieriis , tua ſic verſibus ora tument.
Aurum pertractas, reddiſque potabile flammis ,
Carmina ſic tua. ſunt aurea , ſicque fluunt.
Regius hinc animum recreat ſic Hortus amænis
Floribus , ut valeat ludere Muſa magis.
Dumque ſalutiferas agris , ſemperque virentes
Colligis hîc herbas , ridet Apollo tuus.
Aſt ego , qui morbo jamdudum tangor & angor,
Atque dolore gravi nocte dieque premor,
Expertus Medici quod nullus nomine morbi
Expers eſt, mortem nec Medicina fugat.
Non niſi languentes verſus , penitúſque dolentes
Cantabo , lacrymis ora riganda meis.

343

Nam licet auditus jucundo murmure Fontis
    Gaudeat, & somnum conciliare queat;
Fonte Caballino non audens Musa potare,
    Tantalus ut medio flumine, sicca manet.
Non morbosa tamen laudum, Vir docte, tuarum,
    Et tibi plaudendi me sitis excruciat.
Dum te Vipereum vivè describere virus,
    Et video antiquis abdita ferre nova.
Sed mage tu fœlix sic posse arcana videre
    Quæ natura sacro contegit alma sinu.
Scilicet hæc parvus collo pendere gigantis
    Cernitur, & cernit quàm magis ille puer.
Sic novus Authorum numerus dum mente laborat,
    Crescit, & inventis addere quisque potest.
Plurima te pariter doctum experientia fecit,
    Testarique potest, aut manus, aut oculus.
Sicque fidelis erit doctrina, autopsia multis
    Quam probat exemplis, nec dubitare sinit.
Ne longum faciam sermonem, virus Echydnæ,
    Quod monstrum, & terrens ens erat exitii,
Ignotùmque priùs, monstrasti lumine tanto
    Omnibus, ut sit eô vis manifesta modô.
Nec loquor immeritò, lustrasti viscera nempè,
    Non Serpentis atra tangere membra timens.
Ipsa frequens oculis docuit dissectio clarè,
    Quod non infernè virus in Angue venit.

Fallitur & quisquis credens à Felle venire
    Ad Caput, & Dentes fingere vasa potest.
Nonne Salivares invenit nomine Glandes
    Docta manus, Charas, & patefecit eas?
Flavus ubi primò generatur Succus, ut indè
    Vesiculas gemini Dentis adire queat.
An verò, ut clamant, illis contenta Saliva
    Innocua, aut mala sit, quæstio nunc agitur,

Tu, Vir clare, quidem Succum non esse malignum
  Contendis, variis morsibus hocque probas.
Nec tibi difficile est rationes addere, queis
  Suspectum virus, quod latet, evacues.
Interdum, fateor, tenues vanescit in auras
  Spiritus ille necans, quem ciet ira Fera;
Tuncque manet verum quod dicis, nempe Saliva,
  Sit quôcunque modo, sola nocere nequit.
At si conjunctus spectetur Spiritus illi,
  Tempore sunt parvo magna venena duo.
Sed discrimen adest, quod promptus Spiritus ex se
  Virus habet maius, tarda Saliva minus.
Ad quid opus rerum tardarum exempla referre
  Est igitur, gratis tota fatebor enim?
Quandoquidem nescit tam lentum virus ab ictu
  Tam subitò totum sic penetrare virum;
Spiritibus vivis totum nisi turgeat ipsum
  Qui mortem tenui vulnere ferre queant.
Et quos Hippocrates praeclarè hormonta vocavit,
  Vim faciunt etenim, vique per exta ruunt.

Ne tamen inde putes, quoniam natura creavit
  Nil frustrà, quod sit nulla Saliva nocens.
Spiritus huic proprio subjecto totus inhaeret,
  Hácque per acceptum vulnus hic advehitur,
Non ad membra quidem distantia Corporis omnis,
  Sed solùm ad laesam pervenit illa cutem;
Et si post morsum subitò quis suxerit illam,
  Mortem suspendet, virus & ore trahet.
Ergo simul laedunt hic Spiritus, atque Saliva,
  Inficit & sociam dux malus ille suam.
Vel potiùs semper vita nos ille tyrannus
  Hâc interficiens, hâc sine non agitat.
Vel Physica cunctis hac sunt delenda Libellis
  Principia, adversus qua resilire nefas.

Spiritus omnis habens ortum ex humoribus aptis,
  Ex tenui in nobis sanguine natus adest.
Continet huncque loco Vena, aut Arteria certo,
  Ventriculis habitat Cordis hic, aut Cerebri.
Hoc patet in primis, substantia nonne secundò
  Accidit, ut proprium quidquid habet solium ?
Entis Philosophi dicunt fluitantis inesse,
  Nec natura sinit quod-fluat hoc aliter.
Nec transire potest per se ad distantia membra,
  Quin medio quodam possit ad illa vehi.
Adde quod instanti, dum magnam concipit iram
  Vipera, conceptum virus adesse nequit.
Ergo priùs quâdam generari parte necesse est,
  Et sic conjunctum virus utrumque manet.
Credo tamen quod cum vindictâ flagrat Echydna,
  Ira magis reddit spirituale nocens.
Attentâ mecum, precor, hæc tu mente revolve,
  Proque argumentis cuncta resume meis.
Spiritus ille malus, quem tu solum esse venenum
  Vipereum credis, nec malè dicta probas:
At, benè si sapias, generatur Glandibus ipsis,
  Quas invenisti, vel genitus latitat;
Scilicet ex aliis humoribus, hâcque Salivâ
  Fortè suum novit ducere principium;
Vel saltem centro subtili hæc mixta veneno
  Hoc habet, & secum fertur ubique fluit.
Hæc fieri primis in morsibus, atque secundis
  Assero, namque solet sapius accidere.
Ictibus at tandem si exhausta frequentibus ista
  Deficiat, quod vis, ore Saliva Fera,
Alter tunc Succus medij vel munus obibit,
  Vel sic Dente cavo Spiritus intùs aget.
Et tibi in hoc casu concedere cuncta libenter
  Malo, malum scriptis quàm cogitare tuis.

Tam benè nam video quadrare volumine docto
  Optima quæ dicis, dum nova quæque doces,
Ut meritas nequeam tibi laudes jure negare,
  Sisque immortali dignus honore mihi.
Æternas etiam grates, chariſſime Charas,
  Me teneor toto reddere corde tibi;
Et ſi non tales, & tantas ſolvere poſſum,
  Quales, & quantas debeo, parce precor.
Copia me, fateor, meritorum tanta tuorum
  Laudibus, & verbis fecit egere bonis:
At ſi lingua tacet, Cordis mihi vota ſuperſunt
  Æquius optatis reſtituenda tuis.
Omne malum ſupplex à te miſerator avertat
  Omen, & oro, Deus conferat omne bonum,
Vive diu, ſanam ſervans in Corpore ſano
  Mentem, ſed ſi vis vivere, vive Deo;
Et tu terreſtris cui nunc Paradiſus, & Aula
  Rident, Cœleſtes crede, beatus eris.

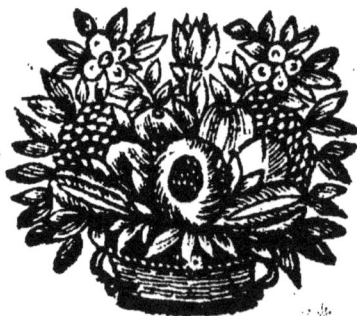

CLARISSIMO

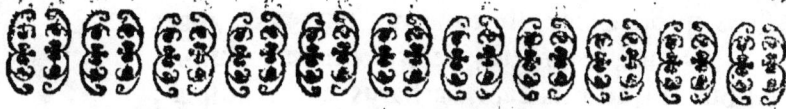

CLARISSIMO DOCTISSIMOQUE VIRO D. D.

HIEREMIÆ DVLAMON,

CELEBERRIMO MEDICINÆ

DOCTORI MONSPELIENSI,

In Grati animi & perpetui obſequii monumentum
nova ſequentia carmina mittit:

MOSES CHARAS, *Veritatis Amans, & veneni
Viperei ſtudioſus Indagator.*

VIPERA quæ multis fera peſſima dicta Libellis,
   Eſt & erit ſemper fauſta vocanda mihi;
Vipereoſque mihi quotquot fortuna labores
   Obtulit, optatos nunc licet aſſerere.
Inde mihi cùm ſit celeberrimus ortus amicus,
   Oppoſitos vero qui ratione domet.
Quid, quantumque tibi, DULAMON, Phœbe Medentum,
   Debeo! non poſſum dicere; Muſa ſilet.
Altâ ſed meritum latitat dum mente repoſtum,
   Exequar ex animo quæ tibi grata ſciam.
Obſtupui, Vir clare, videns contraria rebus
   Tantoperè optatis fata fuiſſe tua.
Teque, ſalus cujus tam multis utilis, illâ,
   Tot mala perpeſſum, tam caruiſſe diu,
Et nimium longo morbo ſic ſorte jacentem,
   Corporis atque animi tormina dira pati

B b

354

Affero quòd dolor ille tuus me tanget & anget,
 Donec te prorsus deserat omne malum.
Sedibus utque tuis tam barbarus exeat hospes,
 Arma tuis manibus sint cita, tuta, precor.
Sint & grata tibi, simul atque accepta rogamus,
 Pixidibus nostris optima quæque latent.
Auxilium Medicina ferat, morboque fugato,
 Fontibus irriguus sit locus aula tibi.
Sit locus ille, inquam, quo te fortuna beavit,
 Qui velut est pulcher nomine, pulcher aquis;
Fructibus insignis variis, & fronde decorus,
 Naturæ rarum, sicut & artis, opus.
Illuc venturæ, montis juga summa relinquant
 Parnassi Musæ, sint comitesque tuæ.
Illic optatam reddat mora grata salutem,
 Votis succedant omnia sicque tuis.
Hæc & ut obtineas, supplex dum numina posco,
 Offero Apollineis carmina pauca tuis.

Sat multas mihi mentis opes fortuna negavit,
 Optandis variis meque carere scio.
Hoc animo ductum non gloria vana movebit,
 Et nunquàm nimiâ laude superbus ero.
Nam si fortè mihi quosdam superare sodales
 Contingat, multis cedere non renuo.
Laudibus & nimiis, tua queis studiosa voluntas
 Me cupit ad summum tollere, nolo frui.
Me tibi devinctum licet undique dicere pergam,
 Et meritas grates reddere corde velim.
Posthâc impropriis facias, ut te rogo, finem
 Blanditiis : harum sit vice nudus amor.

Sed melius fuerit sermone resumere grato
 Exiguam litem, quæ bona multa feret.
Gaudeo Vipereum te summum nosse venenum
 Spirituum prolem, teque priora sequi.

Gaudeo & innocuam te conceſſiſſe Salivam,
   Pravis ſpiritibus cùm procul orba manet,
Quòdque in præcipuis tibi, Vir clariſſime, mecum,
   Ut mihi teſtaris, mens eadem maneat.
Sed quid Spiritibus proſit tam craſſa Saliva,
   Neſcio, cùm poſſint hâc ſine ferre necem :
Illis aut quare ſegnis jungenda Saliva;
   Et cur, hâc junctâ, bina venena fluant.
Multa quidem, bona quæ fecit natura ſcorſim,
   Percipimus fieri peſſima, juncta ſimul;
Nam rerum, quibus eſt per ſe vis nulla nocendi,
   Naturam propriam mixtio ſæpe novat;
Harum particulis datus ut novus ordo, ſituſque,
   Omnia ſubvertunt; quin bona prava patent.
Innocua at ſummo conjuncta Saliva veneno,
   Hoc reprimet potiùs, quàm ſit ei auxilio.

Cùm verò ex Capitis ſit Glandibus orta Saliva,
   Et nihil in ſeſe conſtituens habeat,
Hâc ſine Spiritibus vis ſit data plena necandi,
   Solaque non poſſit ferre ſaliva necem,
Ad quid Spiritibus lentam ſociare Salivam!
   Quæ non progrediens, in cute ſola manet.
Et quæ Spiritibus non eſt magis apta putanda,
   Quàm naſi mucus ſordidus eſſe queat.
Sicut Eques non eſt equitans in arundine viſus,
   Aut Ovis immanes viſa necare Lupos,
Spirituum vectrix ſic non eſt viſa Saliva,
   Cui patet ex dictis, eſſe vehentis opus.

Spiritibus ſenſus fugientibus, obſecro, dicas,
   Ad celerem curſum quo ſit opus medio?
Illis, quos penetrans, ſummè & ſubtile venenum,
   In Praxi Batava, Sylvius eſſe docet.
Hæc licet optato fini malè congrua veſtro,
   Veris principiis, ut puto, conveniunt.

B b ij

Vitrioli miftura quidem fi cum Sale fiat
    Mercurio, Salium virus, acore patet.
Ignis enim furfum quodcunque volatile pellens,
    Quod fuerat fauftum tunc facit effe malum.
Mercurius junctus fed fi novus arte veneno
    Huic magno fuerit, tunc mala nulla feret.
Junctio Spiritibus craffæ fic facta Salivæ,
    Si poffet fieri, quod nego, faufta foret.
Non abs re Hippocrates illos hormonta vocavit.
    Ferre fed hoc nomen craffa Saliva nequit.

Naturæ fateor vanos non effe labores,
    Atque ab eâ proprio nil fine fine dari;
Mortifera aft ideò non eft dicenda Saliva;
    Quæ mera fæx aliis ufibus ora rigat;
Nam facit ad flexum magis apta ligamina Dentis
    Majoris gemini, morfibus ofque parat.
In mediâque novos confervat cyftide Dentes,
    Qui vice majoris, fi cadat, effe queant.
Dum facit ex Cerebro labens hæc flava Saliva
    Poffit ut in latebris Vipera ferre famem.

Scire modum vellem, quo, Vir præclare, ferorum
    Spirituum fedes effe Saliva queat,
Entia & exiguâ, fluitantia, cyftide poffit
    Secum tranquillo fixa tenere fitu.
Ignofcas, Vir docte, precor, contraria rebus,
    Expertifque meis, fi tibi vifa putem,
Spiritibus folis animalibus omne veneni
    Principium & dedero; quamvis obeffe negem,
Vipera dum tranquilla manet, nec furgit in iras:
    Quod fi contingat, tunc nova dira patent.
Spirituum præceps etenim commotio, quicquid
    Eft fubtile magis, fegregat & vitiat:
Mittit & ad Dentes majores morfibus aptos,
    Protinus ut, facto vulnere, vafa petant.

Illis esse comes dum nescit tarda Saliva,
    Teque fatente, hærens in cute fixa manet.
In cute nec suctâ salvum te crede Salivâ,
    Spirituum in venis dum manet ima cohors;
Nam morsus superam ni cures stringere partem,
    Et sublime citò sal dare Vipereum,
Præsidium aut aliquod, quod possit obesse veneno,
    Finiet incauti mors fugienda dies.
Hâc sine Spiritibus cùm sit data porta necandi,
    Dum nil sanguineas hos vetat ire vias.
Hoc probat, exhaustâ mordens quòd Echidna Salivâ,
    Spiritibus Pullos quinque duosque necet.

Rebus in abstrusis sed nudam dicere mentem
    Hîc melius fuerit, quàm dubium parere.
Credo quòd ex puris, Animalis Spiritus ortum
    Particulis soleat ducere sanguineis;
Ad Cerebrumque ferat trajecto Arteria Corde,
    Atque ab eo in Nervos hic sine fine fluat.
Oppositas Cerebri fæces dum semper eundo,
    Segregat ad Glandes, unde Saliva cadit.
Spiritus innocuus tamen est hic, dum caret irâ
    Vipera; sed multùm, si furor adsit, obest.
Tunc etenim à rapido motu, quem suscitat ira,
    Spiritus impulsus, quà data porta ruit.
Ad Caput & Dentes, pars & subtilior acta,
    Mox iniens vulnus, nil nisi dira patrat.

Absque suis mediis, nullos Natura labores
    Ad finem, fateor, ducere visa fuit.
Aure carens, voces non audit, nec sine linguâ
    Vir loquitur, cœcus nemo videtque diem:
Vir sed habens oculos, careat licet aure, videbit,
    Audiet atque sonos, linguâ oculisque carens,
Utile Spiritibus medium, cur, quæso, Salivam
    Dicas! quæ medio, quo juvet ipsa, caret.

Nil habet hæc etenim quô poffit currere velox,
 Spiritibus rapidis fitve parata comes.
Et contrà, per te, non tangit membra remota,
 Sed folùm ad læfam pervenit illa cutem.

Dum verò, Vir Docte, putas, quòd tam citò nefcit
 Spiritus hic fieri, qui mala tanta patrat;
Sciveris ex dictis Animalis Spiritus unde
 Surgat; & hôc Nervos ufque fluente frui;
At vehemens motus, rapidus velut impetus, uno
 Inftanti fieri cum ratione folet:
Spiritibus datus eft Nervorum motus, ab illis
 Ut motum folitum Mufculus omnis habet;
Cùm verò primus moveatur motor in irâ,
 Sic ab eo motus mobilis omnis agit.
Vifus enim nobis præceps in corpore motus,
 Multò majorem fpirituum effe docet,
Atque ea quæ fimul acta patent cùm mordet Echidna,
 Effe citò moti trifte furoris opus.

An locus eft nobis, iratus Spiritus in quô
 Sit latitans, animum dum mala nulla movent?
Si tamen hoc fuerit, quòd homo quis furgat in iras,
 Mordeat; & morfus nonne timendus erit?
Sed foret hic pejor, fi tam fubtile foramen,
 Dejectumque fimul, dens hominis faceret.
Non opus eft horum veras exponere caufas,
 Quas te Doctorem non latuiffe fcio.
Tam multifque novas rationes addere tandem
 Defino; quin pofthàc Mufa filere cupit.
Libera namque opto tua fit fine fine voluntas,
 Dignaque laus fcriptis detur ubique tuis.
Lætabor demùm, fi vero confona credas,
 Et placeant cordi jam mea dicta tuo.
Quòd fi non liceat votorum fine potiri,
 Promiffo, ut fpero, femper amore fruar.

Addictum tibi me totum dum dicere gaudens,
    Immensas grates ore animoque feram.
Et mihi pergratum fuerit, si sorte beatâ
    Obsequiis possim dicta probare meis.
Quò fruar & votis, te, Vir Venerande, rogabo,
    Ut tua transmittas jussa sequenda mihi.
Ociùs hæc etenim propenso corde capessam,
    Devincto & studio teque tuosque colam.
Ardent in nostris nam dum fornacibus ignes,
    Cor sitiens magno flagrat amore tui.
Et si fumiferis mea, quæ carbonibus atra,
    Incompto nimium carmine Musa canat,
Non odium, spero, pariet, submissa, docenti
    Cedere dum gaudet jusque gradumque tuæ;
Et cupit ut tua sint ad summum vota peracta,
    Et nihil optatis possit obesse tuis.

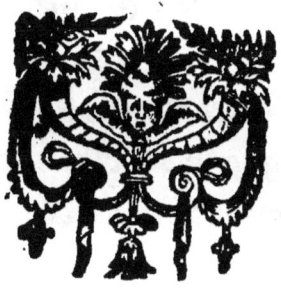

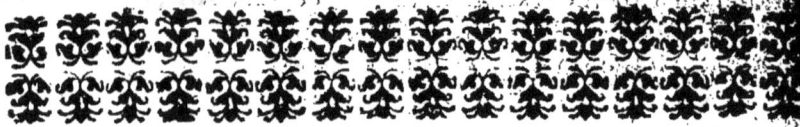

LETTRE

De Monſieur Du LAMON, Medecin de la
Faculté de Montpellier, écrite au Sieur
CHARAS, Apotiquaire ordinaire du Roy,
ſur le ſujet du venin de la Vipere.

MONSIEUR,

*Le plaiſir que j'ay pris dans la Lecture de
vôtre derniere Lettre, & des Vers Latins qu'il
vous a plû de m'envoyer, a beaucoup ſoulagé
mon corps des douleurs qu'il ſouffre depuis long-
temps ; tandis que mon eſprit s'eſt agreablement
occupé à la compoſition de ces Vers, qui ſervi-
ront de derniere réponſe aux vôtres. Je me
trouve ſi fortement perſuadé de tout ce que vous
dites du venin de la Vipere, que je declare ici
volontiers, que mes ſentimens ſont enfin tout
conformes aux vôtres, comme vous le verrez
dans les Réflexions que j'ay faites ſur vos nouvelles Raiſons, qui m'obligent à ſuivre en tout*
point

points vôtre opinion. Que si par un excez de l'amitié que vous m'avez si genereusement accordée, vous pouviez, sans qu'il vous en coûtast rien, ni à moy, faire mettre sous la Presse mes Observations, avec mes Réflexions, en suite de l'examen de vôtre opinion, ou du moins mes Vers Latins en suite des vôtres, je vous en auray une obligation infinie, & je seray ravi que tout le monde sçache que mes sentimens sont maintenant tout-à-fait conformes aux vôtres. Aprés quoy il ne me sera pas difficile de vous persuader qu'étant uni avec vous par la conformité d'opinions, je n'aye toûjours une extréme joye d'être plus que personne du monde,

MONSIEUR,

Vôtre tres-humble & tres-
obeïssant serviteur,
Du LAMON.

Du Mont de Marsan, le 25.
Novembre 1677.

C c

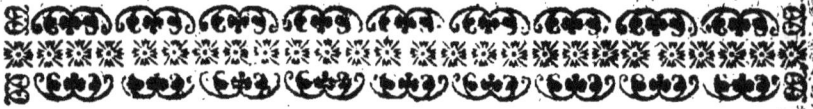

AD CLARISSIMI VIRI D.

CHARAS,

Veritatis, & veneni Viperei studiosissimi scrutatoris, & retectori faustissimo carmina.

Ultima, & amica Responsio Magistri H. DULAMON, Monspel. Medicinæ Doctoris.

I MO mihi potiùs non vi, sed amore faventem,
    Vir Docte, & carum Vipera te peperit.
Optima sicque mihi verè & ratione vocanda
    Est Fera, non merito qua bona tanta tulit.
Invidiâ sine te nam dicta & bestia pejor,
    Vipereus liber non foret ipse liber.
Perlectis siquidem scriptis tu primus amicum,
    Cœpisti magno dicere te studio.
Unde canam semper me terque quaterque beatum
    Debita tot titulis quod sit amicitia.
Hanc tibi non verbis, sed toto pectore juro,
    Æternam factis & fore, si placeat.
Afflictos morbo tam longo dum reget artus
    Spiritus, & languens vita superstes erit.
Quod si condoleas patienti semper amico
    Extractis Chymicis, te precor, affer opem.
Consule famosos Doctores, nomina quorum
    Sunt populo, ut doctis cognita suntque tibi.

Lithotomos celebres præsertim, nempè Colotum,
　　Janotum, præsens his Teveninus erit.
Et si sint alij lapides tractare periti,
　　Quando tale malum suspicor esse malum.
Quod te ne lateat, tantosque audire labores
　　Si lubet, incipiam scribere quod patior.
Tempore quo sanctus Cœlo demissus ab alto
　　Spiritus in terram, sanctificavit eam.
Pœnam peccati polluto in corpore sensi,
　　Et morbum justa mortis adesse patrem.
Protinus urinam mittens ardore dolorem
　　Incepi, pateat quin mihi causa, pati.
Nam generosa nimis contraria Vina, Venusque
　　Parcenti non sunt visa nocere viro.
Ominor at solis solventem membra calorem
　　Authorem morbi fortè fuisse mei.
Humorum verò interior fuit ansa malorum,
　　Queis stimulis partes accidit exedere.
Et quos suscipiens tandem vesica dolente,
　　Per longasque moras, ulcere læsa fuit.
Hoc testantur enim puro sic pure refertæ
　　Urinæ crassæ, quæ malè semper olent.
Adde perinæi tristem, fixumque dolorem
　　Quo gemitus fundens meiere sæpè gravor.
Si mala te tangunt chari charissime CHARAS,
　　Jamdudum, ut cernis, grande malum patior.
Tollere quod prorsus lugens Medicina nequivit,
　　Quæ persæpè aliis, non mihi præbet opem.
Sed crudelis adhuc miserum me morte minatur
　　Morbus, & ingenium calculus exagitat.
Hos tractans lapides doctus Laurentius olim,
　　Dixit eis nullum condere posse domos.
Vesica misera mala sed numerosa ferentes,
　　Obruta tormentis corpora destruere.
At matulæ fundo nulla voluuntur arenæ,
　　Plurimus & tantum, maneque mucus adest.

C c ij

Et si micturiam, quod rarum, mictio semper
    Libera, nec guttam gutta secuta fuit.
Rarò, inquam, possunt pleno sic meiere ductu,
    Qui lapidem gestant corpore non minimum,
Ni lapis in medio suspensus adhæreat antro
    Vesica, & subitò currere linquat aquam.
Nullum etiam pondus, cæcum vel pube dolorem
    Sentio, sed summâ prurio glande nimis.
Ferneliusque suo communia signa libello
    Vesica profert ulceris & lapidis.
Talibus auspiciis languens mihi blandior, & me
    Lithiacum verè credere vix patior.
O utinam hic quidam tales expertus adesset
    Lithotomus morbos, quando latere solent.
Qui digito in ventrem dextrè, aut cathetere misso,
    Haud dubiè sciret dicere, num lapis est.
Uno qui verbo sic spemque, metumque levaret,
    Et mihi pergratum redderet officium.
Conqueror intereà, non Cœlum, Numen adorans,
    Sed scelera accusans, quæ mala nostra cient.
Expectabo Deum tandem miserescere morbi
    Tam magni, ut magnum conferat auxilium.
Contristi forsan cernet suspiria cordis,
    Atque malo finem vota, precesque dabunt.
Tu tamen, ut spero, veri fungaris amici
    Munere, doctorum mitteque consilia.
In reliquis, nolo tecum contendere verbis,
    Sed mens in nobis unâ duobus erit.
Nam fas, & facilè est nostram componere litem,
    Tota manet siquidem res ratione patens.
Flavum Vipereis in Dentibus esse venenum
    Succum, qui mortem morsibus impeteret,
Credideram, sed vana fides, sunt verba Maronis,
    Quæ sensum meliùs significare puto.
Credunt & multi decepti errore vetusto,
    Falsum sed vero cedere fas potius.

Primis in scriptis quæ dixi Carmina, tandem
    Me tua compellunt ultima vera sequi.
Nec dicenda viris doctis palinodia turpis,
    Quæ sint falsa docens, & meliora ferens.
Magna nec ingenio facta est violentia nostro
    Credere quod clarum reddere te video.
Expertoque tibi, ut dicunt, & credo Roberto,
    Et te scribentem cum ratione probo.
Tam parvum discrimen erat nos inter, ut acto
    Carminibus bello pax mihi jam placeat.
Simus in æternum consensu & amore ligati,
    Quin nobis minimam Vipera vim faciat.
Dicamusque simul, quantumvis Redius obstet,
    Omni quod viru flava Saliva caret.
Spiritus iratus sed solus grande venenum,
    Quod mala tam parvo tempore tanta facit.
Hoc tu principiis tam firmis dogma Libello
    Astruis, ut nullum sit mihi jam dubium.
Visus & hoc certè multùm laudandus ab omni
    Doctorum cœtu, qui tua scripta legunt.
Sed tua contemnit, patiturque modestia laudum
    Vix audire sonum, satque merere tibi.
Unde placere volens, ne te mœrore fatigem,
    Quàm malè laudetur, malo tacere bonum.
Hoc mihi sed solùm liceat, precor, addere dictis,
    Quod paulò vitâ jam meliore fruòr.
Nam minor urinæ pungens, ardorque dolorque
    Vesicæ superest ulceris exiguus.
Æternasque Déo teneor persolvere grates,
    Lausque ejus toto corde canenda mihi.
Omnipotens etenim benè sano in corpore vitam
    Servat, & extremis subvenit ille malis.
O CHARAS mihi chare Deus quàm maxima fecit
    Hæc bona, vel quoties otia grata dedit.
Fontibus irriguo, qui si quisquam alter, amœnus,
    Per Canis ardores dum mora facta loco.

Quem tua jucundè sciret describere Musa,
  Si præsentem oculis se daret ipse tuis.
Forma sed ingenio pulcherrima forte placebit
  Hoc depicta modo, cum brevitate tamen.
Rideat atque statim vivo locus iste colore,
  Et cum prototypo quadret imago benè.
Finge animo egregiam Marsano à Monte, videtur
  Omni parte etenim, non procul esse domum.
Quæ domus excelsam tectum super, hoc satis altum
  Est autem, ostendens undique turriculam.
Grata titillatis oculis spectacula præbet,
  Aëra cum Zephyris carpere sana sinens.
Hincque patent urbis turres, pinique virentes,
  Quercus, aves, vites, ruraque, flumen, oves.
Me quoties divus solum Augustinus habere
  Divinum hîc docuit, dulceque colloquium.
Inferiùs verò si vis descendere, major
  Aula sacris multùm splendet imaginibus.
Multaque ibi pendet varij vice charta tapetis
  Quæ mare, quæ montes, oppida, regna notat.
Templaque queis servit, populosa Lutetia Summo
  Sylvas, saxa, feras flumina, rura, viros.
Jucundaque alia visu, vivaque figura
  Sunt, ut vix oculus, plura videre petat.
O me fœlicem si corpore sanior illa,
  Possem tranquillus picta videre diu.
Sed cur non potiùs properas aperire fenestras,
  Unde cadens dulci murmure fons refluit?
Hoc liquido poteris crystallo cernere qualis
  Sit facies, qualis vestibus atque color.
Sed descende, sitim si vis hoc fonte levare,
  Si fortè ægrotes, hîc medicamen erit.
Hanc lautè potans amittit namque calorem,
  Quapropter sanis optima fertur aqua.
Hic fons in lapidem descendere spontè cavatum
  Cernitur, & mediâ rupe venire celer.

Præcipiti cursu per casus, atque canales
    Sic fugiens, nostri fluminis auget aquas.
Hinc propè perstabilem mensam se petra molaris
    Præbet, ubi & lauta sæpè patent epula.
Viscera præsertim cum siccâ æstate calescunt,
    Tunc glacialis atram temperat unda bilem.
Arbor avellanas portans hic plurima obumbrat,
    Nascitur unde novum frigus, & hinc tenebræ.
Non procul hoc, vites inter, fons alter abundat
    Major aquis, gustu quæ meliore placent.
Omnibus ast undis gratissima vinea præstat,
    Optima septembri vinaque mense refert.
Cætera non dicam, quas herbas fertilis hortus,
    Flores & fructus, germinet hic varios.
Nomine cùm tantùm, pariat, mala omnia nobis,
    Non tam pingue solum, persica grata magis.
Hoc herediolum curis ex parte paternis,
    Et nostro factum tale labore fuit.
O fortunatum nimium, si corpore sanus,
    Hunc possem lætus mox habitare locum.
Aëris ast illum nunc me inclementia cogit
    Linquere, Marsano Monte morasque jubet.
Illic dum vivam, CHARAS charissime, semper
    Ad tua præstandum jussa paratus ero.

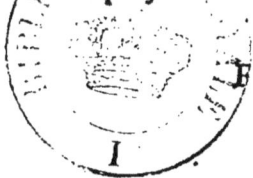

FINIS.

Auxerunt varii primis inventa periti,
Quod latet argutos, grande sed angit
opus.

TABLE

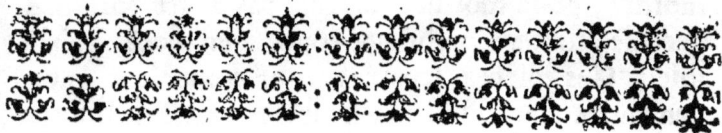

TABLE

DES MATIERES DE CE LIVRE.

Remarques generales sur l'Histoire naturelle des Viperes.

SECTION PREMIERE.

CHAP. I. DE la generation de ces Animaux. Erreur des Anciens sur leur generation, laquelle se fait par la copulation naturelle du mâle avec la femelle. La Vipere differe des autres Serpens, en ce que la femelle de ceux-ci fait des œufs & les fait éclorre au Soleil ou autrement, au lieu que les Vipereaux se perfectionnent dans la matrice, & naissent vivans. La Vipere n'attaque jamais personne, & ne mord que les hommes ou les animaux qui lui font du mal. La Vipere n'a pas des dents machelieres; elle avalle tous entiers les animaux qu'elle tuë de ses dents meurtrieres; elle les loge en partie dans son estomach & en partie dans son œsophage, & les digere peu à peu. La Vipere ne mange plus dés qu'elle est prise, & elle peut vivre plusieurs mois sans manger. Sa peau écailleuse & sa substance visqueuse la défendent contre les injures du tems, & sont cause que lui ayant coupé la tête avec une partie de son cou, elle est pendant un assez long-tems en état de

D d

TABLE

mordre, & fa morfure ne laiffe pas d'être fort dangereufe, toute écorchée & coupée en pieces qu'elle foit ; Ces pieces feparées confervent leur mouvement pendant plufieurs heures, de même que le cœur fa palpitation, quoiqu'on l'ait arraché du corps, & feparé de toutes les autres parties. Les Viperes n'ont aucune mauvaife odeur en tout leur corps; elles ne fe cachent point dans la terre, mais fous des pierres ou des vieilles mafures où elles s'entortillent plufieurs enfemble autour de quelques Plantes. Elles s'accouplent & elles changent de peau, une, & fouvent deux fois l'année. *Voyez depuis la 1. page jufqu'au bout de la 7.*

DES MATIERES.

de noir & de jaune. Il y a autant de ces grandes écailles qu'il y a de vertèbres depuis le commencement du coû jusqu'au bout des inteſtins, là où celles qui ſont ſous la queuë, ſont en quelque ſorte ſeparées dans leur milieu. On ne découvre que ſix ouvertures en la peau de la Vipere; qui ſont celle de la gueule, celles des deux narines, celles des deux yeux, & celle qui eſt entre le bas du ventre & le commencement de la queuë, qui enclos avec le trou de l'inteſtin, ceux des parties de la generation de l'un & de l'autre ſexe. Ne paroiſſant aucune ouverture particuliere pour l'ouïe, les deux narines, avec les deux nerfs qui y ſont portez, ſemblent en faire la fonction. *p. 9. juſqu'à la 15*

Des parties de la Tête de la Vipere.

SECTION II.

D d ij

TABLE

par l'Auteur; leur defcription, leur fituation, leur grand nombre, leurs vaiffeaux & leurs ufages, &c. Goût du fuc jaune approchant de celui de l'huile d'amandes douces ; fon innocence & fa qualité de falive. Glandes falivaires décrites par l'Auteur , fort differentes de celles que M. Redi croyoit avoir remarquées au fond des veficules qui contiennent le fu · jaune. Les Couleuvres ont des glandes falivaires pareilles & fituées de même que celles de la Vipere. Raifons de l'Auteur pour appuyer fes fentimens.

Des parties internes de la Vipere.

SECTION III.

Dd iij

TABLE

DES MATIERES.

Des parties de la Vipere qui servent à la generation.

SECTION. IV.

D d iiij

TABLE

Vipereaux parvenus à leur perfection, naissent &
sortent vivans des parties naturelles de la femelle.
Le corps droit de la matrice, porte ordinairement
plus de Vipereaux que le gauche. Renvoy du Lecteur
aux Estampes où les parties sont représentées au
naturel. 59 60 & 61

Experiences sur la Vipere.

CHAP. I. Morsure de Vipere arrivée à un homme;
fidele recit de cette histoire avec toutes ses circonstances. Atteinte d'une des grosses dents crochuës
d'une Vipere, à la partie laterale interne du poûce
du bras droit d'un Gentilhomme Allemand, où il ne
parut aucun suc jaune; le doigt n'enfla que quelques heures après; le malade ne voulut souffrir ni
ligature, ni scarification; il souffrit avec bien de la
peine qu'on approchât à la playe une spatule de fer
chauffée; On lui donna deux dragmes de theriaque
dans un demi verre de vin, qu'il rejetta peu de tems
après. Recit des terribles accidens qui lui arriverent;
de l'Orvietan & de la poudre de Vipere qu'on lui
donna, & qu'il rejetta de même que la theriaque.

DES MATIERES.

Morsures de Viperes faites sur divers Animaux.

Experiences sur des Chiens.

C h. II. Chien mordu à la lévre inferieure par une Vipere irritée ; les accidens qui lui arriverent ; son refus de boire ni de manger ; sa mort arrivée 40. heures aprés ; sang caillé trouvé dans la veine cave ; tout le sang ailleurs de couleur obscure & de mauvaise consistance. L'estomach, le mesentere & les

inteftins auffi obfcurs ; mais le cœur, le foye, le
poûmon & la ratte, fans aucune alteration. 81 & 82.

Morfure faite à l'Oreille d'un autre Chien.

Ce chien hurla & renouvella fes hurlemens pendant
demi-heure ; la morfure & les parties voifines enflerent
& devinrent livides. Le chien ne vomit pas, rendit
quelques excremens naturels, ne voulut ni manger ni
boire, & mourut 24. heures aprés. L'ayant ouvert fes
principales parties fe trouverent en bon état, fans aucun fang caillé au cœur ni ailleurs, mais il étoit de
couleur obfcure & de mauvaife confiftance.   83

Autre morfure au bout du Nez d'un Chien.

La douleur de la morfure fit un peu hurler ce chien,
mais s'étant quelque tems occupé à lécher fa playe,
& à la gratter avec fa patte, fon nez n'enfla point, ne
fut qu'un peu livide, il bût & mangea bien-tôt aprés ;
enfin la lividité difparut, & il n'eut autre mal.   84

Morfure à la Jambe d'un Chien de huit jours.

Ce chien mourut une heure aprés, ayant hurlé pendant une heure, l'endroit mordu enfla & devint livide,
mais l'ayant ouvert fes parties fe trouverent femblables
à celles des precedens.   84 & 85

Autre morfure au bas du Ventre d'un Chien.

Ce chien quoi-que mordu par trois fois en divers
endroits du bas-ventre, & nonobftant les grandes enflûres & lividitez qui lui en arriverent, & qui lui continuërent quelques jours, s'étant fouvent léché les endroits mordus, avoit bû de tems en tems de l'eau,
& s'étant remis enfin à manger, il en réchappa.
                                           85 & 86

DES MATIERES.

Morfure à la Langue d'un autre Chien.

Ce chien ayant été profondément mordu , hurla étrangement & fe tourmenta horriblement pendant demi-heure , au bout de laquelle il mourut ; le cœur, le foye, le poûmon & la ratte fe trouverent en bon état , mais la langue étoit fort enflée & tres livide, le mefentere couvert de taches noires , l'eftomach & les inteftins fort obfcurs , & fon fang devenu noir , fe coagulant & paroiffant tourné & corrompu. Divers raifonnemens fur cette morfure, & fur celles qui l'ont précedée.   86. jufqu'à la 89.

Morfures faites fur des Pigeons & des Poulets.

CH. III. Morfures en même tems d'un pigeon & d'un poulet, qui furent fuivies d'un grand battement de cœur & de leur mort demi-heure aprés ; leur fang fe trouva coagulé au cœur & dans la veine cave, & par tout noirâtre & difpofé à pourriture ; mais le cœur, le foye & les autres parties en fort bon état. Deux autres pigeons mordus en un même endroit, dont le premier avoit avallé demi-dragme de theria-que avant qu'être mordu , fans que le dernier eût rien pris ; le premier ne paroiffoit avoir aucun mal , le dernier mourut dans un quart-d'heure ; le pre-mier mordu de nouveau à la cuiffe meurt demi-heure aprés. L'endroit de la premiere morfure plus livide que celui de l'autre pigeon , & même que celui de la cuiffe ; quelques raifonnemens là-deffus. Profondes piqûures de grandes dents de Viperes ar-rachées, faites à des chiens, à des pigeons & à des poulets, & même à des hommes qui s'en piquoient bien avant à deffein, & par l'Auteur même, fans au-cun mauvais fuccez. Morfure faite à un pigeon, par

TABLE

la gueule ouverte d'une Vipere tenuë dans les doigts, en pressant ses deux entoires & faisant entrer profondément ses dents dans le corps du pigeon & y laisser beaucoup de suc-jaune. Sang sorti de la morsure; petite pierre dite des Couleuvres venuë de Portugal, appliquée & adherante à la morsure, ayant apparence de vertu, puisque le pigeon n'en mourut pas; mais dont pourtant on avoit reconnu quelques jours auparavant le défaut de vertu, dans l'application qu'on en fit sur la morsure d'une Vipere irritée faite à un pigeon, qui en mourut un quart-d'heure aprés : Autre experience de deux pareilles pierres appliquées en même tems sur de semblables morsures faites à des pigeons au même endroit qui moururent dans un quart-d'heure. Pigeons & poulets morts de la morsure des Viperes, donnez à manger à une chatte maigre, qui en engraissa, bien loin d'en être incommodée. Cinq pigeons mordus de suite par une même Vipere irritée à chaque fois, meurent bien-tôt aprés, & même le dernier plûtôt que le premier. *p. 90. jusqu'à la 95.*

Morsures de Vipere faites à des Souris.

C h. I V. Difficulté de faire mordre les souris par des Viperes prises ; Disposition naturelle des souris à attaquer & à mordre le museau des Viperes, & à ne quitter que bien difficilement leur prise. Impossibilité de faire mordre les souris par la Vipere, à moins qu'on ne les tienne pressées avec un bâton contre une table ; Morsures de Viveres faites à des souris qui leur causent la mort dans moins d'une minute ; Sujet de s'étonner de ce que les souris & les lezards, nonobstant leur mobilité, leurs pieds & leurs dents de deffense, se laissent devorer tous

DES MATIERES.

TABLE

de leur fuc jaune, fut donnée à manger à un chi
à jeun, qui ne s'en porta que mieux ; Morceat
de pain trempez dans le même fuc donnez plufieu
fois à des poulets & à des pigeons fans qu'ils e
ayent eu aucun mal. Le fuc jaune goûté plufieu
fois par divers Medecins curieux fans aucune in
commodité, & même par l'Auteur, ayant des exco
riations dans la bouche. Blefsûre d'un pigeon fou
l'aiffelle & à la cuiffe en un même tems, puis intro
duction du fuc jaune alors tiré de la gueule de deu
Viperes irritées & mis dans les playes, avec ré
jonction & bandage confecutif des mêmes playes
& ce qui s'en enfuivit. Pareille experience fur ur
chat bleffé exprés à la cuiffe qui n'en eut aucun mal
Experiences fouvent faites fur des autres pigeons &
poulets, & fur un chien bleffé deux fois en un mê
me jour au fond de l'oreille. Epuifement du fuc
jaune d'une Vipere, en la faifant mordre fur une
tranche de pain, & enfuite lui faifant mordre un
pigeon aprés l'avoir bien irritée, d'où s'enfuivit la
mort du pigeon une heure & demie aprés, laquelle
mort eût fans doute été plus prompte fi la mie du
pain n'eut en partie bouché les pores des groffes
dents. *p. 109. jufqu'à la 112*

*Experiences du Fiel, des Oeufs, des Inteftins,
des Têtes, & du fang de la Vipere fur des
Animaux.*

C H. VII. Fiel reconnu innocent, avallé & mis aux
playes de divers animaux ; Matrice, œufs & tous
les inteftins avallez de même & verifiez innocens,
& même un jeune chat fort maigre qui venoit d'en
manger, ayant été mordu à l'oreille par une Vipere

irritée, n'en fut que tres-peu incommodé ; Teftes
de Vipere, délivrées feulement de la pointe de leurs
groffes dents, avallées par des chiens & par des pigeons, fans qu'il leur en arrivât aucun mal ; Tefte
de Vipere accompagnée de fon coû, legerement
grillée, mangée chaudement par un chien, que l'on
venoit de faire mordre par trois fois à l'oreille par
des Viperes irritées, défend le chien contre le venin, en forte qu'il en fut quitte pour quelque lividité & petite enflûre aux endroits mordus, qui
difparurent bien-tôt. Tefte d'une autre Vipere, qui
venoit de mordre un chien, écrafée & avallée par
force par le même chien, qu'elle avoit mordu par
trois fois à l'oreille, aidée de fon fang dont on
frotta les morfures, garantit également le chien
mordu, qui l'avoit avallée.   p. 113. 114 115
& 116.

Plufieurs autres Experiences curieufes fur la Vipere.

Cʜ. VIII. Tefte de Vipere qui venoit de mordre
un pigeon, coupée, écrafée & appliquée fur fa
morfure, ne fauva pas le pigeon, non plus qu'une
autre tefte grillée & écrafée appliquée de même,
puifque les pigeons moururent également demi
quart-d'heure aprés ; Scorpion écrafé & appliqué
fur fa piqûure la guerit ; Effence de tabac. Le tabac
en corde & en fumée font mourir les Viperes &
les Couleuvres ; Vipere morduë par une autre n'en
meurt pas ; Une Vipere ayant eu le milieu de la
tefte outre-percé de haut en bas par deux coups de
canif ; l'un en long, l'autre en travers, rampe par
la chambre long-tems portant le canif encore planté

dans fa tefte ; perdant infenfiblement fon fang,
ne meurt qu'une heure aprés ; Vipere vivante mife
dans un vaiffeau avec trois Scorpions, ne leut fait
aucun mal, non plus qu'aux Lezards, quoy qu'étant
en liberté & les attrapp.nt elle les dévore ; Guef-
pes mifes enfemble avec des Viperes, ne leut font
aucun mal ; Demi-dragme de theriaque avallée par
une Vipere rend fa peau humide, mais ne la fait
pas mourir ; Raifonnemens & réflexions nouvelles
de l'Auteur fur fes Experiences.   p. 117. jufqu'à
la 133.

Du different choix des parties du corps de la Vipere.

CHAP. I. On peut qualifier le corps de la Vipere,
aliment & medicament ; quoy qu'il n'y ait aucune
partie du corps de la Vipere, qui ne foit bonne,
fur tout pour fa diftillation ; On peut toutefois en
feparer la peau, la tefte, le bout de la queuë & toutes les entrailles, à la referve du cœur & du foye,
lors qu'on veut fe nourrir de Viperes, ou qu'on
veut les employer à la theriaque, ou en faire de la
poudre de Viperes ; On peut apprefter le corps des
Viperes avec leur graiffe pour aliment ; l'un & l'autre
fexe eft également bon à tous ufages, & les Viperes
du haut Dauphiné comme celles du Poictou, font
bonnes pareillement.   p. 134. jufqu'à la 137.

De l'ufage des parties de la Vipere, à l'égard de la nourriture, & à l'égard de leur vertu.

CH. II. Ufage que font divers peuples de la chair
de Viperes à plufieurs bonnes intentions ; On peut
transporter

E e

TABLE

De la Poudre & des Trochisques de Vipere.

Du Sel de Viperes des Anciens.

Du Sel volatil de la Vipere, de son Sel fixe, & de celuy qu'on tire des autres parties par distillation.

DES MATIERES.

De la fixation du Sel volatil de Vipere.

Des vertus du Sel volatil de Vipere, & des autres parties feparées par la diftillation.

E e ij

DES MATIERES.

TABLE DES MATIERES.

Fin de la Table des Matieres.

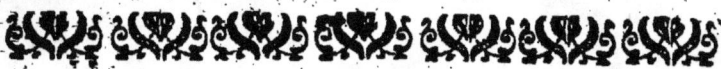

EXTRAIT DV PRIVILEGE DV ROY.

PAr grace & Privilege du Roy, donné à S. Germain en Laye, le 5. Decembre 1681. Signé, JUNQUIERES: Il est permis à LAURENT D'HOURY, Marchand Libraire, de faire imprimer un Livre, intitulé *les Nouvelles Experiences fur la Vipere*, &c. en tels volumes, marge & caractere, & autant de fois que bon luy femblera, pendant le temps de quinze années confecutives : Et défenfes font faites à tous autres de l'imprimer, fans le confentement exprés de l'Expofant, ou de fes ayans caufe, à peine de trois mil livres d'amande, confifcation des Exemplaires contrefaits, & de tous dépens, dommages & interefts, ainfi qu'il eft plus au long porté par ledit Privilege.

Regiftré fur le Livre de la Communauté des Imprimeurs & Libraires de Paris, le vingt-trois Decembre mil fix cens quatre-vingt-fept. Signé, A N G O T.

Achevé d'imprimer en vertu du prefent Privilege, le 10. Octobre 1693.

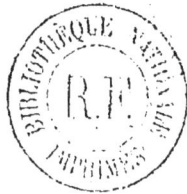

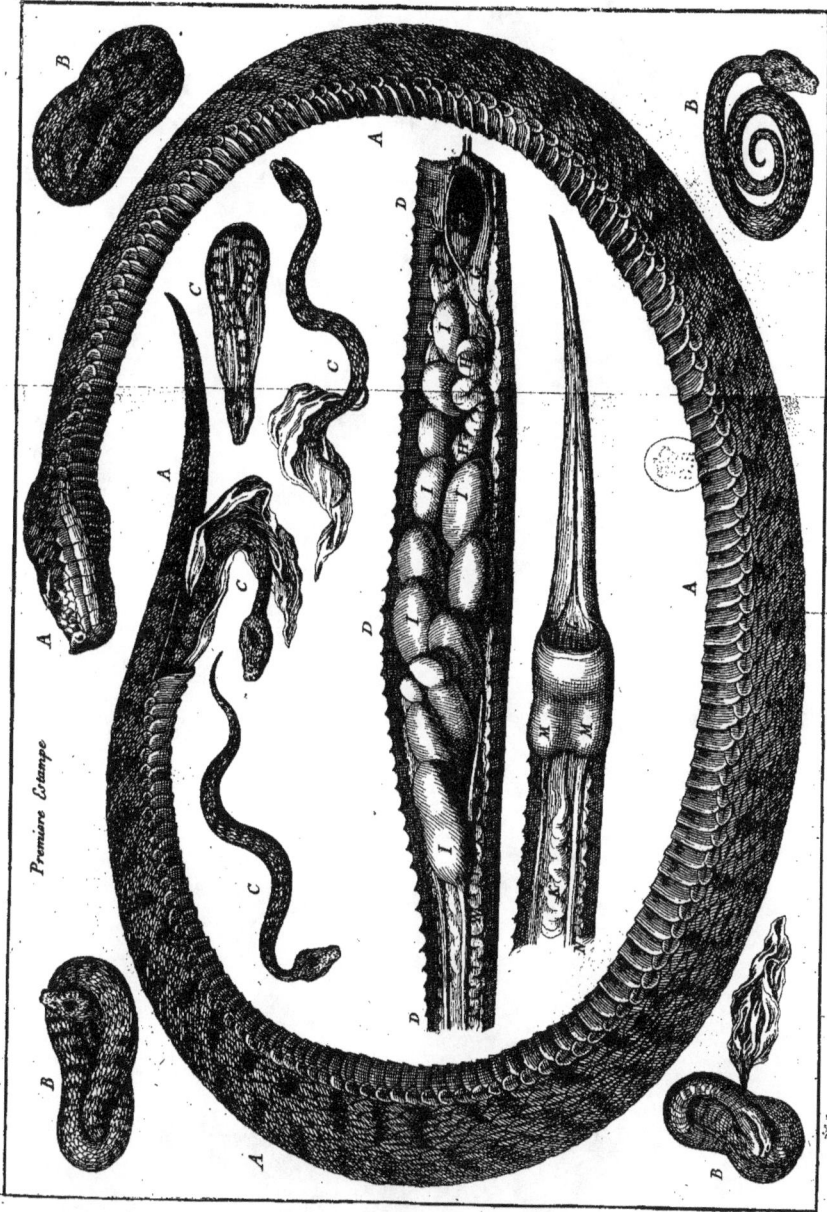

Premiere Estampe

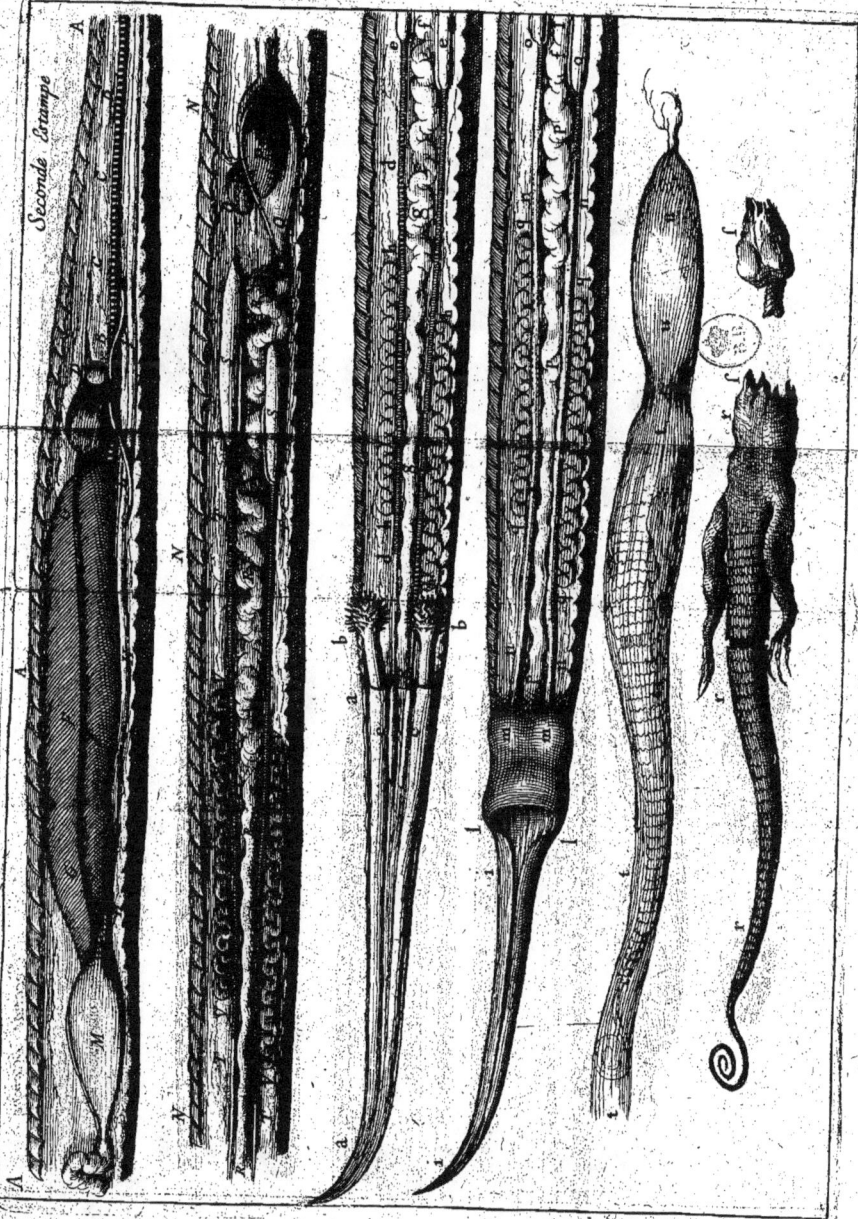

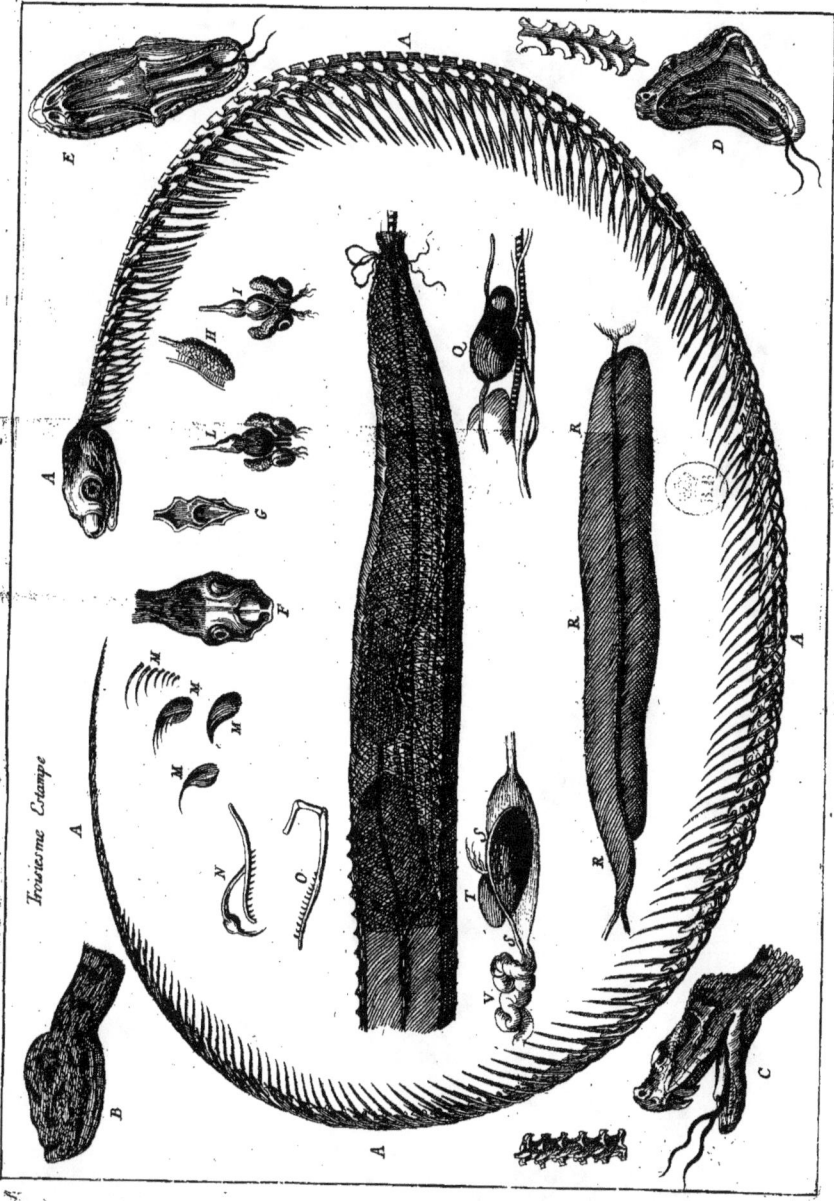

Troisieme Estampe